Le guide de l'automédication

Retrouvez des conseils santé, nos fiches médicaments et des informations sur les ouvrages VIDAL, en consultant www.vidalgrandpublic.com

Avertissement

L'information médicale est fréquemment actualisée en fonction de l'évolution des connaissances et des textes officiels qui émanent du ministère de la Santé. La mise à jour des informations sur les médicaments pour cette édition est arrêtée au 15 décembre 2006.
Compte tenu de la rapidité de l'évolution des progrès scientifiques en matière de thérapie, VIDAL ne saurait être tenu pour responsable des conséquences dommageables résultant d'une information erronée, obsolète ou non encore intégrée dans cette édition, ou d'une mauvaise compréhension de l'information par le lecteur. Il vous appartient de vérifier auprès de votre médecin ou de votre pharmacien, ou à la lecture du conditionnement, que votre état de santé permet la prise ou l'arrêt d'un médicament ou l'association de plusieurs médicaments.
Les informations concernant les maladies et leur prise en charge, qui sont mentionnées dans le présent ouvrage, sont des informations générales ; elles ne constituent en aucun cas des diagnostics ou des prescriptions personnelles. Seule une relation clinique préalable avec un médecin peut permettre d'établir un diagnostic individuel et une conduite à tenir. En conséquence, malgré le soin apporté à la rédaction de cet ouvrage, VIDAL ne saurait être tenu pour responsable des informations qui y sont ou n'y sont pas contenues, le lecteur restant seul responsable de son automédication.

ISBN 978-2-85091-153-8

2e édition

Le guide de l'automédication

VIDAL

21, rue Camille-Desmoulins
92789 Issy-les-Moulineaux Cedex 9
www.vidal.fr

Conseillers scientifiques
Professeur Alain Baumelou, professeur de néphrologie à l'hôpital de La Pitié-Salpêtrière (Paris) et président du Groupe de travail Prescription médicale facultative à l'Afssaps (Agence française de sécurité sanitaire des produits de santé).
Docteur Loïc Etienne, médecin urgentiste, animateur et fondateur du site *www.docteurclic.com.*

Rédaction
Olivier Rey
Pauline Groleau
Stéphane Korsia-Meffre

Division scientifique VIDAL
Pauline Groleau, pharmacien
Sous la direction du docteur Jean-François Forget

Pôle Éditions professionnelles et grand public
Édition : Françoise Richez, assistée de Laura Cuisset
Édition numérique : Stéphane Courbois
Sous la direction de Stéphane Korsia-Meffre

Division des publications VIDAL
Mise en pages : Olivier Beslay, Christiane Foulon
Fabrication : Laurence Germain, Barbara Parini
Sous la direction de Claire Baldeyrou

Division de la communication VIDAL
Laure-Elise Zakine, chargée de communication
Sous la direction de Charles Duros

Création de la maquette
Christian Le Gall

Couverture
Olivier Beslay

Relecture et corrections
Sylvie Rouge-Pullon
Laura Cuisset

Illustrations
Éléonore Lamoglia
Philippe Savary (p. 164)

Tous nos remerciements au docteur Dominique Dupagne pour ses conseils avisés.

La première édition de cet ouvrage était adaptée de *Mon guide de santé*, publié par les éditions Documed SA, Bâle.

Crédits photographiques
P. 11 : © Burger / Phanie. P. 27 : © iStockphoto / Erik Bauwens.
P. 37 : © iStockphoto / Andrzej Tokarski. P. 49 : © Burger / Phanie.
P. 61 : © iStockphoto / Jasenka Lukša. P. 173 : © iStockphoto / Levent Ince.
P. 182 : © iStockphoto / Julie Ten Eyck. P. 272 : © iStockphoto / Andrzej Tokarski.
P. 218 : © iStockphoto / Studio Araminta. P. 285 : © iStockphoto / BlaneyPhoto.
P. 296 : © iStockphoto / Jostein Hauge. P. 306 : © iStockphoto / Emilia Stasiak.
P. 316 : © iStockphoto / Dan Todd. P. 351 : © iStockphoto / Maggy Zdeb.
P. 359 : Digital Stock / Medicine & Healthcare 2.

Couverture et dos : © iStockphoto / Levent Ince. © Stockbyte Medicine.
© iStockphoto / Erik Bauwens.

Avant-propos

Concevoir et écrire un guide sur l'automédication est une tâche difficile pour plusieurs raisons. Tout d'abord parce que l'automédication est un sujet délicat qui fait souvent l'objet de polémiques. Successivement décriée puis encouragée, elle occupe une place ambiguë dans l'esprit du public comme dans celui des professionnels de santé : est-il possible de soulager soi-même certains problèmes de santé sans prendre de risques inconsidérés ?

Au-delà des considérations générales et une fois reconnue l'existence même de l'automédication, l'exercice reste difficile et soulève de nombreuses questions. Comment définir les situations où l'automédication peut être envisagée ? Quelles limites fixer à cette pratique ? Comment l'envisager lorsqu'on ne possède pas les connaissances nécessaires au diagnostic ? Comment choisir parmi les milliers de médicaments sans ordonnance disponibles en pharmacie ?

L'objectif de cet ouvrage est à la fois vaste et modeste : proposer au lecteur des démarches simples à mettre en œuvre dans un certain nombre de situations où l'automédication paraît justifiée. Il ne s'agit en aucun cas de transformer le lecteur en professionnel de santé apte à poser un diagnostic. Les démarches proposées dans ce guide pratique, si elles permettent parfois de guérir le problème de santé (par exemple dans le cas des mycoses), sont surtout destinées à soulager les symptômes, soit en attendant une guérison spontanée (comme dans le cas du rhume, par exemple), soit en attendant de consulter son médecin. Ce dernier cas de figure met en évidence la règle de base fondamentale qui doit impérativement être respectée lorsqu'on décide de se soigner soi-même : l'automédication responsable ne doit pas se substituer à la consultation et, plus encore, elle ne doit jamais isoler la personne souffrante des professionnels de santé, qu'ils soient médecins ou pharmaciens.

Ce principe de base, qui maintient le professionnel de santé au cœur de la démarche d'automédication, peut sembler paradoxal. Pourquoi associer son médecin à une pratique synonyme d'autonomie ? Pourtant, ce principe est primordial. En effet, la plupart des dérives dangereuses de l'automédication trouvent leur origine dans le non-respect de cette notion essentielle, que ce soit l'automédication faussement anodine (que l'on pense sans conséquence négative), l'automédication honteuse (que l'on cache à son médecin), l'automédication qui nie la maladie (et où l'on tarde trop à consulter) ou la médication abusive de proches (le médicament inapproprié que l'on conseille à un ami ou que l'on administre à ses enfants). Toutes ces situations potentiellement risquées peuvent être évitées lorsqu'on garde à l'esprit qu'une automédication responsable s'appuie sur l'information apportée par son médecin ou son pharmacien.

Le médecin joue un rôle central dans la pratique d'une automédication sûre. Par exemple, lorsqu'un problème de santé a été diagnostiqué et traité, il peut conseiller la démarche à suivre en cas de rechute ou de récidive. Il peut prescrire des médicaments, disponibles avec ou sans ordonnance, à conserver chez soi dans cette éventualité. C'est le cas, par exemple, de la prise en charge du rhume des foins ou du bouton de fièvre. Dans cette situation, plutôt que d'automédication, il faudrait parler de re-médication.

L'importance du conseil médical dans l'automédication est également capitale pour les personnes qui souffrent de maladies chroniques. Lorsqu'on prend des médicaments pour une longue durée, voire pour toute sa vie, l'automédication devient un exercice difficile : des risques d'interactions existent entre les médicaments pris au long cours et ceux utilisés pour soulager un problème passager. Les personnes concernées devront se faire préciser par leur médecin les médicaments qu'il leur sera possible de prendre pour soulager une douleur, un rhume ou une diarrhée, par exemple.

Le pharmacien a également un rôle important dans la pratique d'une automédication efficace et sans danger. C'est le plus souvent à lui que l'on demande conseil en cas de petits problèmes de santé. Son travail consiste alors à distinguer ce qui relève d'une consultation médicale et ce qui peut être pris en charge par l'automédication. Dans ce dernier cas, il aide le patient à choisir un médicament sans ordonnance ou un produit de parapharmacie adapté.

Nous espérons que ce guide, issu de l'expérience de professionnels, répondra à vos attentes, vous permettra de savoir réagir face à un problème de santé, et vous aidera à dialoguer avec votre médecin et votre pharmacien pour pratiquer une automédication sûre, responsable et réfléchie.

Sommaire général

Sommaire détaillé

Rester en forme

Bien utiliser les médicaments

Comment agir

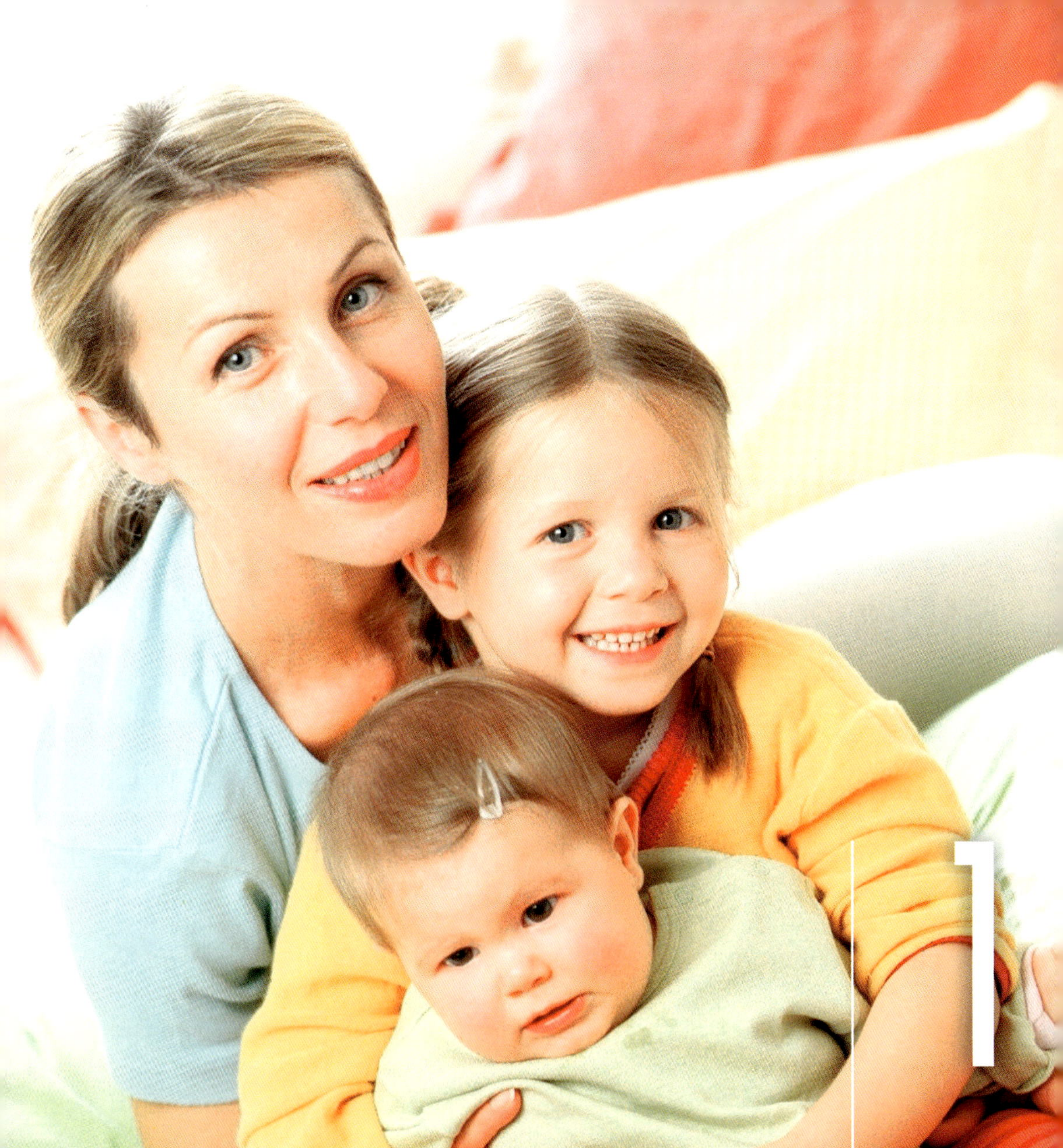

1

Rester en forme

Introduction

Lorsque l'on cherche à rester en bonne santé, la première mesure à prendre consiste à adopter de bonnes habitudes d'hygiène de vie : alimentation équilibrée, activité physique régulière, arrêt du tabac et modération dans la consommation de boissons alcoolisées.

Par équilibre alimentaire, on entend une alimentation variée et diversifiée qui apporte en quantité suffisante les divers éléments nutritifs nécessaires au fonctionnement du corps. Certains de ces éléments doivent être ingérés en quantité raisonnable. C'est le cas, en particulier, des graisses et du sel qui peuvent contribuer à l'apparition de maladies cardiovasculaires et, pour les matières grasses, au surpoids et à l'obésité, avec toutes leurs complications. C'est le cas également de l'alcool qui reste un grave problème de santé publique dans notre pays.

La pratique régulière d'une activité physique d'intensité modérée est importante pour rester en bonne santé. Idéalement, il est recommandé de pratiquer trente minutes d'exercice par jour comme, par exemple, la marche à pied à bonne allure, le vélo, la natation, etc. Cette pratique régulière protège contre de nombreuses maladies.

Enfin, il est bien sûr important de ne pas fumer. Le tabac est à l'origine ou aggrave de très nombreux problèmes de santé. Les aides disponibles pour ceux qui souhaitent cesser de fumer sont heureusement de plus en plus variées.

Quels sont les bénéfices apportés par l'activité physique ?

L'activité physique ne doit pas être confondue avec l'activité sportive. Faire ses courses à pied, faire du vélo le dimanche après-midi, se promener avec ses petits-enfants ou faire quelques longueurs en piscine : ces activités, si elles ne peuvent se comparer au sport, nous sont toutefois bénéfiques, car elles nous permettent de lutter contre la sédentarité.

Les bénéfices de l'activité physique

L'activité physique et la pratique sportive sont des éléments de prévention essentiels contre de nombreuses maladies et apportent de réels bénéfices à l'organisme, à tous les niveaux. De nombreuses études ont montré qu'elles participaient à la prévention de maladies comme l'hypertension artérielle, le diabète de type 2, les maladies cardiovasculaires ou l'ostéoporose.

Aperçu des bienfaits dus à l'activité physique

Sur le système cardiorespiratoire :
- amélioration de la ventilation pulmonaire ;
- amélioration de l'irrigation et de l'efficacité cardiaque ;
- prévention des maladies coronariennes ;
- lutte contre l'hypertension artérielle.

Sur l'appareil locomoteur :
- préservation du tonus et de la masse musculaire ;
- préservation de la souplesse tendineuse et articulaire ;
- préservation de la coordination motrice et des réflexes ;
- maintien de l'équilibre et de la sensation du corps dans l'espace ;
- préservation de la masse et de la densité osseuses.

Sur le système nerveux :
- entretien de la vigilance.

Sur la sexualité :
- prévention des troubles de l'érection (impuissance).

Sur le bien-être psychique :
- régulation du sommeil ;
- lutte contre la dépression et l'anxiété, confiance accrue en ses capacités personnelles ;
- lutte contre l'isolement.

Autres :
- lutte contre le surpoids ;
- lutte contre le diabète.

Activité physique ou activité sportive ?

Il n'est pas nécessaire de pratiquer un sport pour être en bonne santé. Une activité physique pratiquée plusieurs fois par semaine, voire tous les jours peut suffire : marche à un rythme soutenu, balades à bicyclette, escaliers, etc.
Le jardinage et le bricolage peuvent s'apparenter à un sport par l'effort physique qu'ils requièrent. Néanmoins, il s'agit souvent d'occupations d'une fréquence et d'une intensité aléatoires et saisonnières. Il vaut donc mieux les considérer

comme des activités de complément par rapport à d'autres, pratiquées à rythme régulier. Attention aux efforts dangereux et cachés. Jardiner et bricoler conduisent parfois à soulever des poids importants, ce qui n'est pas recommandé, notamment en cas de maladie cardiaque, d'hypertension ou de problèmes de dos. Lorsque vous devez effectuer des tâches lourdes, accomplissez-les en plusieurs étapes, ou faites-vous aider.

Les activités sportives englobent les disciplines pratiquées en club ou en association, impliquant des entraînements réguliers menés à un rythme soutenu, éventuellement dans le but de réaliser des performances. Une activité menée individuellement hors d'un cadre organisé peut aussi bien être considérée comme un sport, lorsqu'elle est pratiquée dans les mêmes conditions de régularité et d'intensité.

La pratique sportive demande un investissement supérieur en temps et en motivation. Avant de choisir une discipline, demandez-vous, pour vous éviter déceptions et découragement, si cet investissement est réaliste. L'entraînement optimal pour garder la forme consiste à pratiquer trois fois par semaine un sport d'endurance pendant une durée approximative de quarante-cinq minutes. L'intensité de l'exercice doit vous permettre de parler pendant l'effort, mais non pas de chanter. Un essoufflement exagéré, des palpitations ou une douleur inhabituelle (en particulier au niveau de la poitrine) doivent impérativement entraîner l'arrêt de l'exercice et justifient une consultation médicale.

Des bénéfices particuliers

Les sports demandant un effort soutenu contribuent à réduire l'hypertension artérielle ; c'est le cas de la course – ou du ski – de fond, de la natation, du patinage ou du golf, par exemple. Par cette action, ils contribuent à diminuer le risque de maladies cardiaques, d'accidents vasculaires cérébraux (attaques) et d'insuffisance rénale.

Il suffit aux personnes atteintes d'arthrose de pratiquer une activité physique modérée pour retarder l'évolution de la maladie. La marche, la natation et le golf leur sont particulièrement recommandés. Le médecin ou le kinésithérapeute peuvent également leur indiquer des exercices à pratiquer à domicile.

Qu'est-ce qu'une alimentation équilibrée ?

Le déséquilibre alimentaire est impliqué dans de nombreux problèmes médicaux : obésité, diabète de type 2, maladies cardiovasculaires, etc. Quelques règles simples peuvent vous aider à manger plus équilibré. Elles devraient constituer des repères familiers et sont adaptables à toutes les situations.

Diversifier et varier son alimentation

Les deux principes d'équilibre alimentaire à retenir sont : diversifier et varier nos aliments. On pourrait penser que ces deux expressions recouvrent la même idée, mais il n'en est rien.

Diversifier son alimentation, c'est consommer chaque jour au moins un aliment de chacune des cinq grandes familles, selon le Programme national nutrition et santé (PNNS) : pain et féculents ; fruits et légumes ; viande, poisson et œufs ; produits laitiers ; matières grasses.

Varier son alimentation, c'est consommer des aliments différents d'un jour à l'autre au sein de chacune de ces grandes familles. S'il faut, par exemple, manger quotidiennement un aliment au moins de la famille des produits laitiers, selon le PNNS, il est important d'alterner selon les jours le lait, les yaourts, le fromage, etc.

Comme aucun aliment ne contient à lui seul l'ensemble des nutriments nécessaires au bon fonctionnement de notre organisme (mis à part le lait maternel pour le nourrisson), nous devons à la fois diversifier et varier notre nourriture. Ainsi, notre alimentation couvrira au mieux l'ensemble de nos besoins, particulièrement ceux en vitamines, en sels minéraux et en oligoéléments. La consommation de nutriments dont l'excès est nocif (graisses d'origine animale, sel, etc.) en sera d'autant limitée. Si, aujourd'hui, les rayons des magasins sont suffisamment garnis pour nous éviter la monotonie et pour favoriser la variété dans nos menus, la diversification, quant à elle, n'est pas toujours facile, car nous avons tendance à préférer les aliments à forte densité énergétique (gras et sucrés, voir ci-dessous).

Privilégier la densité nutritionnelle

La densité nutritionnelle indique, pour chaque aliment, la quantité de nutriments indispensables par calorie apportée. L'œuf, par exemple, est un aliment à haute densité nutritionnelle : le blanc contient tous les acides aminés nécessaires sous un volume restreint. Quant au jaune, il apporte des vitamines et des lipides complexes extrêmement utiles. La densité nutritionnelle devrait constituer le premier critère de sélection des aliments que nous mangeons. Selon ces critères, les fruits, les légumes ou encore le lait, qui sont des sources importantes de vitamines, de fibres, de sels minéraux et d'oligoéléments, apparaissent comme des aliments de premier choix.

La densité énergétique exprime la quantité de calories apportée par l'aliment par rapport au poids ou au volume. Un demi-avocat, par exemple, apporte beaucoup de graisse dans un petit volume (l'équivalent de deux cuillères à soupe d'huile).

Les femmes semblent privilégier spontanément la densité nutritionnelle, dans leurs choix alimentaires. En revanche, les hommes et les personnes obèses sont souvent plus attirés par les aliments à haute densité énergétique.

Les portions alimentaires

De très nombreux ouvrages et articles sur la nutrition utilisent la notion de portion. La portion correspond à la quantité de nourriture que l'on sert spontanément en une seule fois à une personne. Plusieurs études laissent à penser que la taille des portions alimentaires « spontanées » a augmenté depuis vingt ans. Cette augmentation, parmi d'autres causes, pourrait être à l'origine du développement de l'obésité dans nos sociétés occidentales.

Dans le cadre du conseil nutritionnel, l'usage est de mesurer la portion en grammes, mais tout un chacun ne dispose pas forcément d'une balance dans sa cuisine. Pour doser, vous pouvez utiliser la main, ou recourir à des ustensiles culinaires courants.

Le creux de la main permet de mesurer les portions de pâtes crues ou de légumes secs. Trois ou quatre poignées correspondent à une portion d'environ 75 à 100 g. Cette unité peut également servir pour les portions de salade ou de légumes feuillus.

La surface de la main correspond à peu près à une portion de viande ou de poisson (environ 100 g), à une part de pizza, de quiche ou de tarte.

Les cuillères à soupe et les cuillères à café permettent de mesurer les liquides et les aliments en poudre. Une cuillère à soupe contient 15 ml (15 g environ), une cuillère à café 5 ml (5 g environ).

Les verres doseurs peuvent remplacer la balance pour de nombreux aliments (riz, liquide, sucre, farine, semoule, fécule, etc.).

Comment équilibrer son alimentation ?

Aucun aliment n'est, intrinsèquement, mauvais pour la santé : chacun d'entre eux a sa place dans notre assiette. Seule une consommation excessive, ou au contraire insuffisante, peut engendrer des effets néfastes. Il faut en consommer certains avec modération, et en privilégier d'autres.

Quelques repères

De l'eau à volonté

Il faut boire au moins un litre et demi de liquide par jour (sans compter le litre d'eau apporté naturellement par nos aliments), pendant et entre les repas : eau ou boissons peu caloriques (thé et tisane peu sucrés, par exemple). Si vous préférez les eaux minérales ou les eaux de source, variez régulièrement leur origine.

Du pain et des féculents à chaque repas

Nourrissez-vous de céréales ou d'aliments à base de céréales (riz, pâtes, semoule, blé, pain, maïs, etc.), de légumes secs et de légumineuses (lentilles, pois, haricots, fèves, etc.), de pommes de terre, de manioc ou de tapioca. Si vous les supportez, favorisez le pain et les aliments céréaliers complets, plus riches en fibres.

Des produits sucrés avec modération

Les desserts sucrés, les gâteaux, les viennoiseries, le chocolat doivent être consommés avec modération, car ils sont riches en graisses. Les sodas, les boissons sucrées et les bonbons en excès augmentent également le risque de déséquilibre nutritionnel et d'obésité. En revanche, mettre du sucre dans son café ou dans son yaourt présente peu d'inconvénients.

Des légumes deux fois par jour

Au déjeuner et au dîner, en entrée ou en plat principal, crus ou cuits, privilégiez les légumes frais, surgelés ou en conserve.

Des fruits au moins deux fois par jour

Les fruits peuvent être consommés pendant ou en dehors de chaque repas, en dessert ou en entrée, crus ou cuits. Privilégiez les fruits et les jus de fruits frais, même s'il est plus pratique de les acheter séchés ou en conserve.

De la viande, du poisson, des œufs, une à deux fois par jour

Si la viande, le poisson, les fruits de mer ou les œufs peuvent constituer le plat principal du déjeuner ou du dîner, ils ne doivent pas devenir son élément dominant. Il faut que leur proportion soit inférieure à celle de leur garniture de féculents et de légumes. Quel que soit le type de viande, préférez les morceaux les moins gras, escalope, rosbif, morceaux à griller, blanc de volaille, viande de lapin, etc.

Des produits laitiers au moins trois fois par jour

À chaque repas, voire au goûter, alternez lait, yaourts et fromages pour obtenir un bon compromis entre calcium et matières grasses. Choisissez des produits demi-écrémés plutôt qu'entiers. Plus la pâte d'un fromage est dure, plus ce

fromage est riche en calcium – mais aussi en graisses. Attention, certains fromages sont très salés (feta, roquefort, etc.).
Évitez les desserts lactés, qui ne valent ni les yaourts ni les laits fermentés sur le plan nutritionnel : ils sont plus riches en sucres et en graisses et contiennent moins de lait, donc moins de calcium.

Des matières grasses avec discernement et modération

Huiles végétales, margarine, beurre, crème fraîche... Quelle qu'en soit la nature, les matières grasses sont toutes très caloriques. Consommez-les sans excès, évitez les graisses d'origine animale (sauf les poissons gras tels que sardine, hareng, thon ou saumon), évitez certaines huiles tropicales (palme et coprah, par exemple) ainsi que les margarines et produits dont l'étiquette annonce une forte proportion d'« huiles hydrogénées ». Essayez de varier la nature des huiles de table (tournesol, arachide, olive, colza, etc.) et respectez les instructions de cuisson figurant sur les emballages.

Du sel avec modération

Utilisez de préférence du sel iodé, et goûtez avant d'assaisonner. Salez une seule fois – dans le plat au cours de la préparation, ou au dernier moment dans l'assiette. Limitez la consommation des fromages et des charcuteries les plus salés. À l'apéritif, remplacez les chips et les biscuits par des tomates cerises ou des bâtonnets de carottes.

De l'alcool avec modération

Limitez votre consommation à trois verres de boissons alcoolisées par jour pour un homme, deux verres pour une femme.

Un équilibre sur la semaine

L'équilibre alimentaire peut se concevoir sur plusieurs jours, voire sur une semaine. Avant ou après un dîner au restaurant, par exemple, offrez-vous une journée de fruits, légumes, produits laitiers demi-écrémés, pain. Procédez de la même manière, si vous avez enchaîné un déjeuner de sandwichs au saucisson avec un dîner d'affaires. Si, pendant quelques jours, vous avez manqué de fruits et de légumes en attendant votre visite au supermarché, pensez à en augmenter votre consommation dans les jours suivants.

Les priorités des Français

En France, des études portant sur les habitudes alimentaires de la population ont permis d'établir des priorités pour l'amélioration de l'alimentation et de la santé.
Selon les experts, nous devrions :
– augmenter notre consommation de pain, de féculents et de légumes secs ;
– manger plus de fruits et de légumes (d'au moins cinq variétés différentes tous les jours) ;
– réduire d'un quart notre consommation de produits sucrés ;
– réduire notre consommation de graisses, et d'un quart notre consommation de graisses d'origine animale ;
– privilégier la consommation de poissons gras et de graisses d'origine végétale sous forme d'huiles ;
– augmenter nos apports de calcium ;
– augmenter de moitié notre consommation de fibres.

Pourquoi et comment limiter sa consommation de sel ?

Le sel (chlorure de sodium) est nécessaire à la vie. Il participe au maintien de l'hydratation de l'organisme et à l'équilibre de la tension artérielle. Mais l'excès de sel est néfaste pour notre santé. En France, nous en consommons en moyenne huit à dix grammes par jour, bien plus que les cinq grammes recommandés.

Les méfaits de l'excès de sel

L'hypertension artérielle constitue l'un des principaux facteurs de risque des maladies cardiaques, des accidents vasculaires cérébraux (attaques) et de l'insuffisance rénale. D'après les estimations, 14,5 millions de personnes en souffrent en France. Beaucoup n'en ont pas conscience, car l'hypertension artérielle provoque peu de symptômes. Dans la majorité des cas, l'origine n'en est pas identifiée. En revanche, parmi les facteurs favorisants ou aggravants connus, une trop grande consommation de sel occupe le premier rang.

Où trouve-t-on le sel dans l'alimentation ?

Le sel que nous ingérons est essentiellement apporté par le pain (une baguette de pain contient 5 à 6 g de sel), par les charcuteries, les fromages, le sel de table, mais aussi les gâteaux apéritifs, les sauces, les soupes et les plats préparés.

Comment limiter sa consommation de sel ?

Voici quelques mesures simples qui vous aideront à réduire votre consommation.

– Limitez votre consommation d'aliments salés, notamment les charcuteries et les fromages.

– Limitez la fréquence des plats cuisinés préparés industriellement, ainsi que vos achats de conserves.

– Apprenez à lire les étiquettes et partez à la chasse aux aliments riches en sodium. Sachez traduire : 400 mg (0,4 g) de sodium sont l'équivalent de 1 g de sel.

– Faites la cuisine sans sel et salez vos plats dans l'assiette. Pour exalter les goûts, ayez recours aux épices, aux herbes et autres aromates.

Pourquoi limiter sa consommation d'alcool ?

Il est fréquent de lire qu'un peu d'alcool est bénéfique pour la santé. Néanmoins, il convient de rappeler les méfaits de la consommation excessive d'alcool, ses nombreux aspects négatifs et son rôle dans l'apparition et l'aggravation de certaines maladies.

Certaines études ont montré qu'une faible consommation de vin rouge semblait réduire le risque de maladies cardiovasculaires. L'importance de ces études a toutefois été considérablement exagérée. Il faut limiter sa consommation quotidienne d'alcool à deux verres pour une femme et trois pour un homme.

Alcool et grossesse

Chez la femme enceinte, la consommation d'alcool peut se révéler dramatique pour l'enfant à naître : malformations graves, retards du développement, troubles de développement du cerveau. L'alcool provoque parfois une carence en acide folique (ou vitamine B9). Cette substance participe à la multiplication des cellules de notre organisme, phénomène particulièrement important chez l'embryon pendant les trois premiers mois de la grossesse.

Les aspects négatifs de l'alcool

La valeur énergétique de l'alcool constitue son premier aspect négatif. Un gramme d'alcool apporte sept calories. Un verre de vin apporte donc 70 calories, une canette de bière 140 calories et un verre de whisky environ 100 calories. Le deuxième aspect négatif de l'alcool est, bien sûr, son caractère addictif. À l'heure actuelle, on estime qu'en France cinq millions de personnes consomment trop d'alcool, et parmi celles-ci deux millions sont réellement dépendantes.

L'alcool favorise de nombreuses maladies

Au-delà des problèmes sociaux qu'il engendre, l'alcoolisme favorise l'apparition de nombreuses maladies : hypertension artérielle, troubles du rythme cardiaque, cirrhose du foie (le foie cesse progressivement d'assurer ses fonctions), baisse des performances intellectuelles, troubles de la mémoire, insomnie, anxiété, diabète, accidents vasculaires cérébraux (attaques), cancers, etc.

Les femmes sont plus sensibles à l'alcool et à ses effets toxiques que les hommes. Chez elles, le risque de cirrhose débute avec une consommation quotidienne de moins de 20 g d'alcool (l'équivalent de deux verres de vin) contre 20 à 40 g chez les hommes, celui d'accident vasculaire cérébral à partir de 15 g par jour, et celui de maladie cardiovasculaire et de mortalité globale à partir de 30 g par jour (contre 40 g chez les hommes). De plus, la consommation excessive d'alcool favorise l'apparition de l'ostéoporose.

Pourquoi et comment s'arrêter de fumer ?

Parmi les mesures d'hygiène de vie que l'on peut prendre pour garder la forme, l'arrêt du tabac est probablement celle qui procure le plus de bénéfices. La nicotine étant une substance puissamment addictive, cesser de fumer requiert souvent de gros efforts et des tentatives répétées.

Les méfaits du tabac

Chaque bouffée de cigarette est composée de plus de 4 000 particules chimiques, dont des poisons tels que l'arsenic, le formol et l'ammoniaque. Fumer augmente la pression artérielle, contribue au rétrécissement des artères, réduit l'approvisionnement en oxygène du cœur et entraîne de nombreux autres dommages (voir tableau page suivante).

Au-delà de la prévention de nombreuses maladies, l'arrêt de la tabagie présente d'autres avantages : lors des activités physiques, le souffle revient, l'odorat, le goût et l'haleine s'améliorent... sans parler des économies financières considérables !

S'arrêter avec l'aide du médecin

Votre meilleur allié pour vous arrêter de fumer est... votre médecin généraliste. Les études ont montré qu'une telle tentative a deux fois plus de chances de réussir si elle est accompagnée par un professionnel de la santé. Pourtant, 85 % des fumeurs qui essaient de s'arrêter le font sans aucune aide extérieure.

On compte trois tentatives en moyenne, avant l'arrêt définitif – ce qui montre bien qu'il ne faut pas se décourager en cas d'échec, mais au contraire prendre le temps de se remotiver.

Les conseils pratiques

Voici quelques conseils pour vous aider dans votre lutte contre le tabac.

– **Réduisez progressivement le nombre de cigarettes.** Pour vous aider, emportez dans votre paquet le nombre de cigarettes que vous avez décidé de fumer dans la journée. Essayez de ne les fumer qu'à moitié avant de les écraser.

– **Décidez d'une date à laquelle vous désirez arrêter.** Annoncez-la à votre entourage et le jour venu, éteignez votre dernière cigarette.

– **Attendez-vous à être irritable et nerveux** pendant quelques jours, le temps que la dépendance physique s'atténue. La dépendance psychologique prendra beaucoup plus de temps à disparaître, parfois des mois ou des années.

– **Confinez la cigarette**. Chez vous, réduisez progressivement le nombre de pièces où vous vous autorisez à fumer.

– **Enrôlez un ami non fumeur pour vous encourager** et vous soutenir dans votre démarche. Ceux qui ont recours à cette méthode auraient deux fois plus de chance de ne pas se remettre à fumer dans l'année qui suit.

– **Mettez de côté l'argent économisé,** pour vous offrir un cadeau.

– **Faites du sport**. Le sport éloignera le tabac de vos pensées et diminuera la tendance à la prise de poids qui suit souvent l'arrêt de la cigarette.

Les maladies causées ou aggravées par le tabac	
Maladies	**Effets du tabac**
Cancers	Les substances contenues dans le tabac favorisent le développement de nombreux cancers : principalement les cancers du poumon, des lèvres, de la langue, de la gorge, de l'œsophage et de la vessie.
Excès de cholestérol	Fumer semble favoriser la production du « mauvais » cholestérol (LDL).
Maladies du cœur et des vaisseaux	Fumer favorise le dépôt de plaques graisseuses dans les artères, provoquant ainsi leur obstruction et leur fragilisation. Ce phénomène est à l'origine d'infarctus du myocarde et d'accidents vasculaires cérébraux (risque augmenté entre 1,5 et 3 fois).
Troubles du rythme cardiaque	La nicotine agit sur le rythme cardiaque et pourrait aggraver ces troubles.
Troubles du sommeil (voir p. 254)	La nicotine est un excitant. Les personnes sujettes aux insomnies doivent éviter de fumer le soir, ou la nuit lorsqu'elles se réveillent.
Bronchite chronique et emphysème	Ces maladies sont des conséquences du tabagisme.
Bouche sèche (voir p. 100)	Fumer réduit l'humidité de la bouche.
Problèmes de dents (voir p. 95)	Fumer multiplie par cinq le risque de gingivite. Le tabac jaunit les dents et favorise le dépôt de la plaque dentaire, cause de caries et de problèmes de gencives.
Reflux gastro-œsophagien (voir p. 192)	Facteur de relâchement du sphincter de l'œsophage, le tabac peut se révéler comme une cause importante de reflux gastrique.
Hémorroïdes (voir p. 211)	Fumer en aggraverait les symptômes.
Ostéoporose	Fumer accentue la diminution de la masse osseuse.
Artérite des jambes	Cette affection liée à une mauvaise circulation dans les artères des jambes serait deux fois plus fréquente chez les fumeurs.
Douleurs des membres	En réduisant l'irrigation sanguine des membres, le tabac est susceptible de provoquer ou d'accentuer les douleurs au niveau des bras, des mains, des jambes et des pieds, en particulier le matin.
Diabète de type 2	Le tabagisme aggrave considérablement le risque de complications chez les patients diabétiques. Arrêter de fumer est essentiel pour ces personnes.
Vieillissement de la peau	Le tabac rend la peau plus épaisse, plus sèche, avec des rides plus profondes et une carnation terne.
Troubles de l'érection	Le tabac endommage les artères et réduit le flux sanguin, y compris celui qui irrigue le pénis.
Dégénérescence de la rétine	Le risque de perdre la vue est trois fois plus élevé chez les fumeurs atteints de ce trouble.

– **Planifiez votre journée** de façon à éviter les moments où vous serez le plus tenté d'en « griller une ».
– **Occupez vos doigts**, surtout pendant les premiers jours d'arrêt. Jouez avec des stylos, des figurines anti-stress, etc.
– **Mâchez du chewing-gum ou croquez une pomme** quand vous avez un petit creux. Quand le taux de glucose dans le sang diminue, certains fumeurs se ruent sur leur cigarette pour y trouver une bouffée d'énergie factice.
– **Évitez de boire de l'alcool**. Celui-ci est le meilleur moyen de saper votre volonté.

Par ailleurs, n'hésitez pas à vous faire aider par des professionnels en utilisant par exemple la ligne téléphonique Tabac info service (0825 309 310, 0,15 €/minute).

S'arrêter de fumer quand on est enceinte

Le tabagisme chez les femmes enceintes peut être à l'origine d'un retard de croissance du fœtus.

Chez les femmes fortement dépendantes de la nicotine, l'usage d'un substitut (patch, gomme à mâcher, etc., voir liste ci-contre) peut constituer une aide, car ces substituts permettent au moins de ne pas exposer le fœtus aux toxiques autres que la nicotine présents dans la fumée du tabac. Mais les effets de la nicotine seule sur le fœtus sont encore mal connus.

Les médicaments accompagnant le sevrage tabagique

Les médicaments actuellement disponibles pour accompagner le sevrage tabagique sont de deux types : les substituts de la nicotine, disponibles sans ordonnance, et le bupropion (sur ordonnance).

La varénicline est une substance également indiquée dans l'aide à l'arrêt du tabac chez l'adulte. Elle devrait être commercialisée en France dans le courant de l'année 2007. Elle ne pourra être obtenue que sur ordonnance.

Les substituts de la nicotine

Ils sont destinés à compenser l'absence de nicotine due à la privation de tabac et à prévenir les symptômes du sevrage (nervosité, fringales, insomnies par exemple). La quantité de nicotine administrée chaque jour est progressivement diminuée, pour éviter l'apparition de symptômes de manque. De nombreuses formules sont en vente libre.

Le nicotinamide est une substance qui est également proposée pour arrêter de fumer.

Soyez vigilants et ne laissez pas traîner ces produits à portée de main des enfants. Une ingestion accidentelle pourrait entraîner de graves conséquences.

Le bupropion et la varénicline

Le bupropion était initialement utilisé aux États-Unis comme antidépresseur. Comme les personnes traitées avec cette substance avaient remarqué une diminution, voire une disparition de leur envie de fumer, son action a été étudiée dans ce cadre. Disponible sur ordonnance, il est commercialisé en France sous le nom de Zyban LP, comme aide au sevrage tabagique en complément d'un soutien de la motivation à l'arrêt du tabac. Pendant la mise en place progressive du traitement, le fumeur continue de fumer. Il décide d'une date d'arrêt, en général au cours de la deuxième semaine du traitement, qui se poursuit pendant quelques semaines encore. Si le patient continue de fumer au bout de sept semaines de traitement, celui-ci est considéré comme inefficace et doit être arrêté.

La varénicline (Champix) est une substance qui a la propriété de se lier à certains récepteurs à la nicotine. Dans l'organisme, elle agit comme celle-ci sur ces récepteurs, ce qui aide à soulager les symptômes de manque et permet de réduire les effets de plaisir liés au tabagisme.

Les fiches détaillées des médicaments ci-dessous sont consultables sur : www.automedication.fr

Voie orale

- NICOGUM MENTHE SANS SUCRE 2 mg gomme à mâcher
- NICOGUM RÉGLISSE MENTHE SANS SUCRE 2 mg gomme à mâcher
- NICOGUM SANS SUCRE 2 mg gomme à mâcher
- NICOPASS SANS SUCRE MENTHE FRAÎCHEUR 1,5 mg pastille
- NICOPASS SANS SUCRE RÉGLISSE MENTHE 1,5 mg pastille
- NICORETTE FRUITS 2 mg et 4 mg gomme à mâcher
- NICORETTE MENTHE FRAÎCHE 2 mg et 4 mg gomme à mâcher
- NICORETTE MENTHE SANS SUCRE 2 mg gomme à mâcher
- NICORETTE MICROTAB 2 mg comprimé sublingual
- NICORETTE ORANGE SANS SUCRE 2 mg gomme à mâcher
- NICORETTE SANS SUCRE 2 mg et 4 mg gomme à mâcher
- NICOTINELL FRUIT SANS SUCRE 2 mg gomme à mâcher
- NICOTINELL MENTHE 1 mg comprimé à sucer
- NICOTINELL MENTHE SANS SUCRE 2 mg et 4 mg gomme à mâcher
- NICOTINELLCLASSIC SANS SUCRE 2 mg et 4 mg gomme à mâcher
- NIQUITIN MENTHE FRAÎCHE 2 mg et 4 mg gomme à mâcher
- NIQUITIN SANS SUCRE 2 mg et 4 mg comprimé à sucer ou gomme à mâcher

Voie transdermique

- NICOPATCH 7 mg/24 heures, 14 mg/24 heures, 21 mg/24 heures dispositif transdermique
- NICORETTE 5 mg/16 heures, 10 mg/16 heures, 15 mg/16 heures dispositif transdermique
- NICOTINELL TTS 7 mg/24 heures, 14 mg/24 heures, 21 mg/24 heures dispositif transdermique
- NIQUITINCLEAR 7 mg/24 heures, 14 mg/24 heures, 21 mg/24 heures dispositif transdermique

Voie respiratoire

- NICORETTE Inhaleur cartouche pour inhalation buccale

Autre médicament du sevrage tabagique

- NICOPRIVE comprimé

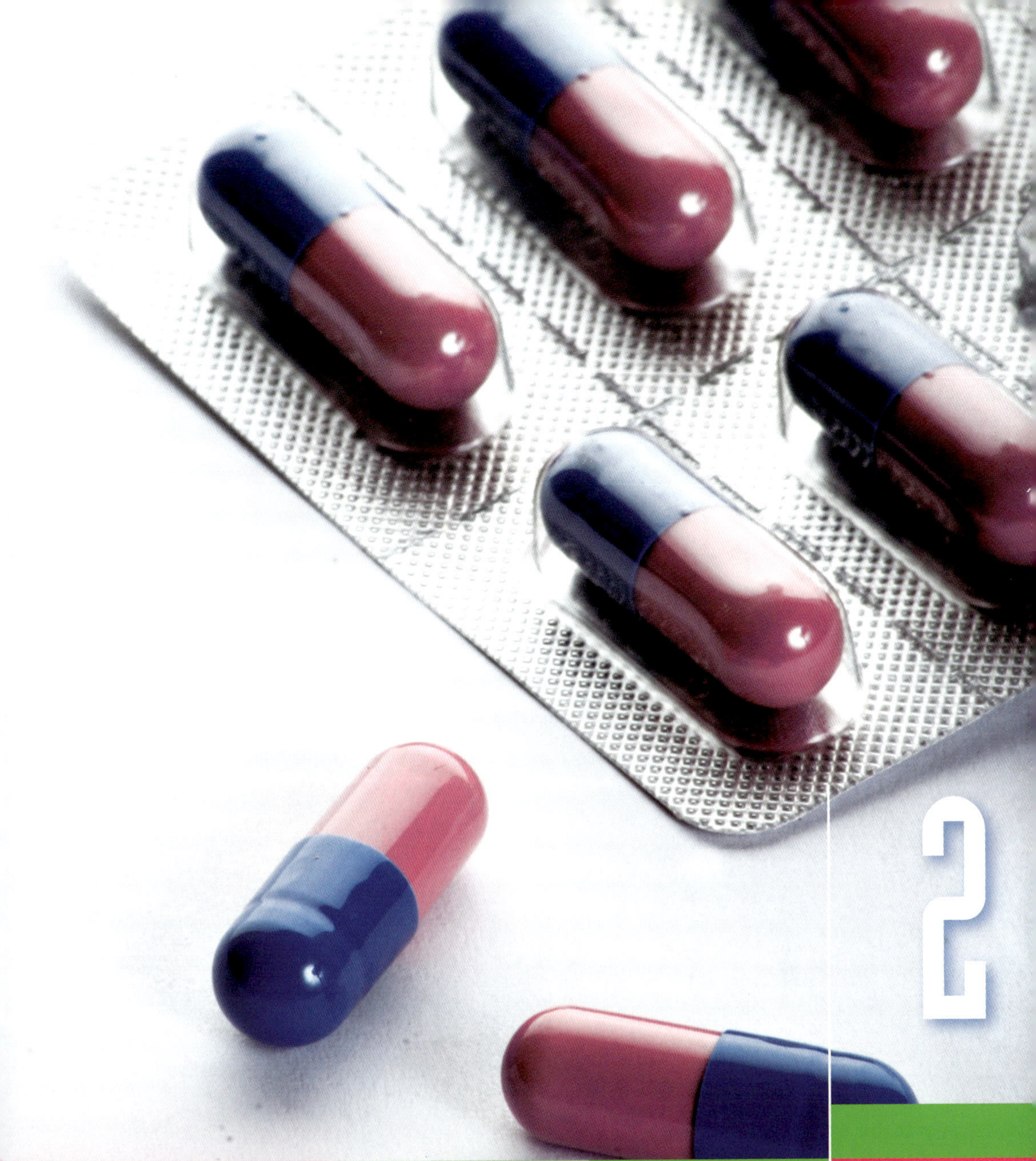

2

Bien utiliser les médicaments

Introduction

Un médicament, même disponible sans ordonnance, reste un produit à utiliser avec précaution. Les médicaments dont la prescription par un médecin n'est pas obligatoire, souvent employés dans le cadre de l'automédication, ne sont pas anodins. Leur usage doit suivre les mêmes règles que celles qui concernent les médicaments disponibles uniquement sur prescription médicale : respect de la posologie, du rythme de prise et de la durée du traitement ; prévention des interactions entre plusieurs médicaments ; conservation dans des conditions appropriées ; etc.

La pratique de l'automédication passe par la connaissance du bon usage des médicaments en général et par le respect de quelques principes de base (voir p. 46) afin d'éviter de mettre sa santé en danger.

Pour les enfants, des précautions supplémentaires sont à appliquer. En effet, il ne s'agit plus d'automédication à proprement parler, mais de prescription parentale qui demande une certaine expérience dans l'identification des signes et des symptômes. Au moindre doute, consultez votre pédiatre ou votre médecin traitant.

Enfin, il est indispensable de se souvenir que les femmes enceintes, celles qui allaitent, ainsi que les nourrissons ne devraient recevoir un médicament que sur prescription médicale.

Qu'est-ce qu'un médicament ?

Les médicaments sont des produits destinés à prévenir les maladies, à les traiter, voire à les déceler. Ils peuvent en combattre la cause ou en atténuer les manifestations, comme les antalgiques utilisés pour soulager la douleur.

Pour être commercialisé en France, un médicament doit avoir obtenu une autorisation de mise sur le marché (AMM), délivrée par l'Agence française de sécurité sanitaire des produits de santé (Afssaps) ou par l'Agence européenne d'évaluation du médicament (EMEA). L'AMM résume les caractéristiques du médicament, sa composition, les maladies qu'il est destiné à soigner ou à prévenir, son mode d'action et ses limites d'utilisation.

Quelles sont les différentes formes de médicament ?

Les médicaments contiennent généralement des substances – ou principes actifs, dont l'effet s'étend à l'ensemble de l'organisme. Il est possible de moduler leur absorption et leur durée d'action en modifiant leur structure chimique, ou en choisissant la forme adéquate.

Les formes orales :
- comprimé (poudre comprimée enrobée ou non) ;
- comprimé effervescent (poudre comprimée se dissolvant dans l'eau) ;
- comprimé sublingual (poudre comprimée fondant sous la langue) ;
- gélule (poudre dans une enveloppe de gélatine) ou capsule à enveloppe molle (contenu pâteux ou liquide) ;
- sirop (solution épaisse et généralement sucrée) ;
- suspension buvable (fines particules solides dans un liquide devant être agité avant l'emploi) ;
- solution buvable (en ampoule) ;
- gouttes buvables (à diluer dans l'eau) ;
- granules (à faire fondre sous la langue, en homéopathie).

Les formes pour application externe :
- pommade (grasse) ;
- crème (moins grasse) ;
- gel (non gras, limpide) ;
- lotion (solution à base d'eau ou d'alcool) ;
- poudre ;
- patch ou dispositif transdermique (dont le principe actif traverse la peau) ;
- emplâtre médicamenteux.

Les formes pour le nez, les oreilles ou les yeux :
- solution auriculaire (à instiller dans les oreilles) ;
- collyre, solution pour lavage ophtalmique, gel et pommade ophtalmiques (pour les yeux) ;
- solution nasale à instiller ou à pulvériser dans les narines.

Les formes inhalées :
- solution ou suspension pour inhalation en aérosol doseur (gouttelettes à aspirer par la bouche) ;
- dispositif à poudre (poudre à inhaler par la bouche au cours d'une profonde inspiration) ;

– solution pour inhalation (à diluer dans l'eau chaude et dont on inhale la vapeur).

Les formes injectables :
– injection (administrée par seringue) ;
– perfusion (administration lente dans le sang).

Les formes rectales :
– suppositoire ;
– mousse ;
– lavement.

Les formes vaginales :
– ovule, capsule et comprimé vaginaux.

Qui décide de leur prix ?

Le prix des médicaments remboursables par l'Assurance maladie est fixé par le Comité économique des produits de santé. Il se prononce sur avis d'une commission de la Haute autorité de santé, constituée de médecins et de pharmaciens, que l'on appelle Commission de transparence. Les taux de remboursement varient en fonction du service médical rendu par le médicament, tel qu'il est apprécié par la Commission de transparence. En cas d'affection grave et de longue durée (ALD) inscrite sur une liste officielle de trente maladies, les médicaments destinés à la soigner peuvent être remboursés au taux de 100 %, quelle que soit leur catégorie. C'est également le cas pour d'autres maladies graves, lorsqu'elles sont déclarées « hors liste » par un médecin conseil de l'Assurance maladie.

La somme qui reste à la charge de l'assuré social après le remboursement par l'Assurance maladie porte le nom de ticket modérateur. Il peut être remboursé par une mutuelle ou une assurance complémentaire.

Les médicaments sur ordonnance

Les médicaments présentant des difficultés d'emploi ou des risques en cas d'utilisation inappropriée ne peuvent être obtenus, selon les cas, que sur prescription d'un médecin, d'un dentiste ou d'une sage-femme. Ils sont inscrits sur deux listes distinctes : la liste I ou la liste II. Ceux inscrits sur la liste I ne peuvent être délivrés qu'une seule fois par le pharmacien, sauf si le médecin mentionne expressément la possibilité d'un renouvellement sur son ordonnance. La délivrance des médicaments inscrits sur la liste II peut être renouvelée six mois, même si le médecin ne le mentionne pas. À chaque renouvellement, le pharmacien ne délivre que la quantité nécessaire à un mois de traitement, sauf pour les contraceptifs.

Le prix des médicaments non remboursables est libre et peut donc varier d'une pharmacie à l'autre.

Les médicaments sans ordonnance sont-ils de vrais médicaments ?

En France, les médicaments sont tous vendus au public dans des pharmacies, qu'ils soient disponibles sur ordonnance ou non. Un médicament, quel qu'il soit, reste un produit à utiliser avec précaution. Ceux dont la prescription par un médecin n'est pas obligatoire, souvent utilisés dans le cadre de l'automédication, ne sont pas anodins et sont soumis aux mêmes règles de surveillance que les médicaments à prescription obligatoire.

Comment bien utiliser les médicaments

Les médicaments contiennent des substances qui interagissent avec le fonctionnement de l'organisme. Leur efficacité repose sur des conditions d'utilisation précises qu'il convient de respecter scrupuleusement, pour profiter de leurs bénéfices sans s'exposer aux risques d'une utilisation inappropriée.

Les règles de bon usage des médicaments

Quelques règles simples permettent d'utiliser les médicaments en toute sécurité.

– Conservez les médicaments à température ambiante (sauf exception), au sec et à l'abri de la lumière. La salle de bains n'est donc pas forcément l'endroit adéquat. Les vaccins et les suppositoires doivent être conservés au réfrigérateur, de même que certains médicaments (antibiotiques reconstitués, par exemple).

– Conservez la notice jusqu'à épuisement du contenu de la boîte.

– La date limite d'utilisation des médicaments est indiquée sur l'emballage. Il ne faut pas consommer de médicaments périmés, leur efficacité pouvant être réduite ou leur toxicité accrue. Triez régulièrement votre armoire à pharmacie. Les médicaments périmés ne doivent être jetés ni dans une poubelle ni dans les toilettes. Rapportez-les chez le pharmacien, qui saura les faire incinérer conformément à la législation.

– De nombreux médicaments peuvent être dangereux pour les enfants. Rangez-les dans une armoire fermée à clef, si possible en hauteur. En aucun cas vous ne devez les laisser traîner sur une table de nuit, une étagère ou dans un tiroir non verrouillé. L'habitude très répandue de les laisser dans un coin de la cuisine ou dans une corbeille à fruits sur la table peut se révéler dangereuse lorsqu'on a de jeunes enfants.

– Respectez les conseils de prise. Pour être mieux absorbés, certains médicaments doivent être pris à jeun : on les prendra au moins une demi-heure avant un repas ou au moins trois heures après. Au contraire, d'autres médicaments seront pris au milieu du repas pour favoriser leur passage dans le sang ou pour éviter des nausées. Dans tous les cas, lisez attentivement la notice de vos médicaments avant la première prise. Si certaines informations restent obscures, votre médecin ou votre pharmacien sont là pour vous donner des informations complémentaires.

– **La consommation d'alcool ou de drogues** peut être particulièrement néfaste : elle peut augmenter ou diminuer, parfois fortement, les effets des médicaments et peuvent faire apparaître des effets indésirables. Le tabac peut également modifier l'efficacité de certains traitements. Renseignez-vous auprès de votre médecin ou de votre pharmacien.

– **Ne négligez pas l'apparition d'effets indésirables.** Lorsque des symptômes inhabituels, même mineurs, apparaissent pendant ou après la prise d'un traitement, il est important de les signaler à votre médecin ou à votre pharmacien.

– Pour éviter les interactions médicamenteuses (voir p. 38), il est indispensable de signaler tous les médicaments que vous prenez (y compris ceux disponibles sans ordonnance) à tous les médecins consultés, à votre dentiste et à votre pharmacien.

Conducteurs, attention !

L'attention, la qualité de la vision et la vitesse de réaction d'un individu peuvent être modifiées par certains médicaments. Prévenez votre médecin si vous conduisez un véhicule ou si vous travaillez sur des machines dangereuses. Depuis 1999, les emballages des médicaments susceptibles de gêner la conduite automobile comportent un pictogramme, récemment modifié, permettant d'évaluer le risque qu'ils font courir :

Niveau 1 :

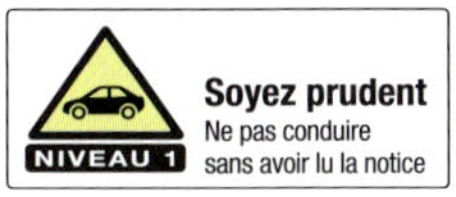

Le risque est faible et variable d'une personne à l'autre. La prudence est donc de mise.

Niveau 2 :

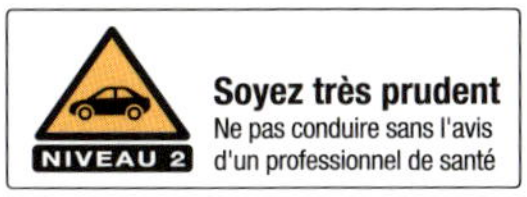

Le risque est important. L'avis d'un médecin est nécessaire avant de prendre le volant ou d'utiliser une machine dangereuse.

Niveau 3 :

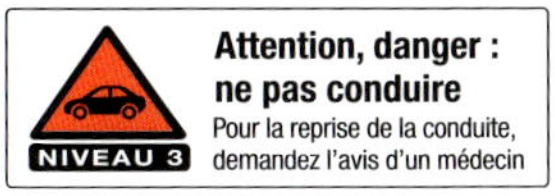

Le risque est majeur. La conduite automobile est contre-indiquée, tant que les effets du médicament ne se sont pas complètement estompés.

Médicaments et produits de soin

Dans les pharmacies, de nombreux produits ne sont pas à proprement parler des médicaments : produits d'hygiène ou de désinfection, compléments alimentaires, produits à base de plantes, etc. Pour être considéré comme un médicament, un produit doit faire l'objet d'études cliniques et recevoir une Autorisation de mise sur le marché (AMM) de la part des autorités de santé publique. Il répond ainsi aux exigences de fabrication et de contrôle des médicaments.

Les produits figurant dans cet ouvrage sont tous des médicaments. Si vous vous posez des questions à propos des autres types de produits, demandez conseil à votre pharmacien qui saura vous informer sur leur usage.

Qu'est-ce qu'un effet indésirable ?

Un médicament a parfois d'autres effets que celui pour lequel il a été prescrit. Les mécanismes d'action des médicaments sont complexes et il arrive qu'ils agissent sur d'autres fonctions ou organes que ceux affectés par la maladie. Ces effets non souhaités sont appelés effets indésirables, ou effets secondaires.

Comment identifier les effets indésirables d'un médicament ?

Lorsqu'un patient lit, comme il est conseillé de le faire, la notice des médicaments qu'il prend, il est souvent effrayé par la longue liste d'effets indésirables et se demande s'il va devoir supporter tout cela. En fait, dans la majorité des cas, il n'en développera aucun, parfois un ou deux sous une forme légère. Les effets indésirables graves restent une exception. Pourquoi, alors, cette longue liste ?

Lorsqu'un médicament est à l'étude, son efficacité est évaluée dans le cadre d'essais cliniques, lors desquels il est administré à plusieurs milliers de patients. Ces études permettent de mesurer l'action thérapeutique du médicament, mais également ses effets indésirables. Ainsi, dès qu'un participant à un essai clinique signale un symptôme qui ne semble pas en lien avec la maladie traitée (des nausées, de la diarrhée, des maux de tête, etc.), ce symptôme est enregistré comme un effet indésirable potentiel du traitement.

À la fin de l'étude, des statistiques sont établies : la fréquence de chacun de ces symptômes indésirables est comparée entre les patients qui ont pris le médicament et ceux qui ne l'ont pas pris. Si un de ces symptômes apparaît plus fréquemment chez les personnes qui recevaient le nouveau médicament, il est noté sur la liste des effets indésirables. C'est l'ensemble de ces effets qui se trouve dans la notice du médicament. Il est important de se souvenir que, pendant l'étude, ces effets n'ont pas tous été présents chez tous les patients. La majorité des participants n'en a jamais ressenti et ceux qui les ont signalés n'en ont connu qu'un ou deux. De même, lorsque ce médicament sera prescrit, seule une minorité de patients souffrira de ces effets.

Une fois le médicament commercialisé, d'autres effets indésirables jusque-là inconnus peuvent être signalés, qui viendront enrichir cette liste. Ainsi, pour les médicaments commercialisés depuis dix ans, c'est la totalité des effets rapportés qui est mentionnée. Les centres de pharmacovigilance sont chargés de recueillir ces informations auprès des médecins.

Qui est susceptible de développer des effets indésirables ?

L'apparition d'effets indésirables est liée à de nombreux facteurs. Dans certains cas, elle est indépendante de la dose (réaction d'hypersensibilité,voir p. 36). Dans d'autres cas, le risque de survenue d'effets indésirables augmente avec la dose reçue et la durée du traitement. Ce risque dépend également de la sensibi-

lité particulière de chaque patient à un médicament donné : ce facteur n'est guère prévisible et ses mécanismes sont mal connus. Enfin, certains effets indésirables peuvent apparaître lors de circonstances particulières (déshydratation, consommation d'alcool, interaction entre plusieurs médicaments, etc.).
Les enfants peuvent connaître les mêmes effets indésirables que les adultes. Certains de ces effets leur sont propres ; ainsi, les antibiotiques de la famille des tétracyclines jaunissent les futures dents définitives et ne sont, de ce fait, pas utilisés chez les jeunes enfants. On observe parfois certains effets indésirables au cours du traitement de maladies infantiles. L'administration d'ibuprofène (voir p. 120) pour traiter la fièvre lors d'une varicelle, par exemple, est déconseillée, car ce médicament pourrait augmenter le risque d'infections graves de la peau. De manière générale, l'usage de l'aspirine pour faire tomber la fièvre des enfants est déconseillé sans avis médical, car cette substance a exceptionnellement provoqué des complications graves, voire mortelles, chez des enfants présentant une maladie d'origine virale (varicelle, syndrome grippal, par exemple). Pour cette raison, on recommande le paracétamol en automédication pour soulager la fièvre d'un enfant (voir p. 158).

Que faire en cas d'effet indésirable ?

Lors de la prise d'un nouveau médicament, même si celui-ci est vendu sans ordonnance, il est important de lire sa notice attentivement. Informez-vous également auprès de votre médecin ou de votre pharmacien sur les effets indésirables le plus couramment observés avec ce médicament et sur l'attitude à adopter si ceux-ci devaient se manifester. Si un effet indésirable intense ou imprévu apparaît, signalez-le rapidement à votre médecin traitant ou à votre pharmacien, sans oublier de mentionner l'ensemble des traitements que vous avez pris, y compris ceux apparentés aux « médecines douces ».

Peut-on être allergique à un médicament ?

L'allergie est une réaction exagérée de l'organisme contre une substance qu'il identifie comme étrangère. Les réactions allergiques peuvent se manifester de façons très variables et toucher tous les organes, notamment la peau.

Parmi les effets indésirables des médicaments, les réactions allergiques ou d'hypersensibilité sont les plus redoutées, car leur apparition est souvent brutale. Les médicaments ne sont pourtant pas les seuls responsables d'allergies : les aliments, les cosmétiques, les produits industriels et les piqûres d'insectes sont aussi fréquemment en cause.

Les réactions de la peau

L'exanthème

C'est une éruption de petites taches rouges de quelques millimètres de diamètre, responsable ou non de démangeaisons. Son délai d'apparition est très variable : l'éruption peut survenir en début, en milieu ou en fin de traitement. L'exanthème met une à deux semaines à disparaître, le plus souvent sans séquelles.

L'urticaire

L'urticaire survient généralement très rapidement, dans les minutes ou les heures qui suivent la prise du médicament. C'est une éruption ressemblant à des piqûres d'orties, de couleur blanche, rose ou rouge, sur tout ou partie du corps. Les démangeaisons sont importantes et l'aspect de l'éruption est souvent impressionnant. Il arrive parfois que celle-ci ne survienne que huit jours après le début du traitement.

L'œdème de Quincke

C'est une forme dangereuse d'urticaire, qui se manifeste par le gonflement de certaines régions du corps, notamment du visage. Dans de rares cas, l'œdème de Quincke peut atteindre la gorge et gêner la respiration. Il est alors nécessaire d'appeler de toute urgence le Samu (15 ou 112).

L'eczéma

Le plus souvent provoqué par l'application locale d'un médicament sous forme de crème, de gel ou de lotion, l'eczéma se manifeste par des plaques roses ou rouges, surmontées de minuscules bulles remplies de liquide. Les démangeaisons sont importantes.

Les autres réactions de la peau

On peut citer, parmi les autres réactions de la peau, **l'érythème pigmenté fixe**, plaque initialement rouge qui se couvre souvent de cloques ou de croûtes. Il apparaît toujours au même endroit chez une même personne pour un médicament donné et évolue vers une coloration définitive, brune ou noire, de la peau lésée.

Autre réaction possible, la **photosensibilisation**, qui est une sensibilité anormale de la peau à la lumière, et donc aux ultraviolets (soleil, lampe à bronzer), due à un médicament. Elle se traduit par l'apparition de coups de soleil ou d'éruptions cutanées à la suite d'une exposition minime.

Enfin, certaines réactions de la peau se traduisent par l'apparition de cloques ou de décollements de la peau – **la nécrolyse.** Elles sont le plus souvent limitées, mais peuvent devenir graves si elles s'étendent sur une large surface.

Les autres réactions allergiques aux médicaments

Une réaction allergique à un médicament (ou à toute autre substance étrangère à l'organisme) peut se traduire par un malaise général, éventuellement une perte de connaissance par chute brutale de la tension artérielle : il s'agit du **choc anaphylactique** qui nécessite d'appeler d'urgence le Samu (15 ou 112).

Les réactions allergiques peuvent toucher des organes autres que la peau : par exemple le foie, la moelle osseuse, le sang, les poumons, le système nerveux ou encore les reins.

Que faire en cas d'allergie ?

En cas de suspicion d'œdème de Quincke ou de choc anaphylactique, appelez de toute urgence le 15 ou le 112. Dans tous les autres cas, appelez votre médecin, qui s'assurera que les phénomènes constatés sont bien en rapport avec une prise médicamenteuse. Dans ce cas, le traitement en cause sera interrompu.

En cas de doute sur l'origine exacte de l'allergie, aucun médicament ne devra être repris sans l'accord de votre médecin, même à distance de l'événement. La substance identifiée comme allergisante devra être soigneusement notée sur un document présent en permanence dans votre portefeuille, avec vos papiers d'identité par exemple. Elle devra être signalée à votre médecin, à votre dentiste ou à votre pharmacien avant toute prise de médicament.

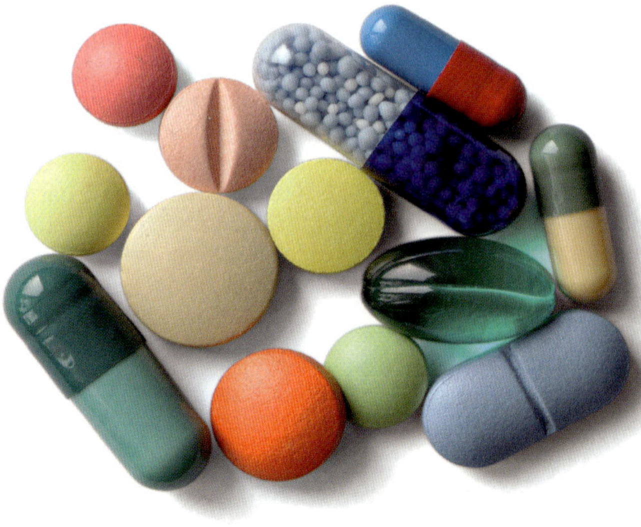

Comment éviter les interactions entre médicaments ?

Tous les médicaments, de prescription ou d'automédication, ne font pas bon ménage entre eux. On parle d'interaction médicamenteuse lorsque la prise d'une substance modifie l'effet d'un ou plusieurs autres principes actifs présents au même moment dans l'organisme.

Sept conseils pratiques pour prévenir les interactions médicamenteuses

1. Informez toujours votre médecin, votre dentiste et votre pharmacien des médicaments prescrits par ailleurs, ou achetés sans ordonnance.
2. Prévenez toujours votre pharmacien des traitements que vous suivez, avant d'acheter un médicament d'automédication.
3. Si vous devez prendre le volant, méfiez-vous du risque de somnolence lié à l'association de plusieurs médicaments faiblement sédatifs.
4. Ne croyez pas qu'un médicament soit forcément anodin parce qu'il est en vente libre. Certains d'entre eux peuvent être à l'origine d'interactions graves, comme l'aspirine lorsqu'on prend des anticoagulants.
5. Prenez garde au fait que deux médicaments, même pris à distance l'un de l'autre, peuvent interférer entre eux.
6. N'oubliez pas que la prise d'alcool peut entraîner des réactions violentes avec des médicaments d'usage courant. Sachez également que des quantités significatives d'alcool peuvent être présentes dans certains sirops ou solutions buvables.
7. N'oubliez pas que les produits et les médicaments à base de plantes peuvent provoquer eux aussi des interactions.

Quelles sont les différentes formes d'interaction ?

Une interaction entre plusieurs médicaments peut prendre diverses formes. Si les effets thérapeutiques des médicaments s'ajoutent ou se multiplient entre eux, on parle de « synergie » ou de « potentialisation » : cette situation est potentiellement dangereuse. Si les effets des médicaments sont au contraire atténués ou annulés, on parle d'« antagonisme » ou d'« inhibition » : ce type d'effet nuit le plus souvent à l'efficacité du traitement. Enfin, la prise simultanée de plusieurs médicaments peut faire apparaître certains effets indésirables et faire courir des risques au patient.

Dans tous les cas, les interactions mettent en jeu des phénomènes complexes, qui peuvent intervenir à tous les stades de l'assimilation du médicament par l'organisme : absorption par le tube digestif, passage dans la circulation sanguine, élimination par le foie ou les reins. La connaissance de ces interactions est encore imparfaite. Certaines d'entre elles sont bien identifiées, d'autres plus imprévisibles.

Les aliments peuvent-ils interagir avec un traitement ?

L'alimentation peut aussi modifier les effets d'un médicament. C'est pourquoi certains traitements doivent être pris impérativement à jeun, d'autres de préférence au milieu des repas. La consommation de matières grasses, par exemple, peut gêner l'absorption du médicament par le tube digestif. Certains aliments, comme le jus de pamplemousse, peuvent au contraire augmenter l'action ou l'activité de médicaments, par exemple ceux destinés à faire baisser le cholestérol, alors que l'eau ou le jus d'orange n'ont pas d'effet. La prise simultanée d'alcool peut également entraîner des réactions violentes avec certains médicaments (antibiotiques, certains psychotropes, par exemple). Pour prévenir tous ces risques, un réflexe simple : lisez toujours attentivement la notice d'un médicament.

L'automédication peut-elle entraîner des interactions ?

Les médicaments disponibles sans ordonnance sont des médicaments à part entière et peuvent interagir avec de nombreux autres traitements. Pour cette raison, il est fortement déconseillé de recourir à l'automédication lorsqu'on suit déjà un traitement régulier pour une autre maladie. En effet, la prise d'un médicament en supplément du traitement habituel pourrait alors provoquer des effets indésirables ou une diminution de l'efficacité du traitement pris régulièrement. Par exemple la prise d'anti-inflammatoires non stéroïdiens (AINS) comme l'ibuprofène (voir p. 120) peut diminuer l'efficacité de traitements contre l'hypertension artérielle. Certains médicaments contre les nausées ou le rhume, par exemple, sont vendus sans ordonnance et considérés comme anodins, alors qu'ils peuvent provoquer des interactions graves. D'autres, destinés à lutter contre l'acidité gastrique, peuvent empêcher l'absorption d'autres médicaments et nuire à leur efficacité.

De la même manière, prendre de son propre chef un médicament prescrit auparavant et conservé dans la pharmacie familiale peut avoir de graves conséquences, si un nouveau traitement a été mis en place entre-temps. Dans tous les cas, avant de prendre un médicament pour soulager des maux légers, il est préférable de demander l'avis d'un professionnel de la santé. Un simple coup de téléphone à votre pharmacien peut éviter de sérieuses déconvenues.

Le cas des traitements de longue durée

Pour éviter les interactions médicamenteuses, certains patients qui reçoivent un traitement de longue durée (par exemple contre l'hypertension, contre un excès de cholestérol ou pour traiter une maladie chronique) prennent les devants : ils demandent à leur médecin de leur préciser par avance les mesures à prendre en cas de rhume, de maux de tête, de douleur ou de troubles digestifs.

Peut-on s'automédiquer lorsqu'on est enceinte ?

L'automédication est fortement déconseillée pendant la grossesse et la période d'allaitement. Un avis médical est toujours nécessaire pour éviter que le fœtus ou le nouveau-né ne souffre d'un effet indésirable.

La grossesse

Lorsqu'une femme enceinte prend un médicament, celui-ci passe généralement dans le placenta, puis dans le sang du fœtus. Ce phénomène est accentué par le fait que l'état de grossesse peut ralentir l'élimination des médicaments par l'organisme. Le risque d'une atteinte grave est maximal durant le premier trimestre ; certains médicaments peuvent également nuire à l'enfant pendant les deuxième et troisième trimestres. D'où la nécessité, pour une femme enceinte, de ne jamais prendre de médicament, aussi anodin soit-il, sans demander l'avis de son médecin ou de son pharmacien.

J'ai pris un médicament avant de me savoir enceinte !

Si vous avez pris un traitement alors que vous ne vous saviez pas enceinte, c'est au moment de la découverte de la grossesse et au cours de l'interrogatoire de la première consultation que le médecin vous apportera ses conseils. Il pourra préconiser une surveillance particulière. Chaque cas est particulier et les situations nécessitant une interruption de grossesse sont heureusement exceptionnelles.

La période d'allaitement

Lorsqu'un médicament passe du sang dans le lait maternel, il est absorbé par le nourrisson et peut provoquer des effets indésirables comparables à ceux observés chez l'adulte. Parfois, un nouveau-né peut être sensibilisé à un médicament par le biais du lait maternel et subir une réaction allergique plus tard dans sa vie. Ces réactions sont rares, mais imprévisibles.

Parmi les médicaments sans ordonnance contre-indiqués lors de l'allaitement, on peut citer à titre d'exemple certains anti-allergiques antihistaminiques, les médicaments contre le rhume contenant de la pseudoéphédrine, les médicaments contre la toux ou la douleur contenant de la codéine ou de la pholcodine, ainsi que les anti-inflammatoires non stéroïdiens (sauf l'ibuprofène, en prise courte et occasionnelle, voir p. 120).

Le cas de l'homéopathie et de la phytothérapie

Pour les problèmes mineurs, les médicaments homéopathiques peuvent être une alternative sans danger, à l'exception des dilutions 1 DH et des teintures mère qui contiennent de l'alcool.

La phytothérapie n'est pas sans risque, car les plantes peuvent avoir des effets négatifs sur le fœtus. De plus, aucune étude de produits de phytothérapie n'a été menée pour en évaluer les effets pendant la grossesse. N'utilisez des produits à base de plantes qu'après avis médical.

Peut-on pratiquer l'automédication sur ses enfants ?

Au quotidien, la tentation est grande d'avoir recours à l'automédication face à un enfant qui souffre d'un petit problème de santé courant comme, par exemple, une rhinopharyngite ou une fièvre légère. Quelles règles suivre pour ne pas mettre sa santé en péril ?

Ne pas traiter trop hâtivement

De nos jours, la maladie est considérée comme un état indésirable, qu'il faut corriger au plus vite. Cette attitude n'est toutefois pas forcément la bonne, surtout concernant les enfants. En effet, un traitement médicamenteux hâtif peut gêner l'élaboration des défenses naturelles du corps, mais aussi donner l'impression à l'enfant que les médicaments sont indispensables, même lors de troubles minimes.

La fièvre, par exemple, ne doit être soulagée par un médicament que si elle gêne l'enfant, si son état général l'exige ou s'il présente une tendance aux convulsions. Sinon, des mesures simples peuvent permettre de maîtriser un accès de fièvre modéré (voir p. 155). De même, un traitement médicamenteux ne s'impose pas en cas de douleur modérée, de toux ou de rhume.

Utiliser un médicament adapté

Les enfants ne sont pas des petits adultes. S'il est indiqué de leur donner un médicament, il en existe qui sont spécialement élaborés à leur intention. Ne donnez jamais un médicament sans ordonnance à un enfant sans vous assurer auprès de votre médecin ou de votre pharmacien que cela est possible. Souvent, la dose à administrer dépend du poids de l'enfant. En cas de doute, mieux vaut de nouveau prendre conseil auprès de son médecin ou de son pharmacien.

Certains médicaments sont disponibles dans des présentations particulièrement adaptées aux enfants. Ainsi, des médicaments disponibles pour les adultes sous forme de comprimés ou de gélules sont disponibles sous forme liquide pour les enfants. Ces formes liquides sont plus faciles à avaler, mais également plus faciles à doser, grâce à des cuillères, à des pipettes doseuses ou à des compte-gouttes (voir aussi p. 42).

Que faire en cas d'ingestion accidentelle d'un médicament ?

Si votre enfant a avalé des médicaments :

– gardez votre calme afin de ne pas le paniquer ;

– téléphonez au centre antipoison de votre région ou au Samu (15 ou 112) en gardant près de vous le restant des médicaments avalés ou leur emballage ;

– gardez l'enfant assis ou couché sous constante surveillance, et ne cherchez pas à le faire vomir ni à lui faire boire du lait, ou tout autre liquide.

Comment bien utiliser les médicaments chez les enfants ?

Doser un médicament et l'administrer à un enfant n'est pas toujours chose facile. Pourtant, pour bénéficier de son efficacité, il convient de suivre à la lettre les recommandations de votre médecin, de votre pharmacien ou de la notice. Dans la pratique, comment s'y prendre ?

Comment bien doser un médicament liquide ?

Les médicaments commercialisés sous forme liquide sont souvent vendus munis d'un instrument doseur : un compte-gouttes, une cuillère ou une pipette doseuse. Lorsqu'un outil de ce type est fourni, utilisez-le systématiquement, il permet un dosage plus précis du médicament. Si vous utilisez une pipette doseuse (ou une seringue sans aiguille), remplissez-la en vous fiant à ses graduations. Pour administrer le liquide directement dans la bouche de l'enfant, dirigez l'extrémité de la pipette vers l'intérieur de sa joue plutôt que vers sa langue : le liquide s'écoulera entre les gencives et la joue, ce qui lui permettra de l'avaler plus facilement. Si la pipette doseuse est équipée d'un bouchon, n'oubliez pas de l'enlever avant de la placer dans la bouche de l'enfant ; des incidents de ce type ont déjà été signalés.

N'oubliez pas d'agiter le flacon avant usage, pour homogénéiser le liquide. Demandez à votre pharmacien s'il doit être conservé au froid.

Puis-je les couper, les écraser ou les vider ?

Il ne faut jamais couper ou écraser un comprimé, ni vider une gélule sans en parler au préalable à votre pharmacien. Les acides présents dans la nourriture – comme les compotes de fruits – ou dans l'estomac peuvent nuire à l'efficacité du médicament. De plus, cela peut mettre en évidence un goût désagréable dissimulé par l'enrobage ou la gélule.

Comment lui apprendre à avaler un comprimé ou une gélule ?

Avaler un comprimé, cela s'apprend ! Avant même d'avoir besoin de lui faire avaler un médicament, montrez à votre enfant comment le faire, avec une pastille de taille équivalente. Profitez-en pour lui apprendre que les médicaments ne sont pas des bonbons.

Un comprimé doit être pris en position assise ou debout, en buvant l'équivalent d'un grand verre d'eau. Il est préférable de rester assis ou debout quelques minutes après la prise. Pour aider votre enfant à déglutir, remplacez le verre d'eau par une petite bouteille à goulot étroit. Cela oblige à relever la tête pour boire et facilite la déglutition.

Si un médicament est craché ou vomi par votre enfant dans les trente minutes qui ont suivi sa prise, son effet peut être amoindri ou nul. Prenez conseil auprès de votre médecin ou de votre pharmacien pour savoir si vous pouvez lui redonner la dose complète.

Comment neutraliser le goût ?

Les médicaments liquides pour enfants sont souvent parfumés, à la fraise ou à la banane par exemple. Malheureusement, ces arômes artificiels ne plaisent pas toujours, et ne sont pas toujours suffisants pour masquer le goût du médicament. Dans ce cas, plusieurs astuces peuvent vous aider.

– Si votre enfant est assez grand, donnez-lui une petite cuillerée de pâte de noisette avant la prise. Cette pâte couvre les papilles et masque efficacement le goût. Vous pouvez également utiliser un bonbon à la menthe ou du dentifrice.

– Pour chasser l'arrière-goût, un bonbon ou un chewing-gum à la menthe ou à la réglisse se révélera efficace. Laissez votre enfant boire autant que nécessaire après la prise.

– Le froid diminue le goût des aliments. Vous pouvez entreposer le liquide au réfrigérateur, ou laisser votre enfant sucer un glaçon avant la prise, pour anesthésier ses papilles.

– L'odeur contribue à la perception du goût. Suggérez à votre enfant de se pincer le nez, avant et pendant la prise.

– Les papilles sont plutôt situées sur la langue. Il est possible de diminuer le désagrément d'un mauvais goût en utilisant une paille, pour amener le liquide directement au fond de la bouche, sans qu'il ne passe sur la langue.

Comment administrer un suppositoire à un enfant ?

Sans avoir retiré le suppositoire de son emballage individuel, trempez-le quelques instants dans un verre d'eau glacée pour le durcir. Doit-on insérer un suppositoire par le bout plat ou le bout pointu ? La question est source de débat. Selon les fabricants, il est préférable de l'insérer par le bout plat. En effet, une fois que le suppositoire est inséré, la pression du rectum exercée sur le bout pointu aura tendance à le faire remonter vers l'intestin. Pour la même raison, si l'on décide d'administrer un demi-suppositoire, il semble préférable de le couper en deux dans le sens de la longueur.

Que mettre dans la pharmacie familiale ?

Une pharmacie familiale bien conçue est essentielle pour pratiquer une automédication responsable et pour soulager rapidement les petits maux de tous les jours. Quelques mesures simples suffisent pour se préparer à la plupart des situations.

Les médicaments pour les petits maux de tous les jours

Cette liste n'est pas exhaustive, votre médecin et votre pharmacien peuvent vous donner des conseils pour la personnaliser, en fonction de la composition de votre famille (présence d'enfants, de personnes âgées, de malades chroniques, etc.) :
- médicaments contre la douleur et contre la fièvre (aspirine, paracétamol ou ibuprofène), avec des dosages adaptés à chacun des membres de la famille ;
- antidiarrhéique et solution de réhydratation (voir p. 143), si la famille comprend des enfants en bas âge ;
- antispasmodique (voir pp. 170 et 221) ;
- antiémétique contre les nausées et les vomissements (voir p. 224) ;
- sérum physiologique en dosettes (pour déboucher le nez ou pour le lavage des yeux) ;
- pastilles contre le mal de gorge ;
- baume pour les ecchymoses ;
- pommade contre les démangeaisons dues aux piqûres d'insectes.

Les instruments et les produits de soins

Instruments et produits de soins sont le complément indispensable des médicaments. Nous vous conseillons d'avoir au moins :
- un thermomètre (voir encadré p. 157) ;
- une pince à écharde ou à épiler de bonne qualité ;
- un instrument pour retirer les tiques (tire-tique) ;
- une paire de ciseaux à bouts ronds ;
- une boîte de compresses stériles ;
- des bandes de tailles différentes ;
- du sparadrap hypoallergénique ;
- des pansements adhésifs ;
- des solutions antiseptiques (voir p. 313).

Prenez conseil auprès de votre pharmacien.

Quelques règles à respecter

Triez vos médicaments

Deux à trois fois par an, rangez et triez vos médicaments. Vérifiez les dates de péremption et éliminez les produits périmés (voir ci-dessous). Ne conservez jamais des antibiotiques en suspension buvable et des collyres déjà utilisés. Ce tri vous permettra également, si vous consultez votre médecin, de lui indiquer les médicaments que vous possédez déjà.

Conservez les emballages

On trouve trop souvent, dans les armoires à pharmacie, des plaquettes de médicaments rangées en vrac, prescrites on ne sait quand, pour on ne sait quel membre de la famille... Veillez au contraire à conserver les médicaments dans leurs emballages d'origine, sans jeter les notices d'utilisation. L'emballage et la notice contiennent l'ensemble des informations à connaître avant la prise du médicament.

Que faire des médicaments non utilisés ?

Ne les jetez pas à la poubelle, vous pourriez causer des intoxications chez les enfants ou les animaux qui les trouveraient. Évitez aussi de les brûler ou de les jeter dans l'évier ou dans les toilettes, en raison de leurs effets néfastes sur l'environnement. Confiez-les à votre pharmacien, qui saura les faire incinérer conformément à la législation, ou les confiera à un réseau de recyclage. Les médicaments récupérables seront ainsi envoyés à des associations humanitaires.

Affichez les numéros d'urgence

Pensez à afficher, dans votre armoire à pharmacie, près de votre téléphone et dans votre agenda, les numéros utiles en cas d'urgence : le Samu (15 ou 112), le centre antipoison le plus proche de votre domicile et votre médecin traitant. Affichez également les coordonnées du médecin de garde ou d'astreinte dans votre secteur, éventuellement celles d'une association de médecins d'urgence. Ajoutez à cette liste les numéros de votre dentiste, de votre pharmacien et d'autres médecins du voisinage pendant les périodes de vacances.

Votre trousse de secours

Il peut être utile de disposer, en plus de l'armoire à pharmacie, d'une trousse d'urgence pour traiter les petites blessures et les affections les plus courantes : fièvre, douleur, rhume, toux, digestion difficile, diarrhée, etc. Cette trousse doit être de préférence transportable pour les sorties, les week-ends et les vacances. À défaut, son contenu doit être clairement séparé des autres médicaments de la pharmacie familiale.

Les dix commandements de l'automédication

Au quotidien, il est fréquent de tenter de soulager – sans consultation médicale préalable – divers maux passagers et sans gravité. Dans certaines maladies chroniques (rhinite allergique, arthrose, etc.), lorsque le diagnostic est bien connu, on peut également traiter soi-même les rechutes.

Pour être pratiquée de manière responsable et en toute sécurité, l'automédication doit suivre certaines règles.

Demandez conseil à votre pharmacien

Bien que l'efficacité et la sécurité de tous les médicaments soient dûment établies, il vaut mieux s'informer avant d'acheter un médicament ne nécessitant pas d'ordonnance. Pour être pharmacien, il faut avoir suivi au minimum six ans d'études universitaires exigeantes. Les connaissances acquises et tenues à jour grâce à la formation continue donnent au pharmacien la compétence d'un conseil éclairé. Votre pharmacien est donc en mesure de vous aider. Pour cela, il doit savoir à qui est destiné le médicament et dans quelles circonstances il va être employé.

Consultez votre médecin en cas de doute, si vous êtes enceinte, si vous allaitez, ou pour un bébé

Avant tout traitement, il faut savoir quel est le problème de santé en cause. Seuls les maux que chacun peut reconnaître aisément peuvent être raisonnablement du domaine de l'automédication. Lorsque les symptômes sont douteux, violents ou persistants, il est vivement recommandé de consulter un médecin pour un examen plus approfondi. Il en va de même lorsque aucune amélioration ne se fait sentir après la prise d'un médicament adéquat. Les femmes enceintes, celles qui allaitent, ainsi que les bébés ne devraient jamais recevoir un médicament sans avis médical.

Pratiquez une automédication d'une durée adaptée

Si l'état général empire durant le traitement ou si aucune amélioration n'intervient, la consultation médicale s'impose. Dans tous les cas, ne dépassez pas les durées de traitement mentionnées sur la notice.

Ne pratiquez pas une automédication honteuse

Ne cachez pas à votre médecin les traitements que vous avez pris de votre propre chef ou que vous prenez encore. Votre médecin est habitué au fait que ses patients essaient de soulager eux-mêmes leurs petits maux et il ne vous jugera pas.

Lisez la notice et gardez l'emballage

L'emballage ne sert pas seulement à protéger son contenu, il porte également de précieuses indications comme le nom du médicament, son fabricant, la teneur en principe actif et la date de péremption. C'est pourquoi il convient de le conserver.

Lisez attentivement la notice du médicament. Elle précise ses indications, sa présentation, sa composition, les doses préconisées en fonction de l'âge ou du poids, la façon de le prendre, les précautions d'emploi, ses effets indésirables possibles et ses conditions de conservation.

Évitez le cumul de médicaments

La prise simultanée de plusieurs médicaments peut renforcer ou au contraire affaiblir leurs effets (voir p. 38), ou encore augmenter le risque d'effets indésirables (voir p. 34). Pendant toute la durée d'un traitement prescrit, il importe donc d'informer son médecin de la prise éventuelle d'autres médicaments en automédication.

Évitez l'alcool

L'alcool est capable de modifier l'effet de nombreux médicaments, ce qui augmente le risque d'effets indésirables. Conjugué à certains médicaments, l'alcool diminue la vitesse de réaction, très importante pour conduire un véhicule ou utiliser une machine (voir p. 33).

Conservez correctement vos médicaments

Sous l'influence de la lumière, de la chaleur ou de l'humidité, les médicaments peuvent se détériorer. Pour leur assurer une bonne conservation, stockez-les au frais, au sec et à l'abri de la lumière. Les armoires spéciales vendues dans le commerce conviennent très bien.

Soyez vigilant avec les enfants

Pour éviter les accidents, il est absolument nécessaire de garder les médicaments hors de portée des enfants, en hauteur ou dans une armoire fermée à clef. Évitez de les laisser dans les tiroirs de la table de nuit, ainsi que dans les placards de la cuisine ou de la salle de bains, s'ils ne ferment pas à clef. Seule exception à cette règle : les vaccins et les suppositoires, ainsi que certaines suspensions buvables reconstituées à partir d'une poudre (le plus souvent des antibiotiques), qui doivent être rangés au réfrigérateur. Dissimulez-les au fond, sur la plus haute étagère, mais ne les y oubliez pas !

Sachez renoncer à l'automédication

Se soigner sans consultation médicale n'est valable que pour des affections connues et bien définies. En présence de certaines maladies chroniques, par exemple un diabète, une affection cardiaque, un système de défense affaibli ou des troubles connus du foie ou des reins, le médecin devrait être consulté au préalable, même s'il s'agit de petits maux. Ceci est également valable lors de la survenue subite de troubles non explicables.

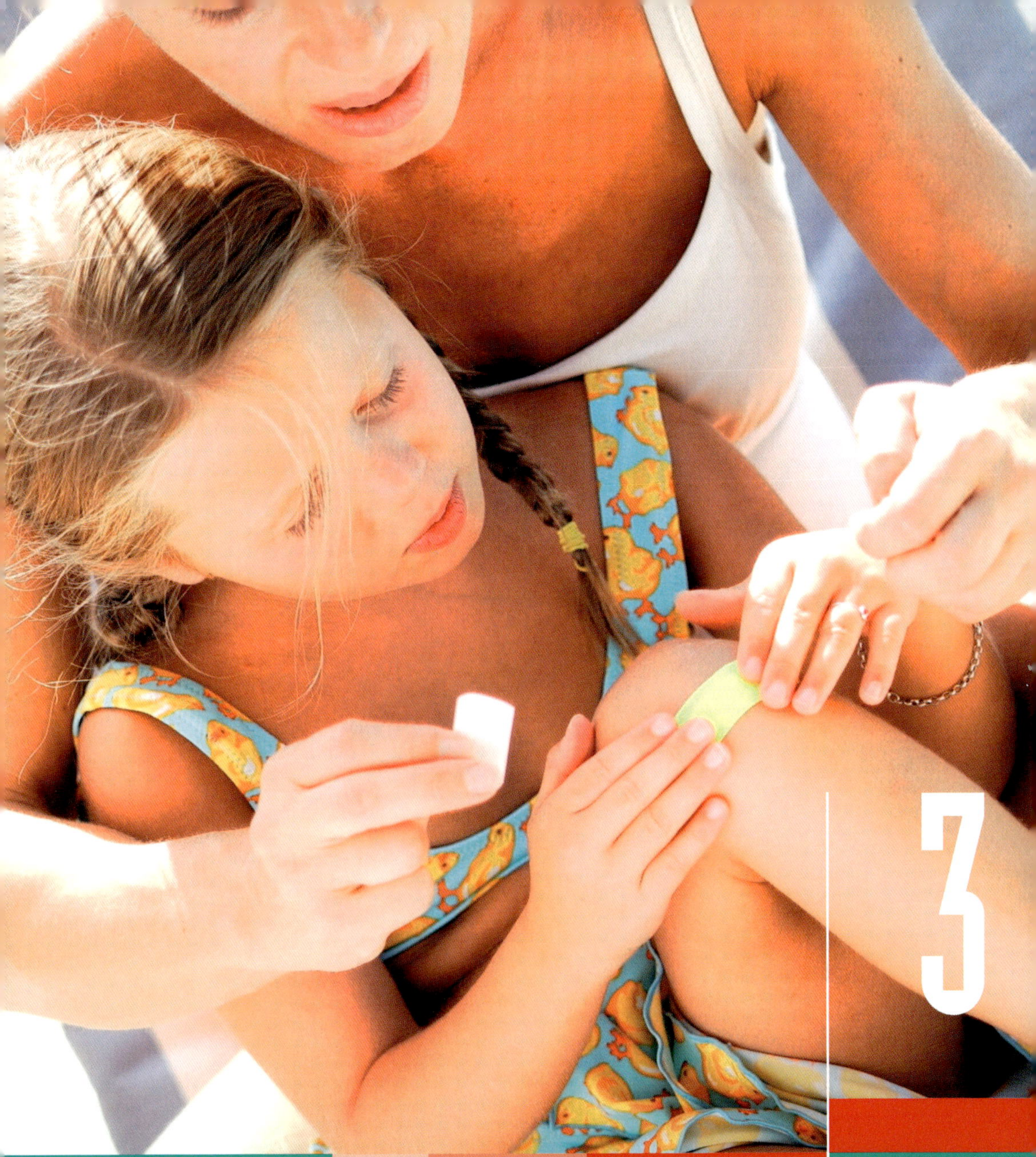

3

Comment agir

Introduction

Devant un ou plusieurs symptômes, comment déterminer s'il s'agit d'un petit souci de santé qui sera facilement soigné par des mesures simples, ou des premiers signes d'une maladie nécessitant une consultation médicale ? Dans le premier cas, que peut-on faire soi-même ?
Ce chapitre détaille l'attitude à adopter face à de nombreuses situations courantes, parmi lesquelles rhumes, maux de tête, démangeaisons, fièvre, douleur, diarrhée, vomissements, maux de ventre, piqûres d'insectes, etc. Dans chaque cas, les symptômes et les causes sont détaillés et un tableau indique les signes qui doivent impérativement amener à consulter un médecin ou à recourir aux urgences (voir mode d'emploi des fiches page suivante). Des conseils pratiques illustrent ce que l'on peut faire soi-même et des mesures de prévention sont proposées pour éviter les rechutes ou les récidives. Enfin, les médicaments sans ordonnance utilisés pour chacune de ces situations sont cités, avec des informations complémentaires sur les différentes familles de médicaments disponibles.
En cas de doute, bien sûr, n'hésitez jamais à solliciter l'avis d'un médecin ou d'un pharmacien. Mieux vaut une consultation superflue qu'une urgence ignorée !

Mode d'emploi des fiches

Ce chapitre se compose de fiches consacrées aux problèmes de santé courants pouvant faire l'objet d'une automédication. Chaque fiche comporte un tableau « Comment réagir face à… » et une liste des médicaments sans ordonnance utilisables pour soulager le problème de santé évoqué dans la fiche. La lecture de ces deux éléments nécessite quelques précisions.

Les tableaux « Comment réagir face à... »

Ces tableaux sont destinés à vous aider à identifier le degré d'urgence et de gravité suggéré par les symptômes observés. Ils ne sont pas conçus pour permettre un diagnostic, mais pour vous donner des indications sur le comportement à adopter.

– Lorsqu'un ou plusieurs symptômes situés dans la **zone rouge** sont observés, une prise en charge médicale urgente est nécessaire. Lorsque cela est indiqué, appelez immédiatement le service d'aide médicale d'urgence (SAMU) en composant le 15 ou le 112 (numéro d'urgence européen).

Si la mention « 15 ou 112 » n'est pas indiquée, vous pouvez soit tenter de joindre votre médecin traitant immédiatement, soit vous rendre au service d'urgence le plus proche du lieu où vous vous trouvez. **Dans le doute, n'hésitez JAMAIS à appeler le 15 ou le 112.** Les médecins qui reçoivent les appels sont formés pour vous conseiller sur la démarche à suivre et pour décider de l'envoi éventuel d'une équipe d'urgence sur place.

– Lorsque les symptômes observés se situent dans la **zone orange**, il est indispensable de consulter un médecin dans la journée.

– Lorsque les symptômes observés se situent dans la **zone jaune**, il est préférable de consulter un médecin dans les jours qui viennent. Appelez-le dès que possible et convenez ensemble d'un rendez-vous.

– Lorsque les symptômes observés se situent dans la **zone verte**, il est possible de s'automédiquer en suivant les conseils de la fiche. Cette démarche peut nécessiter l'usage de médicaments sans ordonnance ou de médicaments préalablement prescrits par votre médecin (par exemple, si vous souffrez d'une maladie chronique dont vous connaissez bien les signes).

Attention, les informations contenues dans ces tableaux ne sont données qu'à titre indicatif : le fait qu'une personne ne présente aucun des symptômes décrits dans les zones rouge ou orange ne prouve pas que le problème soit bénin. Si vous avez des doutes sur la conduite à adopter, n'hésitez jamais à consulter un médecin ou à appeler le SAMU : les signes d'urgence et de gravité varient considérablement d'une personne à l'autre.

Les listes de médicaments sans ordonnance

Chaque fiche propose la liste de l'ensemble des médicaments indiqués pour

soulager le problème de santé évoqué et disponibles sans ordonnance. Ces médicaments sont classés par familles selon leurs propriétés ou leur composition chimique.
Ces listes ne recensent pas les produits disponibles en pharmacie sur ordonnance ni ceux qui ne bénéficient pas du statut officiel de médicament (voir p. 30). Par exemple, dans le cadre de la désinfection des plaies, seuls les antiseptiques disposant du statut de médicament sont cités, mais d'autres produits sont également disponibles en pharmacie pour cet usage. Votre pharmacien pourra vous conseiller sur ce type de produits.

Pour en savoir plus sur un médicament figurant dans une liste, consultez le site internet conçu pour accompagner ce guide, **www.automedication.fr**. Sur ce site, vous trouverez des informations détaillées sur l'ensemble des médicaments disponibles sans ordonnance. Cette information est issue de la base de données VIDAL de la Famille (www.vidaldelafamille.com). Elle est régulièrement actualisée par les équipes scientifiques VIDAL.

Exemple de tableau « Comment réagir face à... »

Comment réagir en cas de nausées ou vomissements ?

- Si les vomissements s'accompagnent de fièvre avec une raideur du cou, des maux de tête, des taches rouges sur le corps ou une intolérance à la lumière.

- Si l'enfant présente également une diarrhée, de fortes douleurs abdominales et de la fièvre.
- S'il semble confus.
- S'il souffre d'une constipation inhabituelle depuis plus de deux jours, avec des douleurs au ventre.
- S'il vomit du sang.
- Si les vomissements se répètent.
- Si les nausées persistent ou augmentent.
- Si l'enfant présente des signes de déshydratation (affaiblissement, somnolence, soif).
- Si l'état général de l'enfant se détériore.
- Si l'enfant a moins de trois semaines.
- Si l'enfant a subi un traumatisme crânien il y a moins de 48 heures.
- Si l'enfant a mal au ventre depuis plus de trois heures.

- Si les vomissements accompagnent une diarrhée qui persiste au-delà de quelques heures chez un nourrisson, ou de un à deux jours chez un petit enfant.

- Si les vomissements ne se répètent pas et ne sont accompagnés d'aucun signe inquiétant.
- Si les vomissements sont liés au mal des transports.

L'appareil locomoteur

Les contusions

Une contusion est une blessure sans gravité apparente, produite par un choc sans qu'il y ait déchirure de la peau. Elle se soigne habituellement sans intervention médicale, mais peut requérir des soins locaux et des médicaments contre la douleur.

Symptômes

La région atteinte est sensible au toucher et douloureuse lorsque l'on bouge. Parfois, une tache bleu violacé apparaît, qui devient par la suite jaune ou verdâtre, signe d'un épanchement de sang (ecchymose, voir p. 59) sous la peau. Parfois, une poche de sang peut s'installer (hématome, voir p. 59) et déformer la région atteinte.

Causes

Les contusions sont dues à des chocs ou des coups. Le heurt provoque des lésions des organes de la région blessée : fibres musculaires, tendons, petits vaisseaux sanguins, terminaisons nerveuses, etc.

Complications éventuelles

En général, les contusions guérissent sans complication. Il peut être nécessaire de s'assurer, auprès d'un médecin, de l'absence d'entorse ou de fracture.

Ce que fait le médecin

Le médecin examine la région lésée. Il prescrit éventuellement des médicaments pour réduire la douleur et le gonflement. S'il suspecte une fracture, il prescrit des radiographies.

Comment prévenir les contusions

– Portez des protections pour les sports qui en requièrent.
– Avant de pratiquer un sport, une visite à un médecin du sport permettra

Comment réagir en cas de contusion ?

- Si les douleurs sont très violentes.
- S'il est impossible de marcher ou de se servir du membre atteint.
- S'il semble qu'une poche de sang se soit formée.
- Si la zone blessée devient rouge, chaude et douloureuse.
- Si le choc a touché l'œil ou sa région.
- Si le membre atteint est déformé.

- S'il ne se produit aucune amélioration au-delà de trois jours d'automédication.

- Autres situations.

d'adapter votre entraînement à votre morphologie et vos spécificités physiques ou médicales.

Ce que vous pouvez faire

Dans l'immédiat, limitez le gonflement en appliquant la règle « GREC » qui signifie :

G : **G**lace

R : **R**epos

E : **É**lévation du membre

C : **C**ompression de la lésion avec un pansement compressif

L'application de compresses froides ou de poches de glace calme les douleurs et empêche la partie lésée d'enfler exagérément. Ne placez jamais de glaçons en contact direct avec la peau (risque de gelure), mais entourez-les de plastique et d'un linge, par exemple. La durée de l'application ne doit pas dépasser vingt minutes. Attendez ensuite vingt autres minutes, avant de recommencer (voir également p. 147).

Après l'application de glace, entourez l'endroit blessé d'un pansement compressif (voir encadré p. 60) pour empêcher le gonflement de progresser. Renouvelez les phases de refroidissement et de compression trois fois par jour, pendant deux jours.

Maintenez le membre blessé en position surélevée (au moins 45° pour la jambe), cela fait régresser le gonflement plus rapidement, ou l'empêche de s'aggraver.

Si la peau n'est pas lésée, vous pouvez appliquer des crèmes ou des gels anti-inflammatoires et antalgiques (voir page suivante). En cas de douleur, on peut prendre un antalgique par voie orale (voir p. 118).

Les coups sur le tibia et la talonnade

Dans les sports de combat ou les sports collectifs, les coups sur le tibia ne sont pas rares. Dans ce cas, il faut refroidir immédiatement le tibia avec un spray réfrigérant ou, à défaut, une éponge imbibée d'eau glacée. La prévention de ces coups repose bien sûr sur l'utilisation de protège-tibias.

La talonnade est une douleur du talon suite à une chute ou à une réception brutale (saut, gymnastique, etc.). On la soulage en appliquant de la glace et un anti-inflammatoire local sous un pansement. Il faut éviter de poser le pied pendant deux jours et cesser le sport pendant deux à quatre semaines. Des talonnettes en mousse ou en silicone permettront de reprendre la marche en douceur.

Le traitement des contusions

La prise orale d'un **médicament antalgique** (voir liste p. 120) permet de soulager la douleur, **à condition d'éviter l'aspirine, qui pourrait aggraver les saignements.**

La plupart des anti-inflammatoires non stéroïdiens (AINS) destinés à traiter les contusions par voie orale nécessitent une prescription médicale. En automédication, il existe des traitements locaux permettant de soulager la douleur et de limiter la formation d'un gonflement. Ce sont des crèmes, des gels ou des solutions contenant un anti-inflammatoire non stéroïdien, diverses préparations antalgiques, des préparations à base d'arnica et des médicaments contenant des enzymes. Ces médicaments ne dispensent pas de la mise au repos du membre blessé. En l'absence d'amélioration au-delà de trois jours, sollicitez un avis médical.

Par ailleurs, il existe dans le commerce des sprays réfrigérants, tels que Urgofroid, Sport Akiléine choc ou Gibaud Sporflex, par exemple.

Les fiches détaillées des médicaments ci-dessous sont consultables sur : www.automedication.fr

Traitements locaux des contusions : AINS

- ADVIL 5 % gel
- ANTARÈNE 5 % gel
- CLIPTOL gel
- DOLGIT 5 % crème
- IBUPROFÈNE GIBAUD 5 % solution pour pulvérisation cutanée
- IBUPROFÈNE MERCK 5 % solution pour pulvérisation cutanée
- IBUPROFÈNE RATIOPHARM CONSEIL 5 % gel
- IBUTOP 5 % gel
- INTRALGIS 5 % gel
- NIFLUGEL 2,5 % gel
- NUROFEN 5 % gel
- TIBURON 5 % gel
- VOLTARENACTIGO 1 % gel

Traitements locaux des œdèmes post-traumatiques : AINS

- FLECTOR 1 % gel
- VOLTARÈNE EMULGEL 1 % gel
- XENID 1 % gel

Autres traitements locaux en traumatologie

- CATAPLASME À L'ACÉTOTARTRATE D'ALUMINE DEFRESNE
- CONTRE-COUPS DE L'ABBÉ PERDRIGEON solution pour application cutanée
- GEL À L'ACÉTOTARTRATE D'ALUMINE DEFRESNE gel
- HÉMOCLAR 0,5 % crème
- OSMOGEL gel
- RÉPARIL gel
- SRILANE 5 % crème
- SYNTHOL solution pour application cutanée et gel pour application cutanée

Traitements locaux à base d'arnica

- ARNICA BOIRON pommade
- ARNICAN 4 % crème
- ARNIGEL gel
- LELONG CONTUSIONS pommade

Enzymes à visée antiœdémateuse

- DAZEN 10 000U comprimé gastrorésistant
- EXTRANASE 900 nK comprimé gastrorésistant
- RIBATRAN comprimé

Les hématomes et les ecchymoses

Accumulation de sang sous la peau ou dans un organe, les hématomes sont le résultat de coups violents ou répétés. Leur traitement varie en fonction de l'organe touché. Moins volumineuses et moins spectaculaires, les ecchymoses sont des épanchements de sang diffus ; elles se soignent de la même manière.

Symptômes

Les hématomes apparaissent comme des lésions bleutées (présence de sang) et gonflées. Lorsque la paupière est touchée (œil « au beurre noir »), le gonflement local peut refermer l'œil complètement et empêcher la vision. L'hématome de l'oreille (oreille « en chou-fleur ») se traduit par un gonflement rouge violacé qui déforme l'oreille mais qui ne gêne pas l'audition. Lorsque l'hématome se situe sous un ongle, par exemple au niveau du gros orteil, celui-ci apparaît bleu et très sensible à la pression.

Une ecchymose (un « bleu ») provoque un épanchement de sang plus diffus, avec un gonflement beaucoup moins prononcé qu'un hématome. Au-delà de quelques jours, cette tache bleu violacé vire au jaune ou au verdâtre.

Causes

Les hématomes sont dus à un choc brutal (balle, ballon, chute d'objet sur le pied, coup, etc.) ou à des chocs répétés (pendant une course d'endurance, par exemple, lorsque l'orteil frappe la chaussure à chaque foulée). Ils résultent de la rupture de vaisseaux sanguins plus gros que ceux touchés lorsque se produisent les ecchymoses.

Complications éventuelles

Les complications dépendent de la zone touchée et des lésions des organes voisins. Un œil au beurre noir peut s'accompagner d'un décollement de la rétine ou d'une hémorragie à l'intérieur de l'œil. Dans le cas d'un hématome sous un ongle, celui-ci peut tomber au bout de deux à trois semaines.

Comment réagir en cas d'hématome ou d'ecchymose ?

- Si le coup a atteint la région de l'œil.
- Si l'hématome se situe au niveau des testicules.
- Si un hématome à l'oreille est très volumineux.
- Si l'hématome provoque des douleurs ou des engourdissements aux pieds ou aux mains.
- Si l'hématome est d'une taille supérieure à celle d'un abricot.
- Si l'hématome devient rouge, chaud et douloureux.

- Si l'hématome reste limité.
- S'il s'agit d'une ecchymose.

Les pansements compressifs

Les pansements compressifs sont destinés à combattre l'extension des hématomes. Composés d'une simple bande cohésive (disponible en pharmacie), ils sont placés autour du membre blessé de façon à le comprimer fortement et à dépasser largement la zone blessée. Ils ne doivent pas être laissés en place plus de dix minutes. Ils sont alors enlevés. Une phase de glaçage est pratiquée, suivie d'un pansement compressif moins serré que le précédent.

Ce que fait le médecin

Il examine soigneusement la région lésée et se fait expliquer les circonstances de l'accident. Si nécessaire, il ponctionne l'hématome pour évacuer le sang et soulager la douleur. Il fait ensuite un pansement compressif et prescrit généralement des anti-inflammatoires pour faire diminuer le gonflement. Il procède à des examens, pour s'assurer que d'autres organes n'ont pas été touchés.

Comment les prévenir

D'une manière générale, afin d'éviter les hématomes et les ecchymoses, portez des protections pour pratiquer les sports pour lesquels elles sont recommandées.

– **Hématome sous un ongle** : coupez vos ongles de pieds ras et choisissez des chaussures adaptées (une demi-pointure de plus, une bonne protection de l'extrémité de la chaussure).

– **Hématome de l'oreille** : lorsque vous faites du sport, enlevez vos boucles d'oreille et portez des protège-oreilles, en particulier si vous avez déjà souffert d'un hématome ponctionné ou opéré.

Ce que vous pouvez faire

Pour tout hématome ou ecchymose, vous pouvez appliquer de la glace (voir pp. 57 et 147), puis un pansement compressif (voir encadré ci-contre).

– **Hématome sous un ongle** : il existe une manœuvre qui soulage rapidement la douleur. Elle est utilisée par les médecins et peut être pratiquée par les patients qui la maîtrisent. Elle consiste, après désinfection, à évacuer le sang par un petit trou fait dans l'ongle au centre de l'hématome, à l'aide d'un trombone chauffé au rouge au-dessus d'une flamme. Une solution antiseptique est introduite par le trou et un pansement imbibé de désinfectant est mis en place.

– **Hématome de l'oreille** : l'application de glace et la pose d'un pansement compressif doivent être faites au plus vite pour éviter l'apparition d'une oreille en chou-fleur.

– **Œil au beurre noir** : en attendant l'examen médical (à faire dans la journée), allongez-vous sur le dos et appliquez sur l'œil un linge imbibé d'eau glacée. Une compression peut être faite à l'aide d'un objet plat (une pièce de monnaie nettoyée ou une petite plaque de métal propre).

Le traitement des ecchymoses

Diverses préparations de composition variée, disponibles sans ordonnance, sont indiquées dans le traitement local des ecchymoses : on les applique sur la zone douloureuse par un massage léger.

Des médicaments à prendre par voie orale et contenant des extraits de plantes sont traditionnellement utilisés en cas de petites hémorragies sous-cutanées.

Les fiches détaillées des médicaments ci-dessous sont consultables sur : www.automedication.fr

Traitements locaux

- ARNICA BOIRON pommade
- ARNICAN 4 % crème
- ARNIGEL gel
- CONTRE-COUPS DE L'ABBÉ PERDRIGEON solution pour application cutanée
- HÉMOCLAR 0,5 % crème
- JOUVENCE DE L'ABBÉ SOURY gel
- LELONG CONTUSIONS pommade
- PHARMADOSE TEINTURE D'ARNICA compresse imprégnée
- RÉPARIL gel
- SYNTHOL gel ou solution pour application cutanée
- TEINTURE D'ARNICA COOPER solution pour application cutanée

Phytothérapie

- ARKOGÉLULES MARRONNIER D'INDE gélule
- ARKOGÉLULES MÉLILOT gélule
- ARKOGÉLULES MYRTILLE FEUILLE gélule
- ARKOGÉLULES VIGNE ROUGE gélule
- ÉLUSANES CASSIS gélule
- ÉLUSANES MÉLILOT gélule
- ÉLUSANES VIGNE ROUGE gélule
- VEINOPHYTUM gélule

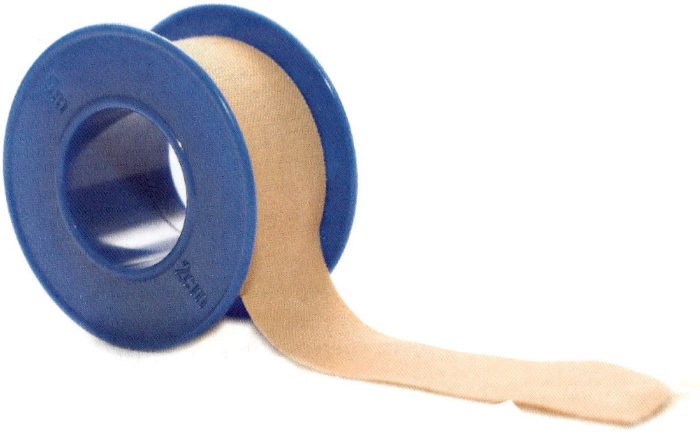

Les entorses

Un mouvement brusque et violent, accompagné de la torsion d'une articulation, peut provoquer une atteinte des ligaments qui la soutiennent. On désigne cette blessure ligamentaire par le terme général d'entorse. Selon son importance, elle sera dite bénigne, moyenne ou grave. Une entorse nécessite fréquemment une consultation.

Symptômes

L'entorse bénigne est un simple étirement des ligaments. Souvent, le blessé ressent une douleur immédiate, qui peut disparaître rapidement mais revenir de manière lancinante au bout de quelques heures. L'articulation gonfle modérément.

Lors d'une **entorse moyenne**, les ligaments sont distendus et une partie de ceux-ci peut être rompue. La membrane qui entoure et protège l'articulation (la capsule articulaire) peut également être atteinte. Le blessé va ressentir une douleur plus importante que dans le cas d'une entorse bénigne. Le gonflement survient rapidement et un bleu peut apparaître en quelques heures.

Dans le cas d'une **entorse grave**, le ligament est entièrement rompu et des arrachements osseux peuvent s'être produits. La douleur peut être permanente et le gonflement immédiat. Un bleu apparaît rapidement. Dans certains cas, l'articulation est devenue instable et il est impossible de s'en servir.

Une entorse peut parfois s'accompagner du déboîtement de l'articulation (luxation) ou d'une fracture.

Causes

Les entorses surviennent fréquemment lors d'une pratique sportive. Elles touchent souvent la cheville et le genou, mais peuvent affecter toutes les autres articulations. Elles peuvent également se produire dans des circonstances plus quotidiennes, lorsque l'on glisse sur une marche d'escalier ou trébuche sur un trottoir, par exemple.

Comment réagir en cas d'entorse ?

- Si les douleurs sont violentes.
- Si on ne peut plus marcher ni se servir du membre atteint.
- Si l'articulation « a du jeu ».
- Si l'hématome est important ou l'articulation fortement enflée.

- S'il n'y a aucune amélioration au-delà de 48 heures d'automédication.

- Si l'articulation est peu gonflée et peu douloureuse.

Complications éventuelles

Une entorse guérit généralement sans séquelles. Toutefois, avant de la soigner par soi-même, il faut s'assurer qu'il n'y a ni déchirure de ligaments ni fracture.

Ce que fait le médecin

Il fait faire des radiographies, le cas échéant, pour vérifier l'état des ligaments et l'absence de fracture. Il panse l'articulation et prescrit des médicaments pour calmer la douleur. Il est parfois nécessaire de ménager l'articulation par l'utilisation de béquilles ou d'une attelle, ou par l'application d'un plâtre.

Comment prévenir les entorses

– Si vous pratiquez un sport, adaptez vos activités à vos capacités.
– Avant toute activité sportive, il est nécessaire de bien vous échauffer. Des exercices d'étirement appropriés préparent les articulations à l'effort demandé. Celles-ci seront d'autre part mieux alimentées en oxygène et en nutriments lorsque débutera l'effort proprement dit. Un excellent échauffement consiste à effectuer les gestes de sa pratique sportive sans forcer : course lente sur place, mouvements de raquette sans la balle, etc.
– Pour vous entraîner à certains sports, vous pouvez porter des protections spéciales pour les articulations : rembourrage des épaules pour les joueurs de hockey sur glace, genouillères pour les jeux de ballon, etc.
– Si vous avez les ligaments fragiles, portez des bandes de maintien (vendues en pharmacie) pour faire du sport.
– Portez des chaussures de bonne qualité pour protéger vos pieds et vous éviter de vous tordre les chevilles.
– Consultez un médecin du sport avant de pratiquer une discipline. Cela vous permettra d'adapter votre entraînement à votre morphologie et à vos spécificités physiques.

Ce que vous pouvez faire

– Dans l'immédiat, interrompez l'activité et limitez le gonflement en appliquant la règle « GREC » :
G : **G**lace (voir également p. 147)
R : **R**epos
E : **É**lévation du membre
C : **C**ompression de la lésion par un pansement compressif (voir p. 60)
– L'application de compresses froides ou de poches de glace calme les douleurs et empêche la partie lésée d'enfler de manière excessive. Ne placez jamais les glaçons en contact direct avec la peau, mais enveloppez-les de plastique et d'un linge, par exemple. Limitez l'application à une durée de vingt minutes et attendez ensuite vingt autres minutes avant de la recommencer. Répétez ce traitement les deux premiers jours. On trouve en pharmacie des sachets réfrigérants spéciaux qui conservent leur souplesse au froid et enveloppent bien les articulations.
– Maintenez le membre blessé en position surélevée, pour faire régresser le gonflement plus rapidement ou l'empêcher de s'aggraver.
– Si une entorse de la cheville ne semble pas justifier une consultation médicale, demandez à votre pharmacien de vous conseiller un type d'attelle adapté à cette articulation, pour la soutenir et permettre de la maintenir au repos.

– Vous pouvez également maintenir l'articulation au repos par une bande élastique. Pour soigner une entorse du doigt, vous pouvez solidariser le doigt blessé au doigt voisin à l'aide d'une bande adhésive.
– Si la peau n'est pas lésée, vous pouvez y appliquer des médicaments anti-inflammatoires et antalgiques sous forme de spray, de gel ou de pommade (voir ci-contre et p. 58).
– En cas de douleur persistante, et en attendant de consulter un médecin, vous pouvez prendre un antalgique par voie orale (voir p. 118) – en prenant soin d'éviter l'aspirine, susceptible d'aggraver les saignements.

Le traitement des entorses

En cas d'entorse bénigne, le traitement en automédication repose sur :
– la mise en place d'une attelle (pour la cheville) ;
– la prise orale d'un médicament antalgique (voir p. 118) ;
– l'application d'un traitement local contenant un anti-inflammatoire non stéroïdien (ou AINS : ibuprofène, diclofénac ou acide niflumique) pour lutter localement contre l'inflammation et la douleur. Les AINS appliqués sur la peau passent faiblement dans le sang et présentent donc moins d'effets indésirables que par voie orale.

Les fiches détaillées des médicaments ci-dessous sont consultables sur : www.automedication.fr

Traitements anti-inflammatoires locaux : AINS

- ADVIL 5 % gel
- ANTARÈNE 5 % gel
- CLIPTOL gel
- DOLGIT 5 % crème
- FLECTOR TISSUGEL 1 % emplâtre médicamenteux
- IBUPROFÈNE GIBAUD 5 % solution pour pulvérisation cutanée
- IBUPROFÈNE MERCK 5 % solution pour pulvérisation cutanée
- IBUPROFÈNE RATIOPHARM CONSEIL 5 % gel
- IBUTOP 5 % gel
- INTRALGIS 5 % gel
- NIFLUGEL 2,5 % gel
- NIFLURIL 3 % pommade
- NUROFEN 5 % gel
- TIBURON 5 % gel
- VOLTARENACTIGO 1 % gel
- XENID 1 % gel

Autre traitement local en traumatologie

- SRILANE 5 % crème

Les courbatures et les crampes

Survenant souvent à la suite d'une sollicitation trop intense de la musculature, les courbatures et les crampes sont généralement bénignes et nécessitent rarement l'avis d'un médecin. Un médicament contre la douleur et un décontractant musculaire peuvent aider à soulager les cas difficiles.

Symptômes

Les courbatures se manifestent quelques heures après un effort inhabituel, voire le lendemain, ou lors de certaines infections. Les muscles atteints sont sensibles à la pression et douloureux au moindre mouvement. À l'occasion de courbatures sévères, la musculature est contractée, parfois enflée et chaude au toucher.

La crampe est une contraction musculaire douloureuse, involontaire et intense, qui apparaît le plus souvent lors d'un effort physique. Pendant la durée de la crampe, il est difficile de bouger le membre atteint. Au bout de quelques minutes, la contraction musculaire diminue et disparaît, mais il subsiste une sensation désagréable, ou parfois un point douloureux précis et tenace. Certaines personnes ressentent des crampes soudaines la nuit, notamment dans le mollet.

Causes

Les courbatures sont dues à de minuscules fissures des fibres musculaires, à la suite d'un surcroît d'effort. Elles peuvent également être provoquées par une infection virale (grippe, par exemple) ou par la prise de certains médicaments.

Comment réagir en cas de courbatures ou de crampes ?

- Si les courbatures s'accompagnent d'autres symptômes comme de la fièvre, des crampes ou des tremblements musculaires.
- Si les courbatures empêchent tout mouvement.
- Si les courbatures ne disparaissent pas spontanément au bout de quelques jours.
- Si les douleurs musculaires sont apparues depuis l'administration d'un nouveau traitement, en particulier contre l'excès de cholestérol.
- Si des crampes à répétition troublent le sommeil.
- Si de fortes douleurs subsistent après la disparition de la crampe.

- Si les courbatures apparaissent logiquement après un effort inhabituel.
- Si la crampe survient pendant un effort ou de manière isolée, de temps en temps.

Les crampes surviennent plus fréquemment après un effort physique intense ou longuement soutenu, ou à la suite d'une forte transpiration. Le risque de crampe augmente suivant plusieurs facteurs : la déshydratation par exemple, le surentraînement, le manque d'échauffement préalable ou un échauffement trop rapide, un faux mouvement, une compression des muscles, etc. Elles apparaissent plus fréquemment par temps froid. On connaît mal l'origine des crampes du mollet et la raison pour laquelle elles surviennent de préférence la nuit ; il est possible que l'on puisse l'imputer à un manque d'eau ou de sels minéraux. Si ces crampes peuvent se manifester chez des personnes en parfaite santé, elles affectent aussi des patients atteints, par exemple, de diabète, d'insuffisance rénale, de troubles circulatoires ou de certaines maladies psychiques. Certains médicaments (des diurétiques ou des médicaments contre le cholestérol notamment) favorisent l'apparition de crampes.

Les contractures et les élongations

Les contractures sont des contractions durables et involontaires d'un ou plusieurs muscles. La douleur localisée apparaît à l'occasion d'activités intenses ou inhabituelles. La partie du muscle touchée semble dure et douloureuse à la palpation et lors de mouvements, en particulier lorsqu'on leur oppose une résistance. Un choc sur un muscle entraînant une contusion (voir p. 56) peut provoquer les mêmes symptômes qu'une contracture.

Les élongations sont une forme plus grave de contracture, où des fibres musculaires sont déchirées. L'étirement du muscle et sa contraction face à une résistance se révèlent très douloureux, et la douleur est plus brutale.

Complications éventuelles

Les courbatures et les crampes sont en général anodines et disparaissent sans complication.

Ce que fait le médecin

Si les douleurs musculaires n'ont pas d'origine connue, le médecin cherche à en trouver la raison en questionnant et examinant le patient. Il recherche si une maladie musculaire ou neurologique, une carence ou un médicament peuvent être à l'origine des crampes. Si celles-ci sont tenaces, il peut recommander des examens complémentaires, un avis spécialisé ou un traitement médicamenteux.

Comment prévenir les douleurs musculaires

– Avant l'effort physique, procédez à un échauffement efficace. Il doit être suffisamment long, progressif et adapté (étirements et assouplissements généraux, puis gestes spécifiques de votre discipline sportive).
– Si vous êtes peu entraîné, évitez de trop solliciter d'emblée votre musculature et intensifiez progressivement votre effort.
– Une bonne hydratation est indispensable. Buvez en quantité suffisante avant, pendant et après l'effort… y compris lorsque vous nagez !

– Vous pouvez tenter de prévenir les crampes du mollet en pratiquant plusieurs fois par jour l'exercice suivant : tenez-vous debout, de face, à cinquante centimètres environ d'une paroi, puis appuyez-vous contre elle en pliant les bras et en gardant toute la plante du pied en contact avec le sol. Maintenez ensuite pendant dix à vingt secondes la position dans laquelle vous ressentez une légère tension du mollet. Relâchez. Vous pouvez sentir le muscle se décontracter. Au bout de quelques semaines, il est possible que les crampes disparaissent.

– Des crampes nocturnes répétées peuvent provenir d'un manque d'eau et de sel : buvez suffisamment, au moins un litre et demi par jour, et consultez votre médecin si vous suivez un régime pauvre en sodium ou si vous prenez des diurétiques.

Ce que vous pouvez faire

– Les courbatures disparaissent plus rapidement si l'on maintient les muscles douloureux en mouvement grâce à un étirement léger, au vélo ou à la marche, par exemple.

– Un bain chaud détend les muscles et apaise les douleurs.

– L'application locale de chaleur – sous forme de sachets chauffants ou d'un coussin électrique – soulage aussi bien.

– Un massage peut détendre la musculature et contribuer ainsi à la disparition des courbatures ou des crampes.

– Si les crampes sont violentes, il peut être utile de prendre un médicament contre la douleur pendant une durée limitée.

– D'une manière générale, il faut essayer d'étirer le muscle. Pour une crampe du mollet par exemple, saisissez les orteils et tirez prudemment le pied vers le genou. En pratiquant ainsi une traction opposée à celle du muscle contracté, vous pouvez parvenir à le détendre.

– Vous obtiendrez le même effet en marchant ou en effectuant plusieurs flexions des jambes.

Le traitement des courbatures et des crampes

En cas de douleur, il est toujours possible de prendre un **médicament antalgique** (voir p. 118) par voie orale.

En cas de crampes, la prescription de **relaxants musculaires** (myorelaxants) par voie orale constitue un traitement d'appoint des contractures douloureuses. Ils ne sont disponibles que sur ordonnance, à l'exception du myorelaxant contenant de la méphénésine.

De nombreux traitements d'appoint locaux sont destinés à soulager les courbatures par massage de la région douloureuse. Ces traitements contiennent

Remèdes de grand-mère

Voici ce que préconise la tradition populaire en cas de crampes ou de courbatures :

– Frictionner la région de la crampe avec de l'esprit de genièvre ou de l'alcool aromatique (eau-de-vie).

– Prendre un bain relaxant à l'arnica, au romarin, aux fleurs de foin ou à l'extrait d'aiguilles de sapin.

– Envelopper le mollet dans une compresse tiède, éventuellement avec de l'argile ou une infusion d'arnica.

Les déchirures et les ruptures musculaires

Le terme très usité de « claquage », s'applique à une **déchirure musculaire**, rupture partielle d'un muscle et de son enveloppe. La douleur, de prime abord violente, brutale comme un coup de poignard, devient sourde et permanente. À la surface du muscle, on peut parfois sentir une encoche à l'endroit de la rupture des fibres musculaires.

Les signes de **rupture musculaire** sont identiques à ceux de la déchirure, mais leur sévérité est plus conséquente, car une rupture peut laisser des séquelles. S'il s'agit d'une jambe lésée, il est en général impossible de s'appuyer dessus. L'encoche à la surface du muscle est souvent significative.

des substances variées, salicylates pour leur effet antalgique, camphre, eucalyptus ou menthol pour l'effet révulsif (provoquant une sensation de chaleur) et substances myorelaxantes pour leur effet décontractant.

Les fiches détaillées des médicaments ci-dessous sont consultables sur : www.automedication.fr

Myorelaxant par voie orale : méphénésine

- DÉCONTRACTYL 500 mg comprimé

Traitements locaux à visée antalgique avec salicylates

- ALGÉSAL BAUME crème
- ALGÉSAL SURACTIVÉ crème
- BAUME AROMA crème
- BAUME BENGUÉ pommade
- BAUME SAINT-BERNARD crème
- CUROMAL bâton pour application cutanée
- DOLAL solution pour application cutanée
- IBIS crème
- INONGAN crème
- LUMBALGINE crème
- PYRADOL 12 % crème
- SÉDARTRYL pommade

Traitements locaux myorelaxants

- ALGIPAN BAUME crème
- DÉCONTRACTYL pommade
- LUMIRELAX 10 % crème
- NEURIPLÈGE crème
- TRAUMALGYL crème

Oligoéléments

- BIO-SÉLÉNIUM capsule
- GRANIONS DE SÉLÉNIUM solution buvable
- MICROSOL SÉLÉNIUM solution buvable
- OLIGOGRANUL POTASSIUM comprimé
- OLIGOGRANUL SÉLÉNIUM comprimé
- OLIGOSOL POTASSIUM solution buvable
- OLIGOSOL SÉLÉNIUM 100 µg/2 ml solution buvable
- OLIGOSTIM POTASSIUM comprimé sublingual
- OLIGOSTIM SÉLÉNIUM 19 µg comprimé sublingual
- SÉLÉNION 40 µg capsule
- SUBOLIGO POTASSIUM comprimé sublingual
- SUBOLIGO SÉLÉNIUM comprimé sublingual

Homéopathie

- ARNICA COMPLEXE N° 1 solution buvable
- HOMÉOFORTIL comprimé sublingual
- RUDISTROL pommade
- SPORTÉNINE comprimé à croquer

Les douleurs articulaires

Les douleurs articulaires peuvent avoir des causes multiples. En règle générale, elles justifient une consultation médicale lorsqu'elles sont intenses ou reviennent fréquemment. Lorsqu'elles sont liées à un problème de santé préalablement diagnostiqué, elles peuvent être soulagées par automédication selon les conseils du médecin.

Symptômes et causes

Les arthrites proviennent d'une inflammation ou d'une infection. On distingue des formes aiguës et des formes chroniques. L'arthrite aiguë est généralement due à une infection – souvent bactérienne – provoquant une violente inflammation, de la fièvre, et nécessitant un traitement d'urgence. L'articulation est douloureuse, rouge, chaude et enflée, et très douloureuse la nuit. **L'arthrite chronique** évolue sur de longues périodes. La polyarthrite rhumatoïde est un exemple des plus fréquents d'arthrite chronique. Il s'agit d'une maladie auto-immune : le système immunitaire agresse les cartilages articulaires.

L'arthrose est due à l'usure des cartilages liée à l'âge. Elle est couramment (et improprement) appelée « rhumatismes ». Les grosses articulations comme celles du genou et de la hanche sont les plus fréquemment atteintes. Cette affection concerne surtout les personnes âgées, celles en surpoids ou les sportifs qui ont intensivement sollicité leurs articulations.

Les douleurs articulaires peuvent également se manifester dans le cadre d'une inflammation des tissus situés autour de l'articulation à la suite d'un traumatisme,

Comment réagir en cas de douleurs articulaires ?

- Si les douleurs s'accompagnent de fièvre, de frissons, d'une fatigue excessive, de rougeur de la peau ou de douleurs musculaires.

- Si l'articulation douloureuse présente également une rougeur, une élévation de température ou un gonflement.
- Si les douleurs articulaires diminuent la mobilité ou provoquent une raideur matinale prolongée.
- Si les douleurs articulaires se manifestent à la suite d'un accident ou d'un traumatisme.
- Si les douleurs articulaires reviennent fréquemment.
- Si, malgré l'automédication, aucune amélioration ne se fait sentir.

- Si les douleurs ont déjà fait l'objet d'un diagnostic et d'une prescription.

d'une sollicitation trop intense ou d'une inflammation des tendons, des ligaments ou des muscles (tendinites, ou périarthrite de l'épaule, par exemple).

Enfin, des douleurs articulaires peuvent également apparaître dans le cadre d'autres maladies, dont la grippe, la goutte (une inflammation articulaire provoquée par des cristaux d'acide urique), les affections auto-immunes du tissu conjonctif et des vaisseaux, etc.

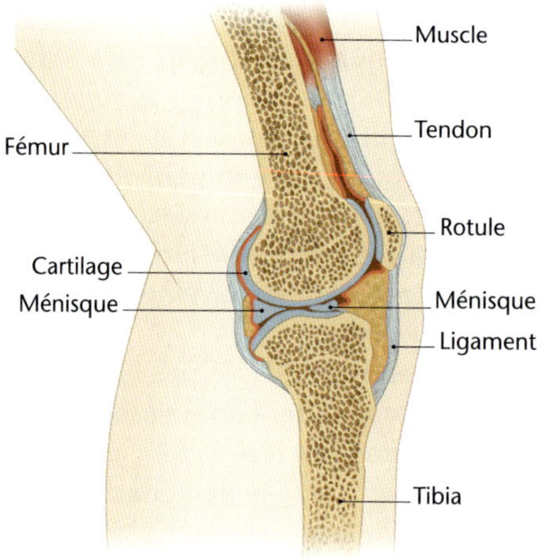

Un exemple d'articulation : le genou (vue en coupe)

Complications éventuelles

Les complications des atteintes articulaires dépendent essentiellement de leur origine. Elles peuvent se traduire par des déformations articulaires, des douleurs pendant le mouvement ou une limitation de la mobilité.

Ce que fait le médecin

Il cherche à établir un diagnostic précis (siège et intensité des douleurs, circonstances de leur apparition) grâce à un entretien, un examen approfondi et d'éventuels examens complémentaires (radiographie, analyse du sang ou du liquide de l'articulation), complétés parfois par la consultation d'un rhumatologue. Lors d'une inflammation, des médicaments anti-inflammatoires et des antalgiques peuvent procurer un soulagement. En cas de lésion traumatique de l'articulation, il peut immobiliser celle-ci jusqu'à consolidation. La rééducation pourra être envisagée, mais il est parfois nécessaire de prévoir une intervention chirurgicale.

Comment prévenir les douleurs articulaires

– Réduisez votre excédent de poids pour soulager vos articulations et tenter de prévenir une arthrose.

– En cas d'accès de goutte répétés, diminuez votre consommation de viande et de charcuterie, évitez l'alcool et buvez beaucoup d'eau.

– Pour les sportifs, la prévention repose sur un échauffement adapté, une bonne hydratation et de la modération dans la fréquence et l'intensité des entraînements.

Ce que vous pouvez faire

– Quelle que soit la cause des douleurs, la lésion d'une articulation nécessite une consultation médicale.

– Appliquez une poche de glace pour apaiser la douleur lors d'une inflammation articulaire aiguë (voir pp. 57 et 147). L'usage de médicaments antalgiques peut également procurer un soulagement (voir p. 118).

– En cas d'arthrose :
  - prenez votre temps pour remettre en marche vos articulations, notamment le matin au lever ;
  - essayez de perdre votre éventuel excédent de poids ;
  - portez des chaussures maintenant bien le pied ;
  - marchez avec une canne pour soulager l'articulation douloureuse ;
  - prenez appui sur des chaises pour vous lever plus facilement.

Les magasins d'orthopédie proposent des conseils pratiques pour organiser la vie quotidienne. Certaines pharmacies proposent des équipements spécialisés.

Le traitement des douleurs articulaires mineures

Le traitement repose essentiellement sur les médicaments antalgiques (voir p. 118) ou anti-inflammatoires prescrits par le médecin. Il existe néanmoins en phytothérapie des traitements d'appoint des douleurs rhumatismales mineures.

Les fiches détaillées des médicaments ci-dessous sont consultables sur : www.automedication.fr

Phytothérapie (par voie orale)

- ARKOGÉLULES CASSIS gélule
- ARKOGÉLULES FRÊNE gélule
- ARKOGÉLULES HARPADOL gélule
- ARKOGÉLULES REINE DES PRÉS gélule
- ARKOPHYTUM gélule
- ARTHRITISANE tisane
- ARTHROFLORINE tisane
- BORIBEL TISANE N° 1 DOULEURS ARTICULAIRES tisane
- CASSIS BOIRON gélule
- ÉLUSANES HARPAGÉSIC gélule
- ÉLUSANES ORTIE gélule
- EXTRAIT AQUEUX DE CASSIS SUPER DIET solution buvable
- HARPAGOPHYTUM BOIRON gélule
- HARPASALEN gélule
- MÉDIFLOR ANTIRHUMATISMALE N° 2 tisane
- REINE DES PRÉS BOIRON gélule
- RUMAFIT solution buvable
- TISANE PROVENÇALE N° 6 tisane

Phytothérapie (traitement local)

- GELDOLOR gel

Remèdes de grand-mère

En cas de douleurs articulaires aiguës, la sagesse populaire recommande l'application de compresse d'argile, d'extrait de fleurs d'arnica ou de fleurs de foin.

Le mal de dos

Le mal de dos est l'un des principaux motifs de consultation médicale. Le plus souvent, la sédentarité et le stress sont à l'origine des problèmes de dos. Soulager un mal de dos par l'automédication ne peut être envisagé que lorsqu'un diagnostic a été posé, et selon les conseils de son médecin.

Symptômes

Les douleurs peuvent apparaître dans n'importe quelle région du dos. Les plus fréquentes se situent à la hauteur de la nuque (colonne cervicale) et dans le bas du dos (colonne lombaire, on parle alors de lombalgie). Il s'agit en général de douleurs sourdes et pénétrantes qui s'amplifient lors d'un mouvement de la colonne vertébrale, voire lorsque l'on tousse ou rit. Elles irradient parfois jusque dans les bras ou les jambes. Dans la plupart des cas, la position couchée soulage, car elle décharge la colonne vertébrale du poids du corps. Ce soulagement est temporaire, l'alitement prolongé pouvant aggraver le mal de dos.

Causes

Le mal de dos peut avoir de très nombreuses origines, que l'on peut classer en cinq familles.

■ **Les problèmes mécaniques**

– Défauts de posture lorsque la musculature dorsale trop faible. Cette situation entraîne des contractures musculaires et un déséquilibre de la colonne.
– Tensions musculaires, aggravées par des contrariétés (stress, anxiété, etc.).

Comment réagir en cas de mal de dos ?

15 ou 112
- Si le mal de dos s'accompagne d'une douleur dans la poitrine, dans le bras gauche ou dans la mâchoire.
- Si le mal de dos s'accompagne de sueurs froides, de malaise ou de lèvres bleutées.

- Si les douleurs sont violentes.
- Si le mal de dos s'accompagne de toux.
- Si le mal de dos est violent et s'accompagne de fièvre, de frissons ou d'un état de malaise général.

- Si le mal de dos survient fréquemment et sans raison apparente.
- Si les douleurs dorsales ne s'atténuent pas au bout de 48 heures d'automédication.

- Si les douleurs sont anciennes et ont fait l'objet d'un diagnostic et d'une prescription.

– Lésion d'un des disques situés entre les vertèbres, qui peut s'affaisser ou entraîner une hernie discale responsable de lumbagos ou de douleurs sciatiques (voir p. 77).

– Modifications des articulations vertébrales, liées à l'âge (arthrose vertébrale).

– Malformations de la colonne vertébrale.

– Tassement de vertèbres lié à l'ostéoporose.

– Douleurs dorsales au cours de la grossesse.

Les suites de traumatismes du dos

– Élongations ou lésions de la musculature dorsale, à la suite d'un mouvement violent ou d'un choc par exemple.

– Fracture de vertèbre ou tassement consécutif à un choc.

Les problèmes inflammatoires ou infectieux

– Affections inflammatoires des articulations vertébrales (spondylarthrites), des vertèbres ainsi que des ligaments ou des muscles qui leur sont rattachés.

– Rarement, infection d'un disque intervertébral.

– Zona intercostal (infection d'un nerf par le virus de la varicelle).

Les irradiations douloureuses lors de certaines maladies

Dans ce genre de cas les douleurs, bien que ressenties dans le dos, proviennent d'organes internes. Quelques exemples :

– Irradiations de douleurs en provenance de la vésicule biliaire ou du foie (coliques hépatiques).

– Irradiations de douleurs en provenance d'un rein (coliques néphrétiques).

– Irradiations d'une douleur cardiaque (infarctus, angine de poitrine, péricardite).

– Irradiations d'une maladie du pancréas.

– Douleur de l'enveloppe des poumons (pleurésie, pneumothorax).

Des douleurs dites « fonctionnelles »

Divers facteurs peuvent accentuer des douleurs dorsales préexistantes.

– Douleurs dorsales en période de règles (voir p. 231).

– Maladies psychiques ou psychosomatiques.

– Douleurs liées à l'irritation d'un nerf situé entre les côtes.

Le lumbago

Le lumbago se manifeste par des douleurs subites et violentes dans la région de la colonne lombaire (« tour de reins »). Celles-ci surviennent à la suite d'un geste un peu brusque ou lorsqu'on a soulevé une charge lourde. Elles sont parfois tellement fortes que tout mouvement du dos devient impossible. Lorsque la personne est assise, elle peut avoir du mal à se relever et doit parcourir plusieurs mètres avant de recouvrer la station debout. Les muscles dorsaux de cette région du corps se contractent, accentuant les souffrances. Le rire et la toux peuvent eux aussi déclencher des crises douloureuses. Le lumbago nécessite toujours une consultation médicale.

Complications éventuelles

Certains facteurs de douleurs dorsales peuvent induire des complications sévères, telles qu'une paralysie due à une hernie discale ou une déformation de la colonne vertébrale en cas d'ostéoporose. Le mal de dos chronique affecte toutes les activités de la vie et peut, à la longue, entraîner un état dépressif.

Ce que fait le médecin

Il vérifie d'abord s'il n'y a pas de cause urgente ou grave – un mal de dos soudain pouvant être l'un des signes révélateurs d'une maladie sérieuse. Si ce n'est pas le cas, il cherche à trouver la cause des douleurs dorsales, parfois en prescrivant une analyse de sang, des radiographies ou un scanner. Le traitement varie selon l'origine du mal de dos. Ce peut être, par exemple, de la kinésithérapie pour renforcer la musculature dorsale. L'emploi de médicaments contre les douleurs ou pour détendre les muscles fait souvent partie du traitement. Dans certains cas, un séjour hospitalier est nécessaire pour permettre de détecter et traiter l'origine du mal de dos.

Comment prévenir le mal de dos

Lorsque la douleur du dos est due à des problèmes mécaniques ou musculaires, un certain nombre de mesures simples permettent de l'éviter.

– **Tenez-vous droit**. Évitez de courber le dos. Prenez l'habitude de vous accroupir lorsque vous voulez faire quelque chose près du sol, ou lorsque vous soulevez un poids : l'effort portera sur vos jambes et non sur votre dos. Si vous devez rester debout longtemps, essayez de surélever un pied (sur un petit tabouret, une boîte de chaussures, sur le rebord d'un trottoir, etc.).

– **Portez les charges près du corps**. Lorsque vous portez un bagage, tenez-le le plus près possible de votre corps. Plus il est éloigné, plus il soumet la colonne vertébrale à des tractions intenses. D'une manière générale, évitez de porter des poids de plus de 10 kilos.

– **N'infligez pas de torsions à votre colonne**. Si vous devez soulever un paquet pour le déplacer d'une courte distance, évitez de pivoter en posture penchée. Accroupissez-vous, soulevez-le en vous aidant de vos jambes tout en gardant le dos droit et, une fois debout, retournez-vous pour vous retrouver face à l'endroit où vous voulez le poser.

– **Adoptez une posture correcte en travaillant**. Choisissez un siège soutenant bien le dos et asseyez-vous confortablement, le dos bien droit. Placez un oreiller ou une serviette roulée derrière le bas de votre dos pour un soutien supplémentaire. Si vous restez assis longtemps, il est judicieux de détendre de temps en temps vos muscles dorsaux en vous levant, en marchant ou en vous étirant. Les muscles de la nuque devraient être régulièrement mis en mouvement : moulinets des bras, haussements d'épaule, mouvements de la tête, etc.

– **Chaussez-vous convenablement**. Les talons hauts entraînent une mauvaise posture et une courbure artificielle de la colonne vertébrale ; si vous avez de fréquents maux de dos, portez plutôt des chaussures assez basses offrant un bon soutien.

– **Dormez confortablement**. Un matelas ferme et un sommier correct préviennent les problèmes de dos. Veillez à ce que votre nuque soit bien soutenue pendant le sommeil. Certains oreillers favorisent la détente musculaire de la nuque.

– **Faites du sport**. Une musculature dorsale et des abdominaux solides déchargent la colonne et ses disques intervertébraux. C'est pourquoi il importe de bien l'entraîner par une gymnastique spéciale ou un sport adéquat, telles la natation, la gym douce et la musculation. Il existe des « écoles du dos » où l'on apprend à se tenir correctement, à renforcer sa musculature dorsale et abdominale, et à se détendre.

– **Perdez du poids**. Le surpoids corporel charge la colonne vertébrale et peut ainsi provoquer le mal de dos.

– **En voiture, apprenez à vous asseoir**. Pour vous installer dans une voiture, asseyez-vous en vous présentant par le dos. Ensuite rentrez une jambe, puis l'autre. Pour sortir, procédez de manière inverse. N'hésitez pas à vous servir du dossier du siège pour vous aider à vous relever.

– **Conduisez confortablement**. Si vous devez effectuer un long trajet, placez un petit coussin dans votre dos et modifiez sa position de temps en temps. Arrêtez-vous toutes les deux heures pour faire quelques pas.

Ce que vous pouvez faire

– Le repos fait partie du traitement du mal de dos. Attention cependant, l'immobilité complète dans un lit est le plus souvent néfaste ! Pour maintenir sa musculature, il est indispensable de rester mobile.

– Dormez sur le côté, avec un coussin entre les genoux. La plus mauvaise position en cas de mal de dos consiste à être couché sur le ventre.

– L'application de chaleur sous forme de bains ou de sachets chauffants, par exemple, aide à détendre la musculature raidie et endolorie.

– Des séances chez le kinésithérapeute contribuent à relâcher les muscles et calmer les douleurs.

Le traitement du mal de dos

Le traitement d'un mal de dos dû à des problèmes mécaniques repose sur la prescription par le médecin de médicaments contre la douleur (antalgiques, voir p. 118), de médicaments contre l'inflammation (anti-inflammatoires non stéroïdiens, voir p. 119) et de relaxants musculaires (myorelaxants, voir p. 67) contre les contractions douloureuses.

Des massages avec des traitements antalgiques locaux permettent de détendre la région douloureuse, sans pour autant résoudre le problème qui en est l'origine. Ces traitements contiennent généralement des salicylates qui ont un effet anti-inflammatoire ou des révulsifs qui ont un effet chauffant, ou encore des myorelaxants à effet décontractant musculaire. Ces traitements locaux ne doivent pas être appliqués sur une peau lésée (dermatose suintante, eczéma, lésion infectée, brûlure, plaie, etc.).

Les fiches détaillées des médicaments ci-dessous sont consultables sur : www.automedication.fr

Traitements antalgiques locaux

- ALGÉSAL BAUME crème
- ALGÉSAL SURACTIVÉ crème
- BAUME ARÔMA crème
- BAUME BENGUÉ pommade
- BAUME SAINT-BERNARD crème
- CUROMAL bâton pour application cutanée
- DOLAL solution pour application cutanée
- IBIS crème
- INONGAN crème
- LUMBALGINE crème
- PYRADOL 12 % crème
- SÉDARTRYL pommade

Traitements myorelaxants locaux

- ALGIPAN BAUME crème
- DÉCONTRACTYL pommade
- LUMIRELAX 10 % crème
- NEURIPLÈGE crème
- TRAUMALGYL crème

Autre traitement local pour douleurs musculaires

- SRILANE 5 % crème

Homéopathie

- BERBERIS COMPLEXE N° 83 solution buvable
- BORIPHARM N° 23 granules
- RUDISTROL pommade

Divers

- ATÉPADÈNE 30 mg gélule
- UTEPLEX 2 mg solution buvable

Les douleurs sciatiques

Les douleurs sciatiques, couramment appelées « sciatiques », sont liées à des lésions de la colonne vertébrale. Elles peuvent être handicapantes et nécessitent toujours une consultation médicale. Seules les douleurs sciatiques anciennes et connues peuvent être soulagées en automédication selon les conseils du médecin.

Symptômes

Lorsqu'une douleur irradie dans la fesse, le long de l'arrière de la cuisse et parfois jusqu'au bas de la jambe, on parle de douleurs sciatiques. Dans certains cas, la douleur passe sur le devant de la cuisse et descend sur le côté de la jambe.

Causes

La colonne vertébrale se compose d'une série de vertèbres séparées par des disques souples. Ces disques intervertébraux subissent un processus de vieillissement qui en diminue l'élasticité et en fragilise l'enveloppe. Certains mouvements inhabituels peuvent les amener à comprimer un nerf et déclencher des douleurs. Lorsque le nerf sciatique – qui assure la transmission nerveuse vers les principaux muscles des fesses et des jambes – est comprimé, ces douleurs se ressentent à l'arrière de la cuisse et jusqu'au mollet ou au pied, bien que ces régions soient parfaitement saines.

Parfois, le patient souffre d'une hernie discale : le disque est altéré au point d'appuyer en permanence sur le nerf.

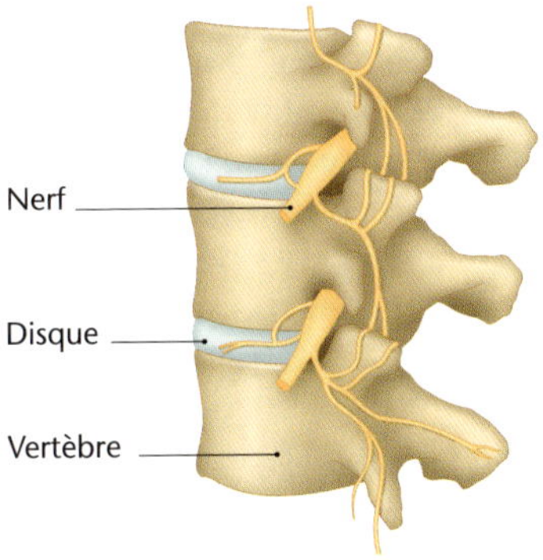

Schéma de la colonne vertébrale

Comment réagir en cas de douleurs sciatiques ?

- Si les douleurs sont accompagnées de fièvre ou de malaise, de sueurs froides ou de brûlures en urinant.

- Si les douleurs s'accompagnent de troubles de la sensibilité, de la mobilité ou de difficultés en urinant ou en allant à la selle.
- Si la personne souffre de douleurs sciatiques à répétition.
- Si les douleurs ne s'atténuent pas après 48 heures de repos.

- Si les douleurs sont anciennes et ont fait l'objet d'un diagnostic et d'une prescription.

Complications éventuelles

Une hernie discale qui appuie longtemps sur un nerf peut être la cause de modifications de la sensibilité dans la zone qu'il dessert, de paralysies partielles ou même de troubles des intestins ou de la vessie. On peut influer favorablement sur ces complications, à condition d'instaurer un traitement à temps.

Ce que fait le médecin

En questionnant et en examinant le patient de manière approfondie, il cherche à trouver la cause des douleurs. Dans certains cas rares, il a recours à diverses techniques d'imagerie médicale, comme la radiographie, le scanner ou encore l'imagerie par résonance magnétique (IRM), afin de déterminer avec précision le site de la lésion.

Le médecin prescrit le repos nécessaire, des médicaments pour traiter les accès de douleurs et des médicaments plus spécifiques à la cause. L'opération d'une hernie discale est recommandée principalement en cas de paralysie, de perte de sensibilité entre les cuisses, de problèmes pour uriner ou de douleur intolérable.

Comment prévenir les douleurs sciatiques

Les mesures de prévention sont identiques à celles qui permettent d'éviter le mal de dos (voir p. 74).

Ce que vous pouvez faire

– La chaleur détend la musculature contractée (bains, enveloppements chauds, coussin électrique, etc.).
– Des séances chez le kinésithérapeute apportent une amélioration dans certains cas.
– Une activité physique modérée (natation, par exemple) améliore le tonus des muscles du dos et des abdominaux et peut contribuer à prévenir les récidives.

Le traitement des douleurs sciatiques

Les douleurs sciatiques imposent une consultation médicale. Elles peuvent être soulagées par des médicaments **antalgiques par voie orale** (voir p. 118), des **anti-inflammatoires non stéroïdiens** (voir p. 119) et des décontracturants musculaires (voir p. 67), disponibles sur prescription médicale.

Les douleurs de nuque et le torticolis

Les maux de nuque et les torticolis sont fréquents. Bien qu'habituellement bénins, ils peuvent se révéler extrêmement douloureux. Des gestes simples peuvent aider à les prévenir ou à les soulager. Mais il est parfois nécessaire de recourir à des médicaments contre la douleur.

Symptômes

Lorsqu'une personne souffre de maux de nuque, la musculature de son cou est dure et contractée. Les mouvements de sa tête deviennent douloureux et, dans certains cas, la douleur irradie jusque dans le dos ou les bras. La contracture des muscles s'avère parfois telle qu'il devient impossible de garder la tête droite (torticolis). Parfois, la douleur de la nuque s'associe à une sensation de brûlure dans le bras et la main : c'est la névralgie cervico-brachiale.

Causes

Dans la plupart des cas, les douleurs de nuque sont causées par une contracture musculaire due à une mauvaise posture assise ou couchée. Certaines affections de la colonne cervicale ou de l'épaule peuvent également provoquer un torticolis ; c'est le cas par exemple, d'une atteinte des disques intervertébraux ou d'une arthrose au niveau des articulations entre les vertèbres. La cause la plus redoutée d'un raidissement soudain de la nuque est la méningite qui s'accompagne de fièvre et de maux de tête. Dans ce cas, il faut consulter en urgence.

Comment réagir en cas de douleur de nuque ou de torticolis ?

15 ou 112

- Si la raideur de la nuque s'accompagne de fièvre, de maux de tête, de frissons, de torpeur ou de confusion.
- Si la douleur à la nuque est violente, si elle est suivie de troubles de la parole, d'une faiblesse musculaire dans un bras ou une jambe, ou de troubles de la vue.
- Si la douleur s'accompagne de fièvre, de maux de tête importants, de vomissements et de gêne à la lumière.
- Si des vertiges ou des bourdonnements d'oreille accompagnent la douleur de la nuque.
- Si la douleur irradie vers l'épaule ou le bras et si des signes de paralysie se manifestent dans une main.

- Si les douleurs de nuque sont importantes et empêchent de dormir.
- Si la douleur ne diminue pas après 48 heures d'automédication.

- Si la raideur et les douleurs sont d'intensité modérée, d'apparition récente et sans signe associé (par exemple, au réveil).

Complications éventuelles

Lorsque les douleurs et la raideur sont dues à une simple contracture musculaire, il n'y a pas de complications.

Ce que fait le médecin

En présence d'une douleur à la nuque accompagnée d'un raidissement des muscles, le médecin procède à un examen approfondi afin d'exclure une éventuelle maladie grave ou un traumatisme des vertèbres du cou. En cas de fortes douleurs, un traitement antalgique ou le port momentané d'un collier rigide (minerve) peuvent se révéler nécessaires.

Comment les prévenir

– Si pour des raisons professionnelles vous devez rester en position assise ou en station debout prolongées, pensez à mobiliser régulièrement toute la musculature de votre nuque pour prévenir une contracture :

- effectuez des mouvements circulaires avec les bras ;
- haussez puis laissez retomber les épaules ;
- penchez lentement la tête vers la gauche, vers la droite, en avant puis en arrière.

– Protégez votre nuque des courants d'air et du froid humide, en portant un foulard ou une écharpe, par exemple.

– Adoptez une bonne posture verticale et une position assise décontractée.

– Veillez à ce que votre nuque soit bien soutenue pour dormir, sur un oreiller ni trop dur ni trop mou. Il existe des coussins et des repose-tête spéciaux favorisant la relaxation des muscles de la nuque durant le sommeil.

– Les exercices de relaxation ou d'étirement, ainsi que, le yoga contribuent également à prévenir les contractures récidivantes.

Ce que vous pouvez faire

– Couchez-vous et reposez votre tête. Cela décharge la colonne cervicale et suffit souvent à soulager les douleurs.

– Des colliers en mousse, disponibles en pharmacie, peuvent soutenir la tête pendant les activités. Demandez conseil à votre médecin ou votre pharmacien.

– La chaleur (un bain chaud, par exemple), peut décontracter la musculature et atténuer les douleurs. Il existe également des poches de chaleur souples (disponibles en pharmacie).

– Souvent, les traitements dispensés par le kinésithérapeute ont un effet relaxant et atténuent les douleurs.

Le traitement du torticolis

En cas de douleurs vives, il est recommandé de prendre un **médicament antalgique par voie orale** (voir p. 118). On peut également masser la nuque à l'aide d'un médicament local antalgique ou relaxant musculaire (myorelaxant).

La fiche détaillée du médicament ci-dessous est consultable sur : www.automedication.fr

Traitements antalgiques locaux

Voir liste p. 58.

Traitements myorelaxants locaux

Voir liste p. 67.

Homéopathie

- RUDISTROL pommade

Les tendinites

Les tendons sont la partie terminale des muscles, à l'endroit où ils s'attachent aux os. Les tendinites regroupent tous les problèmes inflammatoires des tendons. Ces inflammations peuvent être intenses, au point de gêner les gestes de la vie quotidienne.

Symptômes

En cas de tendinite, des douleurs apparaissent au niveau du tendon. La peau située à cet endroit est, dans certains cas, rouge et chaude au toucher. Parfois, on entend et on sent le frottement du tendon dans sa gaine. La douleur peut être très vive. On distingue différents types de tendinites selon leur degré de gravité :

– La tendinite de type I : la douleur apparaît lorsqu'on commence à solliciter le tendon, mais disparaît lorsqu'on bouge.

– La tendinite de type II : la douleur persiste et augmente au cours de l'effort.

– La tendinite de type III : la douleur est présente au-delà de l'effort, gêne les gestes de la vie courante et empêche l'entraînement.

Toutes les parties du tendon peuvent être atteintes : le corps du tendon (tendinite proprement dite) ou la partie reliée à l'os (tendinite d'insertion). Quelquefois, ce sont les gaines qui entourent les tendons et dans lesquelles ils coulissent qui sont touchées.

Causes

Les tendinites sont dues à une fatigue des tendons. Les fibres endommagées enflent, s'enflamment et la synovie (le liquide qui les lubrifie) se modifie. Le tendon ne coulisse plus avec aisance dans sa gaine et le frottement qui en résulte provoque des douleurs. Une tendinite survient en général à la suite d'une sollicitation prolongée inhabituelle (utilisation intensive d'un clavier d'ordinateur ou de piano, tricot, jardinage, marche prolongée ou entraînement sportif trop

Comment réagir en cas de tendinite ?

- Si la tendinite occasionne de vives douleurs.
- Si la mobilité de l'articulation est limitée.
- Si aucune amélioration notable n'intervient après 48 heures d'automédication.
- Si la tendinite survient au cours ou après un traitement par des antibiotiques ou des corticoïdes.

- Si la tendinite est d'intensité modérée et d'origine connue.

intense) ou à cause du frottement du tendon sur un os. Certains traitements antibiotiques (quinolones) sont aussi susceptibles de provoquer des tendinites.

Le tennis-elbow

Il s'agit d'une tendinite qui peut provenir d'une pratique trop intensive des sports de raquette, notamment chez les joueurs de plus de 45 ans qui reprennent soudain un entraînement régulier et intensif. Ce traumatisme peut aussi être dû à une mauvaise technique ou à un cordage trop tendu. Dans un premier temps, le sportif a mal à l'extérieur du coude en jouant. La gêne peut irradier dans le bras et jusqu'à la main. Les douleurs peuvent ensuite survenir lors de gestes quotidiens : serrer une main, tenir une casserole, tourner une clef dans la serrure, etc.

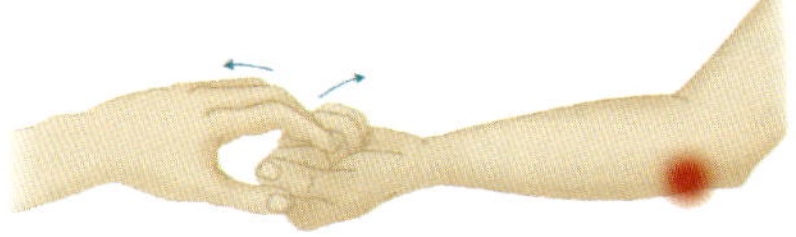

Deux tests simples qui indiquent l'existence d'un tennis elbow.

Les zones douloureuses sont indiquées en rouge.

Certains sportifs sont particulièrement prédisposés aux tendinites du fait de leur morphologie : plante des pieds tournée vers l'extérieur ou vers l'intérieur, angle de rotation des chevilles trop important, etc. Mais la plupart des tendinites des sportifs sont dues à des erreurs, entraînement excessif, absence ou insuffisance d'échauffement, mauvais gestes techniques, répétition prolongée du même geste, matériel inadapté ou mal réglé, alimentation déséquilibrée, déshydratation, etc. L'exemple le plus connu est le tennis-elbow (voir encadré).

Complications éventuelles

Lorsqu'elle n'est pas traitée de façon adaptée, une tendinite peut devenir tenace. Le tendon et sa gaine se collent l'un à l'autre, ce qui provoque des douleurs et diminue la mobilité de l'articulation.

Ce que fait le médecin

Il propose des mesures pour mettre le tendon au repos et calmer l'inflammation (médicaments, infiltrations). Il peut bander l'articulation, poser une attelle ou un plâtre et prescrire des médicaments anti-inflammatoires. Le cas échéant, des méthodes adéquates de kinésithérapie contribuent à la guérison d'une tendinite.

Comment prévenir la tendinite

– **Échauffez-vous**. Pour être efficace, un échauffement doit suivre quelques règles de base :

- il doit être suffisamment long : au moins dix minutes sont nécessaires pour que les tendons soient préparés ;

- il doit être progressif : la sollicitation doit être de plus en plus importante et de plus en plus rapide. Pour de nombreux sports, cela commencera par une petite course de plus en plus rapide ;
- il doit être adapté : l'échauffement devra être complété avec des étirements et des assouplissements généraux pour préparer les muscles et les articulations à l'effort et aux contraintes. Viendront ensuite les gestes spécifiques à chaque sport. Cela consistera la plupart du temps à effectuer quelques mouvements propres à la discipline, comme les smashes du volleyeur, le service du tennisman, le shoot du footballeur, etc. ;
- il doit devenir un automatisme : l'échauffement peut être considéré comme une sorte de rituel qui précède l'effort. Il permet au sportif de se préparer mentalement et de se concentrer avant l'épreuve ou l'entraînement.

– **Prenez des cours**. Lorsqu'on commence la pratique d'un nouveau sport, il est indispensable de prendre des conseils et de suivre des cours pour bien en maîtriser les aspects techniques. Un moniteur ou un entraîneur apprend à ses élèves les bons gestes et postures.

– **Buvez**. Lors d'un effort, l'organisme a besoin d'eau pour compenser les pertes liées à la transpiration, à la respiration et la production d'énergie. Une hydratation insuffisante avant, pendant et après l'effort peut avoir de nombreuses conséquences, bénignes ou graves : tendinite, mais aussi crampe, malaise, coup de chaleur, etc.

– **Équipez-vous correctement**. Un bon matériel d'entraînement est indispensable pour prévenir les accidents et les maladies liés au sport. Des chaussures adaptées au sport pratiqué, au terrain ainsi qu'au poids et au pied du sportif réduisent fortement les risques de développer des problèmes de l'appareil locomoteur.

– **Récupérez après l'effort**. Une séance de sport doit être complétée par une séance d'étirements caractérisée par des exercices de contraction, de relâchement et d'étirement. Outre le fait d'aider au retour au calme, les étirements après le sport aident à prévenir les problèmes tendineux et musculaires.

– **Faites des pauses**. Quelle que soit l'activité que vous pratiquez (sport, jardinage, bricolage, etc.), intercalez des pauses régulières à une activité qui implique des mouvements répétés.

Ce que vous pouvez faire

– En phase aiguë, afin de limiter l'inflammation, ménagez ou immobilisez le tendon et sa gaine avec un bandage élastique, par exemple. Le repos est un des traitements les plus efficaces pour soulager une tendinite.

– Le froid calme la douleur et atténue l'inflammation. Posez une poche à glace sur la zone enflammée (voir pp. 57 et 147).

Le traitement des tendinites

Les médicaments antalgiques (voir p. 118) ou anti-inflammatoires (sur prescription médicale) par voie orale réduisent la douleur et l'inflammation.

Remèdes de grand-mère

En cas de tendinite, la tradition populaire suggère de pratiquer des cataplasmes d'argile ou d'extraits d'arnica, de camomille ou de consoude.

Certains traitements locaux à visée anti-inflammatoire ou antalgique disponibles sans ordonnance sont indiqués dans le traitement des tendinites ou des douleurs des tendons ou des ligaments. Ces médicaments contiennent une ou plusieurs substances :
– des anti-inflammatoires non stéroïdiens (AINS comme l'ibuprofène, le diclofénac ou les salicylates) qui ont fait l'objet d'études et ont présenté un effet antalgique local, dans le cadre d'affections traumatologiques sans gravité ;
– des révulsifs (terpènes) qui ont un effet chauffant ;
– des myorelaxants qui ont un effet décontractant.

Les fiches détaillées des médicaments ci-dessous sont consultables sur : www.automedication.fr

Traitements locaux anti-inflammatoires : AINS seuls

- ADVIL 5 % gel
- ANTARÈNE 5 % gel
- DOLGIT 5 % crème
- FLECTOR 1 % gel
- FLECTOR TISSUGEL 1 % emplâtre médicamenteux
- INTRALGIS 5 % gel
- NIFLUGEL 2,5 % gel
- NUROFEN 5 % gel
- TIBURON 5 % gel
- VOLTARÈNE EMULGEL 1 % gel
- XENID 1 % gel

Traitements locaux antalgiques : salicylates seuls ou avec révulsifs

- ALGÉSAL BAUME crème
- ALGÉSAL SURACTIVÉ crème
- BAUME ARÔMA crème
- BAUME SAINT-BERNARD crème
- CUROMAL bâton pour application cutanée
- DOLAL sol pour application cutanée
- INONGAN crème
- LUMBALGINE crème
- PYRADOL 12 % crème
- SÉDARTRYL pommade

Traitement local antalgique : révulsif et anesthésique local

- IBIS crème

Traitement local myorelaxant

- NEURIPLÈGE crème

Oligoéléments

- OLIGOGRANUL FLUOR comprimé
- OLIGOSOL FLUOR solution buvable
- OLIGOSTIM FLUOR comprimé sublingual

Homéopathie

- BORIPHARM N° 23 granules

La bouche et les dents

Les aphtes

Souvent bénins, les aphtes n'en sont pas moins gênants et douloureux. Si, dans de rares cas, ils peuvent être le symptôme de certaines maladies, leur origine demeure la plupart du temps inconnue. Les aphtes guérissant d'eux-mêmes, leur traitement en automédication ne repose que sur le soulagement des symptômes.

Symptômes

Les aphtes se présentent généralement sous la forme de petites ulcérations blanchâtres rondes ou ovales. Toutefois, certains peuvent atteindre la taille d'une pièce d'un centime. Les aphtes, qui peuvent être nombreux, ne saignent pas mais sont douloureux. Leur apparition provoque parfois un gonflement des ganglions lymphatiques situés dans le cou, juste sous la mâchoire. Leur guérison survient spontanément en une à deux semaines, sans cicatrice.

Causes

Dans la plupart des cas, la cause des aphtes reste mystérieuse. Cependant, leur apparition peut précéder ou accompagner d'autres maladies, comme des infections ou des maladies du tube digestif. On a parfois établi un lien entre la survenue d'aphtes et des facteurs hormonaux, alimentaires (réaction d'intolérance à des noix, du gruyère, etc.) ou psychologiques (stress, fatigue, surmenage, par exemple).

Comment réagir en cas d'aphtes ?

- Si l'éruption d'aphtes est accompagnée d'une forte fièvre.
- Si l'éruption est accompagnée d'ulcères sur la muqueuse des organes génitaux.
- Si la douleur est trop intense, surtout chez les enfants.
- Si les douleurs ne diminuent pas au bout de quelques jours.
- Si les aphtes sont de grande taille (plus d'un centimètre de diamètre).
- Si les lésions saignent et ne guérissent pas spontanément.
- Si le nombre de poussées d'aphtes est supérieur à quatre par an.

- Si l'aphte est d'aspect normal et n'est pas accompagné des signes décrits ci-dessus.

Complications éventuelles

En général, les aphtes sont une affection bénigne et ne provoquent pas de complications. Toutefois, chez certaines personnes, ces petites ulcérations deviennent chroniques. Elles rendent alors la vie quotidienne inconfortable et gênent l'ingestion des d'aliments.

Ce que fait le médecin

Il prescrit un collutoire ou un bain de bouche pour limiter le risque de surinfection et faciliter la cicatrisation. Il peut également donner un médicament antalgique pour diminuer la douleur.

Comment prévenir les aphtes

– Chez certaines personnes, les aphtes sont provoqués par des aliments, comme les fruits acides, les fruits secs et certains fromages comme le gruyère. Si vous établissez un lien entre certains aliments et l'apparition des ulcérations, évitez bien sûr d'en consommer.

– Faites soigner vos dents pour que votre denture ou vos prothèses dentaires soient en parfait état.

Ce que vous pouvez faire

– Supprimez les aliments susceptibles d'accentuer les douleurs, comme les vinaigrettes ou les fruits acides.

– Respectez les mesures d'hygiène buccale en vous brossant correctement les dents après chaque repas et en passant un fil dentaire au moins une fois par jour.

– Pour diminuer la douleur, vous pouvez prendre un médicament antalgique de type paracétamol (voir p. 119).

Remèdes de grand-mère

Pour lutter contre les aphtes, la tradition populaire recommande de faire des bains de bouche à base de tisane, de décoction de sauge ou d'extrait de camomille. On peut aussi appliquer sur la lésion un sachet de thé noir mouillé : les tanins du thé auraient des propriétés analgésiques.

Le traitement des aphtes

Les médicaments disponibles sans ordonnance visent essentiellement à soulager la douleur et à éviter les surinfections, car un aphte guérit spontanément en une à deux semaines.

Il existe des anti-inflammatoires spécifiques pour soulager la douleur des aphtes. On peut aussi utiliser des médicaments indiqués dans le traitement d'appoint des affections de la bouche ou de la gorge. Ils contiennent soit des anesthésiques locaux, soit des antiseptiques, soit des extraits de plantes (érysimum, lévomenthol). Ces médicaments se présentent sous forme de pastilles (ou comprimés) à sucer ou de collutoire.

Par ailleurs, certains bains de bouche peuvent être indiqués en automédication dans le traitement de courte durée des aphtes.

On conseille généralement de ne pas associer plusieurs médicaments contenant des antiseptiques locaux.

Les fiches détaillées des médicaments ci-dessous sont consultables sur : www.automedication.fr

Traitement buccal à visée anti-inflammatoire

- AFTAGEL gel buccal
- BOROSTYROL solution pour application locale
- FLOGENCYL gel gingival
- PANSORAL gel buccal
- PYRALVEX gel buccal et gingival ou solution buccale et gingivale
- SYNTHOL solution pour application locale et bain de bouche

Affections de la bouche

Pastilles avec anesthésique

- APHTORAL comprimé à sucer
- CANTALÈNE comprimé à sucer
- CODOTUSSYL MAUX DE GORGE pâtes à sucer
- CODOTUSSYL MAUX DE GORGE SANS SUCRE pastilles
- DRILL pastille
- DRILL CITRON MENTHE pastille
- DRILL MIEL ROSAT pastille
- DRILL SANS SUCRE pastille
- SOLUTRICINE MAUX DE GORGE TETRACAÏNE 0,2 mg comprimé à sucer
- STREPSILS LIDOCAÏNE pastille

Collutoires avec anesthésique

- ANGISPRAY collutoire
- COLLU-BLACHE collutoire
- COLLUDOL solution pour pulvérisation buccale
- DRILL MAUX DE GORGE collutoire
- ÉLUDRIL collutoire
- ERGIX MAL DE GORGE collutoire
- GIVALEX collutoire
- HUMEX FOURNIER collutoire
- LYSOCALMSPRAY solution pour pulvérisation buccale
- OROMÉDINE MAUX DE GORGE solution pour pulvérisation buccale
- SOLUTRICINE MAUX DE GORGE solution pour pulvérisation buccale
- STREPSILSPRAY collutoire

Pastilles antibactériennes

- GLOSSITHIASE comprimé sublingual
- HUMEX MAL DE GORGE pastille (menthe ou orange)
- HUMEX MAL DE GORGE SANS SUCRE pastille (fruits rouges ou menthe)
- LYSO-6 comprimé sublingual
- LYSOPAÏNE comprimé à sucer
- PASTILLES MONLÉON pâte à sucer
- SAGADREPS 20 mg pastille (menthe ou orange)
- SOLUTRICINE MAUX DE GORGE BICLOTYMOL 20 mg pastille (menthe ou orange)
- STREPSILS pastille (rouge, jaune, rose)

Collutoires antibactériens

- COLLU-HEXTRIL collutoire
- COLLUNOVAR solution pour pulvérisation buccale
- SAGASPRAY solution pour pulvérisation buccale

Phytothérapie

- ACTIVOX pastille
- ACTIVOX solution pour pulvérisation buccale
- CANTADRILL pastille
- COLLUVOXYL solution pour pulvérisation buccale
- EUPHON pastille
- EUPHON MENTHOL pastille
- EUPHON SANS SUCRE pastille
- LOCABIOTAL solution pour pulvérisation buccale et nasale
- PRIMADRILL solution pour pulvérisation buccale
- VOXYL pastille

Bains de bouche

- BAIN DE BOUCHE LIPHA solution pour bain de bouche
- CHLORHEXIDINE IVAX 0,15 % solution pour bain de bouche
- COLLUNOVAR solution pour bain de bouche et gargarisme
- DENTEX bain de bouche
- GLYCOTHYMOLINE solution buccale

Homéopathie

- AFTOSIUM comprimé sublingual
- HOMÉOAFTYL comprimé à sucer
- PHYTOGARGARISME bain de bouche et gargarisme

Oligoéléments

- GRANIONS D'ARGENT solution buvable

Les caries

Cavités creusées dans les dents par des bactéries, les caries provoquent des douleurs et peuvent entraîner la chute des dents. Seul le dentiste peut les traiter. Une bonne hygiène bucco-dentaire, associée à une alimentation équilibrée, peut en prévenir l'apparition. L'apport de fluor contribue également à leur prévention.

Symptômes

Une carie se manifeste souvent par l'hypersensibilité d'une dent : le contact avec des aliments acides, froids ou chauds déclenche une douleur aiguë. Une décoloration jaunâtre ou brunâtre de la dent peut également signaler une carie. Au début, les dents cariées ne réagissent qu'au chaud et au froid, et la douleur est passagère – bien que très variable d'un individu à l'autre. En effet, certaines personnes ne ressentent la carie que tardivement, lorsqu'une cavité a déjà été creusée. Quand le processus atteint la pulpe (voir schéma), la dent peut s'infecter et être à l'origine de douleurs intenses et pulsatiles qui réveillent la nuit. À ce stade-là, elle devient également très sensible à la pression.

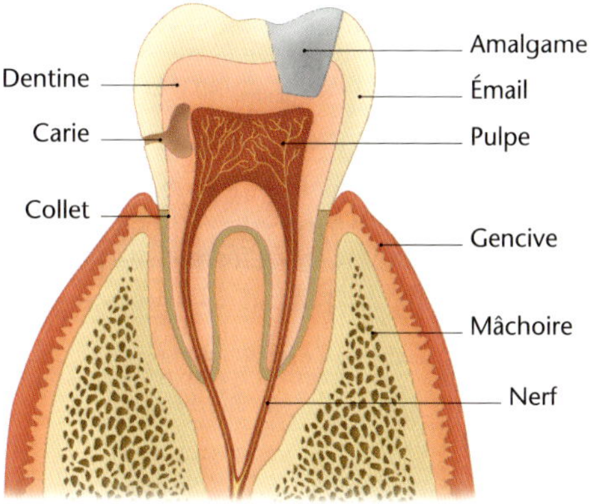

Schéma de la coupe longitudinale d'une molaire

Comment réagir en cas de carie ?

- Si du pus apparaît entre les dents et les gencives.
- Si une masse sensible apparaît sous la mâchoire.

- Si des maux de dents se déclarent.
- Si on constate qu'on a une dent creuse.
- Si une dent change de teinte.
- Si une dent bouge.

Causes

Une carie est le résultat d'une infection causée par des bactéries qui se trouvent en grand nombre dans la bouche.
Elles se fixent sur les dents sous forme de plaque dentaire, un dépôt qui adhère à l'émail. Leur développement est favorisé par le sucre dont elles se nourrissent et qu'elles décomposent en acide. Ce dépôt attaque l'émail, décalcifie la substance dure de la dent et y creuse, à la longue, une carie.

Complications éventuelles

Une dent cariée ne guérit pas d'elle-même. Si elle n'est pas soignée par un dentiste, elle est vouée à la destruction à plus ou moins long terme, et devra sûrement être extraite. En l'absence d'intervention efficace, un abcès (une poche de pus) se forme parfois, provoquant des douleurs, de la fièvre et un gonflement d'une zone du visage ou de la bouche du côté de la dent abîmée. L'infection peut même se généraliser et être à l'origine de troubles graves.

Schémas de brossage de dents

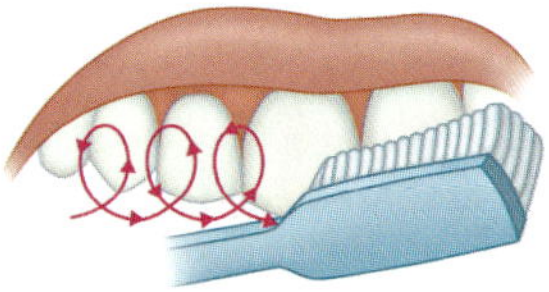

Figure A

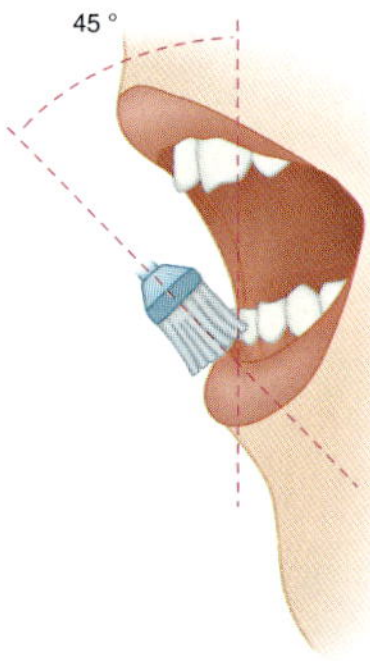

Figure B

Ce que fait le dentiste

Sous anesthésie locale, il enlève avec une petite meule portative (appelée fraise) le tissu dentaire atteint. Il nettoie la cavité jusqu'à la partie saine de la dent. Puis il obture la cavité avec un produit inerte qui ne réagit pas avec l'organisme : un amalgame ou des résines composites, par exemple.
Lorsque la carie est très profonde, il faut dévitaliser la dent (retirer la pulpe qui est au centre). Le dentiste peut être amené à boucher les canaux de la dent.
S'il constate un abcès ou une infection profonde, il prescrira un traitement antibiotique à l'issue duquel il pourra intervenir sur la dent. En effet, l'infection provoque une inflammation des tissus, ce qui les rend difficiles à traiter sans provoquer des saignements.

Comment prévenir les caries

– Brossez-vous les dents après chaque repas pendant trois minutes. Utilisez une brosse douce et effectuez des mouvements rotatifs sur chaque face des dents (voir schéma).
– Nettoyez les interstices, au moins une fois par jour, de préférence avec un fil dentaire, ou sinon à l'aide d'un cure-dent, d'une brossette spéciale ou avec un jet d'eau nettoyant.

– Utilisez de la pâte dentifrice contenant du fluor (qui renforce la dureté de l'émail des dents) ou employez du sel fluoré dans l'alimentation (sauf dans les régions où l'eau potable est fluorée).
– Vous pouvez mâcher des chewing-gums sans sucre qui aident à déloger des aliments coincés entre les dents. C'est un complément efficace du brossage mais il ne le remplace pas.
– Abstenez-vous de consommer des mets sucrés entre les repas.
– Faites-vous examiner par un dentiste au moins une fois par an.
– Vous pouvez faire « sceller » les dents des enfants et des adolescents : le dentiste remplit les sillons naturels sur la surface des molaires avec une résine composite ; cela évite que des bactéries s'installent dans les sillons, à l'abri du brossage.
L'apprentissage d'une bonne hygiène dentaire reste néanmoins le meilleur moyen de permettre à vos enfants de garder leurs dents en bonne santé.

Ce que vous pouvez faire

Impossible de traiter soi-même les caries. Seul un dentiste est apte à intervenir. On peut toutefois soulager la douleur avec du paracétamol (voir p. 119) en attendant de le consulter. Les mesures de prévention citées ci-dessus contribueront à éviter l'apparition d'autres caries.

Les médicaments de prévention de la carie dentaire

L'utilisation d'un apport en fluor dans l'alimentation ou sous forme médicamenteuse a prouvé son efficacité dans la prévention de la carie dentaire, mais ne dispense pas d'une bonne hygiène bucco-dentaire.

En France, l'eau du robinet n'est pas enrichie en fluor. Elle contient en général moins de 0,3 mg de fluor par litre. Les autorités de santé ont préféré enrichir le sel de cuisine (à hauteur de 250 mg de fluor par kilogramme de sel). Les cantines utilisent très souvent ce sel, qui doit être étiqueté avec la mention « sel fluoré ».

Certaines eaux minérales contiennent une grande quantité de fluor. Les enfants de moins de six ans ne doivent pas boire de manière régulière celles qui contiennent plus de 1 mg de fluor par litre (Quézac, Badoit, par exemple). De même, les eaux minérales très riches en fluor (Vichy Célestins, Saint-Yorre) ne devraient pas être consommées avant l'âge de douze ans.

Les dentifrices sont souvent enrichis en fluor. Ceux destinés aux enfants en contiennent deux fois moins que ceux

Fluor : le bon dosage

Les doses quotidiennes maximales de fluor sont de 0,25 mg entre six mois et trois ans, de 0,5 mg entre trois et six ans, de 1 mg entre six et neuf ans, de 2 à 3 mg entre neuf et dix-huit ans, de 3 mg chez une femme adulte et de 4 mg chez un homme adulte.

Chez le nourrisson, des solutions buvables associant fluor et vitamine D sont destinées à la prévention de la carie dentaire et du rachitisme de la naissance à 18 mois. Ces solutions ne doivent pas être administrées à un bébé sans avis médical.

destinés aux adultes. En règle générale, les dentifrices au fluor doivent être réservés aux enfants de plus de trois ans. Entre trois et six ans, un dentifrice fluoré pour enfants peut être utilisé (mais pas plus d'un petit pois de dentifrice sur la brosse, les petits ayant tendance à avaler plus de mousse que les adultes). Après six ans, le dentifrice pour adultes convient à toute la famille. Chez les grandes personnes, l'apport de fluor sous forme de gel ou pâte dentifrice est utile : en effet, le fluor s'incorpore peu à l'émail mais renforce l'action du brossage en combattant les fermentations dans la plaque dentaire. Les dentifrices vendus en grande surface ont une teneur en fluor inférieure à 1 500 ppm (150 mg de fluor pour 100 g). Ceux qui ont une dose supérieure ont un statut de médicaments.

Des compléments sous formes de comprimés ou de gouttes peuvent être prescrits par le médecin ou par le dentiste, mais ils doivent être utilisés avec précaution. En règle générale, lorsqu'on utilise du sel fluoré pour cuisiner et un dentifrice au fluor, ces compléments sont inutiles, voire dangereux. Lorsque l'eau du robinet contient plus de 0,3 mg de fluor par litre (vous pouvez vous renseigner auprès de votre mairie), aucun complément de fluor autre que le dentifrice n'est nécessaire.

Les fiches détaillées des médicaments ci-dessous sont consultables sur : www.automedication.fr

Apport de fluor

Comprimés et solutions buvables

- CALCIFLUOR 0,75 mg comprimé
- FLUOR CRINEX 0,25 mg comprimé
- FLUOREX 1 mg/ml solution buvable
- FLUORURE DE CALCIUM CRINEX 0,25 mg comprimé
- ZYMAFLUOR 0,25 mg comprimé
- ZYMAFLUOR 0,5 mg comprimé
- ZYMAFLUOR 0,75 mg comprimé
- ZYMAFLUOR 1 mg comprimé
- ZYMAFLUOR 0,114 % solution buvable

Dentifrices à haute teneur en fluor

- ELGYDIUM pâte dentifrice
- FLUOCARIL bi-fluoré 250 mg gel dentifrice menthe
- FLUOCARIL bi-fluoré 250 mg pâte dentifrice (anis, menthe, menthe forte)
- FLUODONTYL 1 350 pâte dentifrice
- FLUOSELGINE pâte dentifrice
- SANOGYL BLANC pâte dentifrice
- SANOGYL FLUO 2 pâte dentifrice

Gomme à mâcher

- FLUOGUM sans sucre gomme à mâcher (fruits rouges ou menthe)

Apport combiné de fluor et de vitamine D

- FLUOSTÉROL 0,25 mg/800UI/dose solution buvable
- ZYMADUO 150 UI solution buvable
- ZYMADUO 300 UI solution buvable

Les douleurs dentaires

Les douleurs dentaires surviennent sans prévenir et peuvent se révéler particulièrement intenses, surtout la nuit. Elles sont souvent le signe d'une affection des dents ou des gencives mais peuvent avoir d'autres causes. Un médicament antalgique peut soulager la douleur mais la visite chez le dentiste est indispensable car lui seul pourra établir un diagnostic et prodiguer les soins nécessaires.

Symptômes et causes

La nature des douleurs permet souvent d'en déduire la cause :

– Une brève douleur aiguë au contact des aliments froids ou chauds, sucrés ou acides, est le signe de collets sensibles (voir encadré p. 94) ou de caries (voir p. 89).

– Une douleur sourde, lancinante ou pulsative, empêchant de dormir, est souvent due à l'inflammation de la pulpe dentaire (voir schéma p. 89) lorsqu'une une carie se trouve à un stade avancé. La dent atteinte est sensible au toucher et au contact des aliments chauds.

– Des douleurs localisées sur des gencives rouges, enflées et saignant au toucher sont le signe d'une gingivite (voir p. 95) ou d'une parodontite (voir p. 96).

– Les douleurs dentaires peuvent aussi être liées à une inflammation des sinus, une mauvaise position du maxillaire, une otite (voir p. 270), des troubles des nerfs faciaux ou une prothèse mal adaptée.

Complications éventuelles

Lorsque les douleurs sont dues à des caries ou à une parodontite et que ces affections ne sont pas soignées, elles peuvent entraîner une destruction ou une chute des dents.

Ce que fait le dentiste

Le dentiste examine la denture et la cavité buccale pour déterminer la cause des douleurs. Il peut éventuellement faire examiner le patient par un oto-rhino-laryngologiste. Le traitement dépend des causes. Le dentiste soigne les dents cariées ou, en cas de gingivite, procède à un détartrage.

Comment réagir en cas de douleurs dentaires ?

- Si les douleurs sont accompagnées d'une forte fièvre.
- Si la bouche ou le cou se mettent à enfler en même temps que les douleurs apparaissent.

- Si les maux de dents persistent ou reviennent régulièrement.
- Si une prothèse ne tient plus correctement en place.

Les collets sensibles

Le collet d'une dent (voir schéma p. 89) est seulement protégé par la gencive car il n'est pas recouvert d'émail. Le retrait de la gencive à ce niveau provoque des irritations dues aux changements de température, au contact avec les aliments ou avec la brosse à dents.

Le problème peut être dû à la rétractation naturelle et progressive de la gencive ou, parfois, à un brossage horizontal intense avec une brosse trop dure, ainsi qu'à l'utilisation d'un dentifrice trop abrasif. La parodontite (voir p. 96) est presque toujours associée à une sensibilité des collets. En cas de problème tenace, le dentiste peut les protéger en les imprégnant avec une sorte de vernis. Vous éviterez ce genre de souci en brossant vos dents doucement et de manière minutieuse avec un dentifrice pour dents sensibles, et en appliquant sur les collets des gels contenant du fluor. Faites-vous détartrer les dents régulièrement et évitez les aliments trop acides qui agressent l'émail (jus d'agrumes, vinaigrettes et légumes au vinaigre, café, etc.).

Comment prévenir les douleurs dentaires

La meilleure façon d'éviter les douleurs dentaires est d'empêcher la dégradation des dents grâce à une bonne hygiène bucco-dentaire (voir p. 90).

Ce que vous pouvez faire

– Si vous avez mal aux dents, allez chez le dentiste le plus rapidement possible.
En attendant la visite :
– Appliquez une compresse humide et froide sur la joue.
– Prenez un médicament antalgique (voir ci-dessous).

Le traitement des douleurs dentaires

La visite chez le dentiste est indispensable. En attendant la consultation, il est possible de prendre un médicament contre la douleur (voir p. 118). Certains anti-inflammatoires non stéroïdiens (AINS), comme l'ibuprofène, sont particulièrement indiqués.
La dent douloureuse peut également être tamponnée avec une solution anesthésique, toujours en attendant la consultation. La disparition de la douleur ne correspond en aucun cas à une guérison.

La fiche détaillée du médicament ci-dessous est consultable sur : www.automedication.fr

Solution anesthésique

- DENTOBAUME solution gingivale

La gingivite et le saignement des gencives

La gingivite est une inflammation des gencives qui peut provoquer à la longue une chute des dents. Pourtant, une bonne hygiène dentaire suffit bien souvent à éviter cette affection.

Symptômes

Le saignement des gencives est souvent le premier signe d'une gingivite. En général, il n'est pas douloureux et se produit lors du brossage des dents. En cas de gingivite aiguë, les gencives deviennent rouges, enflées et sensibles, au point de gêner la mastication. Dans les cas les plus graves, il peut y avoir des écoulements de pus, accompagnés de mauvaise haleine.

Causes

La gingivite provient le plus souvent d'une mauvaise hygiène bucco-dentaire. Des bactéries présentes dans la bouche se fixent sur les dents, formant une pellicule : la plaque dentaire. Non contrôlé, ce dépôt recouvre les dents et s'infiltre progressivement entre celles-ci et les gencives. Les sels minéraux contenus dans la salive se déposent alors sur la plaque pour former du tartre, une couche rugueuse où les bactéries sont à l'abri de la brosse à dents.

Divers facteurs favorisent le développement de la gingivite comme la consommation d'alcool, le tabac, certains médicaments ou les modifications hormonales en cours de grossesse. Elle peut également être liée à une maladie infectieuse, à une maladie du sang ou à la prise de certains médicaments.

Une prothèse mal adaptée peut également provoquer une inflammation des gencives.

Complications éventuelles

Une gingivite chronique ou récidivante est susceptible de provoquer une parodontite (voir p. 96) et peut entraîner la chute des dents atteintes.

Ce que fait le dentiste

Le dentiste prodigue des conseils pour améliorer l'hygiène dentaire. Il nettoie méticuleusement les dents et les détartre, souvent à l'aide d'un appareil à ultrasons.

Comment réagir en cas de gingivite ?

- Si le saignement des gencives se produit souvent ou récidive malgré une bonne hygiène bucco-dentaire.
- Si le saignement ne s'arrête pas au bout de quelques jours de traitement.
- Si le saignement est pénible à supporter.

- Autres cas.

La parodontite

Les dents sont tenues par le parodonte, composé de l'os de la mâchoire, d'un tissu conjonctif de soutien et de la gencive. L'inflammation du parodonte – ce que l'on appelle une parodontite – fait souvent suite à une gingivite. La parodontite est parfois accompagnée d'un écoulement de pus et d'une mauvaise haleine. Occasionnellement, elle provoque un déchaussement des dents, puis leur chute.

Comme la gingivite, la parodontite provient le plus souvent d'une mauvaise hygiène bucco-dentaire qui favorise la formation de la plaque dentaire et de tartre. Cela aboutit à la perte de l'attache de la gencive autour des dents et a une destruction progressive de l'os qui maintient les racines dentaires. Les dents deviennent alors mobiles.

Une mauvaise position des mâchoires ou le grincement répété des dents peut également favoriser le déclenchement de cette affection.

La parodontite peut être aggravée, et plus rarement causée, par une maladie telle que le diabète, par une carence en vitamines, par des troubles hormonaux ou par une faiblesse du tissu conjonctif de soutien.

Pour la traiter, le dentiste opère un détartrage et nettoie les poches gingivales (l'espace entre la dent et la gencive, voir ci-contre). Le cas échéant, il prescrit un médicament pour apaiser l'inflammation, voire un antibiotique.

Il peut prescrire un médicament, un collutoire par exemple, pour calmer les douleurs et apaiser l'inflammation.

Comment prévenir la gingivite

– Adoptez une bonne hygiène dentaire (voir p. 90). C'est le meilleur moyen de prévenir les affections des dents et des gencives.
– Par principe, faites contrôler et détartrer vos dents une à deux fois par an par le dentiste.

Ce que vous pouvez faire

– Lorsqu'une gingivite se déclare, brossez-vous les dents minutieusement avec une brosse souple, et rincez-vous avec un bain de bouche antiseptique, deux à trois fois par jour.

Le traitement de la gingivite

On peut utiliser des bains de bouche antiseptiques. Ces derniers contiennent une ou plusieurs substances et s'utilisent purs ou dilués (notamment s'ils sont fortement alcoolisés). Lisez attentivement leur mode d'emploi. L'utilisation prolongée d'un bain de bouche antiseptique n'est pas souhaitable sans l'avis de votre dentiste.

Des produits d'hygiène également vendus en pharmacie ont la même action antiseptique.

Certains dentifrices et gels gingivaux peu abrasifs ainsi que des solutions anti-inflammatoires sont également indiqués en cas de gingivites.

Pour calmer une douleur aiguë des gencives en attendant les soins, on peut appliquer une solution gingivale anesthésique.

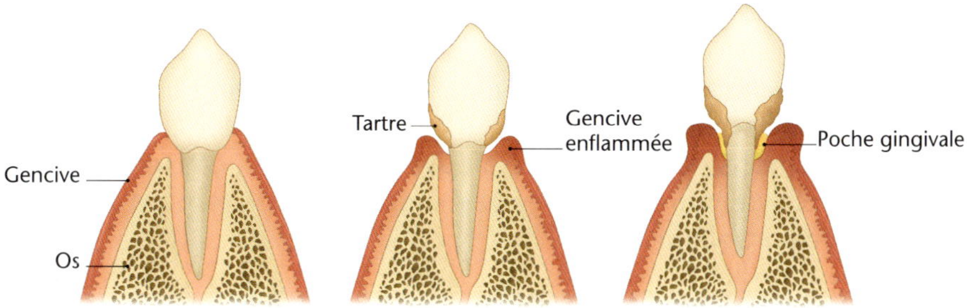

Les fiches détaillées des médicaments ci-dessous sont consultables sur : www.automedication.fr

Bains de bouche antiseptiques

- ALODONT solution pour bain de bouche
- BAIN DE BOUCHE LIPHA solution pour bain de bouche
- BÉTADINE 10 % solution pour bain de bouche
- BÉTADINE 10 % solution pour bain de bouche et gargarisme
- COLLUNOVAR solution pour bain de bouche et gargarisme
- CORSODYL bain de bouche
- DENTEX bain de bouche
- ELUDRIL solution pour bain de bouche
- GIVALEX solution pour bain de bouche
- GLYCO-THYMOLINE solution buccale
- HEXTRIL 0,1 % solution pour bain de bouche
- HEXTRIL MENTHE 0,1 % solution pour bain de bouche
- PAROEX 0,12 % solution pour bain de bouche
- PREXIDINE 0,12 % solution pour bain de bouche

Dentifrices et gels gingivaux pour gingivite

- ARTHRODONT pâte gingivale
- ELGYDIUM pâte dentifrice
- HEXTRIL 0,5 % gel gingival
- HEXTRIL pâte dentifrice
- PYOREX pâte dentifrice et gingivale

Solutions anti-inflammatoires

- BOROSTYROL solution pour application locale
- SYNTHOL solution pour application cutanée et bain de bouche

Solution anesthésique

- DENTOBAUME gel gingival

Homéopathie

- AFTOSIUM comprimé sublingual
- HEDERA COMPLEXE N° 120 solution buvable

Remèdes de grand-mère

Autrefois, on recommandait de calmer l'inflammation en se rinçant la bouche avec de la tisane de sauge ou d'écorce de chêne ; ou encore de se masser les gencives avec de la teinture d'arnica ou de myrrhe.

La mauvaise haleine

Source d'embarras pour celui qui en est atteint comme pour son entourage, la mauvaise haleine est un problème assez fréquent. De nombreux facteurs, y compris pathologiques, peuvent en être la cause. Une bonne hygiène bucco-dentaire et des gestes simples permettent en général de remédier à ce problème.

Symptômes

L'air sortant des voies respiratoires supérieures sent mauvais lorsque l'on parle ou que l'on ouvre la bouche.

Causes

Les facteurs à l'origine d'une mauvaise haleine sont nombreux :
– une mauvaise hygiène bucco-dentaire ;
– une inflammation des gencives (voir gingivite p. 95) ou une parodontite (voir p. 96) ;
– le tabagisme, qui provoque le dépôt d'un enduit blanchâtre sur la langue, ou la consommation excessive d'alcool ;
– les aliments qui contiennent des dérivés soufrés (oignon, ail, chou, curry, etc.) ;
– la bouche sèche (voir p. 100) ;
– une infection de la gorge (angine), des amygdales ou des sinus ;
– certaines maladies gastro-intestinales, par exemple un reflux gastro-œsophagien ;
– des troubles du métabolisme.

Complications éventuelles

La mauvaise haleine ne donne lieu à aucune complication... hormis ses effets sur les relations sociales.

Ce que fait le médecin

Il tente de déterminer la cause de la mauvaise haleine. Il peut rechercher une sécheresse de la bouche ou demander un examen complémentaire par un dentiste, un stomatologue (spécialiste de la bouche et des dents) ou un oto-rhino-laryngologiste. Le traitement dépend alors de la cause.

Comment réagir en cas de mauvaise haleine ?

- Si une amélioration des habitudes et de l'hygiène bucco-dentaire n'apporte pas de changement.
- Si une mauvaise haleine apparaît sans raison apparente.

- En cas de mauvaise haleine : prendre les mesures indiquées dans le paragraphe « Ce que vous pouvez faire ».

Comment prévenir la mauvaise haleine

Une bonne hygiène bucco-dentaire permet de lutter contre ce désagrément. Si vous avez tendance à avoir une mauvaise haleine, méfiez-vous des aliments tels que l'ail ou l'oignon, ainsi que de l'alcool. Songez à arrêter de fumer.

Ce que vous pouvez faire

– Raclez-vous la langue. Il existe des instruments particuliers, disponibles en pharmacie, destinés à cet usage pour éliminer ainsi la couche de cellules mortes déposée dessus. Brossez-vous également la langue tous les jours.
– Gargarisez-vous le matin avec une solution antiseptique.
– Buvez au moins un litre et demi d'eau par jour.
– Favorisez la salivation en buvant des jus de fruits acides, en suçant des pastilles à la menthe sans sucre ou en mâchant des chewing-gums sans sucre.
– Rincez-vous souvent la bouche.
– Mangez régulièrement : la mastication et la déglutition nettoient la bouche, stimulent la salivation et préviennent les mauvaises odeurs.

Le traitement de la mauvaise haleine

Il n'existe pas de médicament indiqué pour le traitement de la mauvaise haleine.
Néanmoins, un rinçage avec un bain de bouche antiseptique peut être utile (voir p. 97). L'usage des bains de bouche ne doit pas être prolongé sans l'avis de votre dentiste.

L'halitophobie

De nombreuses personnes sont persuadées à tort qu'elles ont mauvaise haleine. Cette phobie les conduit à un isolement social qui peut avoir des conséquences graves. Si vous êtes persuadé que vous avez mauvaise haleine et que votre entourage ne confirme pas vos craintes sans pour autant vous rassurer, n'hésitez pas à consulter votre médecin généraliste ou votre dentiste.

La bouche sèche

Avec l'âge, il arrive que la quantité de salive sécrétée ne suffise plus à humidifier la bouche, entraînant des difficultés pour s'alimenter ou une mauvaise haleine. Certaines maladies et certains traitements médicamenteux peuvent être responsables de ce problème.

Symptômes

La sécheresse de la bouche s'accompagne souvent d'un dessèchement de la gorge, de sensations de brûlure, voire de plaies. La mastication des aliments peut devenir pénible et les appareils dentaires difficiles à supporter. Parfois, l'entourage se plaint de la mauvaise haleine de la personne affectée par ce problème de santé.

Causes

Au-delà des causes liées à l'âge, d'autres facteurs peuvent contribuer à la sensation de bouche sèche : l'usage du tabac et l'habitude de respirer par la bouche. Parmi les maladies qui peuvent provoquer ou amplifier la sécheresse buccale, on peut citer celles qui déshydratent (par exemple, les maladies qui provoquent de la fièvre ou de la diarrhée), celles qui encombrent le nez ou les maladies des glandes salivaires. De très nombreux médicaments peuvent également entraîner ce type de désagrément : certains produits pour lutter contre l'anxiété, la dépression ou les psychoses, mais aussi contre les allergies, le rhume, la douleur, les problèmes cardiaques, etc.

Complications éventuelles

L'absence de salive favorise le dépôt de plaque dentaire (voir p. 90), augmentant ainsi le risque de gingivite, de carie et d'autres infections de la bouche.

Ce que fait le médecin

Le médecin cherche à confirmer par des tests la diminution de production de salive et d'en identifier la cause. De plus, il peut rechercher si la sécrétion de larmes est, elle aussi, diminuée. Si la sécheresse de la bouche est liée à un médicament et qu'elle persiste, le médecin peut prescrire un traitement de

Comment réagir en cas de sécheresse de la bouche ?

- Si les mesures d'automédication n'ont eu aucun effet.
- Si la sécheresse a débuté en même temps que la prise d'un nouveau traitement.

- Si la sécheresse de la bouche est apparue indépendamment de la prise d'un nouveau traitement et qu'elle n'est pas trop pénible.

substitution. Il peut également recommander un médicament qui augmentera la quantité de salive produite par les glandes salivaires.

Comment prévenir la sécheresse buccale

Il est difficile de prévenir la sécheresse buccale. Si celle-ci est liée au fait que la personne respire par la bouche, il est nécessaire de chercher à corriger les causes de cette habitude (par exemple, en traitant des problèmes de rhinite chronique). Si la sécheresse de la bouche est liée à un médicament, notez son nom pour éviter de le reprendre. Signalez-le à votre médecin et à votre pharmacien.

Ce que vous pouvez faire

– Buvez beaucoup d'eau tout au long de la journée.
– Sucez des bonbons acidulés ou mâchez des gommes sans sucre pour activer la salivation.
– Évitez les aliments salés, secs ou collants (chips, biscuits d'apéritif, fruits secs, etc.) ou très sucrés (sodas, bonbons, etc.).
– Évitez la caféine (dans le café, le thé, les colas, le chocolat) ou les boissons alcoolisées qui déshydratent.
– Diminuez votre consommation de tabac ou cessez de fumer.
– Rincez-vous la bouche avec de l'eau avant et après chaque repas.
– Mangez plutôt des aliments mous (soupes, purées liquides, flans, etc.) ou ramollissez-les avec du beurre ou de la crème. Si avaler vous fait mal, préférez des aliments froids ou tièdes.
– Lavez-vous les dents plusieurs fois par jour avec une brosse souple et un dentifrice au fluor. Utilisez des bains de bouche ne contenant ni alcool ni eau oxygénée.
– Installez un humidificateur d'atmosphère dans votre chambre.

Le traitement de la sécheresse buccale

Des substituts salivaires (solutions de composition proche de la salive) ou des substances stimulant la sécrétion salivaire peuvent permettre de combattre ces troubles. Ces médicaments sont vendus sans ordonnance. Néanmoins, un avis médical préalable est préférable. Des produits d'hygiène disponibles en pharmacie permettent également de combattre les troubles dus à une sécrétion salivaire insuffisante.

Les fiches détaillées des médicaments ci-dessous sont consultables sur : www.automedication.fr

Substitut salivaire

- ARTISIAL solution pour pulvérisation endobuccale

Stimulants de la sécrétion salivaire

- SULFARLEM 12,5 mg comprimé
- SULFARLEM S 25 mg comprimé

Le cœur, la circulation et les veines

Les jambes lourdes (œdèmes)

Le terme médical « œdème » définit l'infiltration des tissus par un liquide. Diverses causes en sont à l'origine, les unes sérieuses, d'autres plus banales. Dans ce dernier cas, les femmes sont les plus touchées. Provoquant souvent le gonflement des jambes, les œdèmes rendent la marche parfois difficile.

Symptômes

La prise de poids constitue le premier symptôme d'un œdème (pourtant, ce signe passe parfois inaperçu), associé à un gonflement des jambes, surtout le soir. La personne peut sentir ses jambes « lourdes » et avoir des difficultés à se chausser du fait de ses chevilles et ses pieds enflés. Si une seule jambe est atteinte, un problème veineux localisé (phlébite) est à envisager. Dans ce cas, l'œdème est accompagné d'une douleur située profondément et d'une sensation de chaleur au niveau de la jambe.

Comment réagir en cas d'œdème des jambes ?

15 ou 112

- Si l'œdème est très récent et s'accompagne :
  - d'un essoufflement anormal à l'effort ;
  - ou d'une difficulté à respirer permanente ;
  - ou d'une douleur brutale dans la poitrine ou sur le côté du thorax ;
  - ou de vertiges ;
  - ou de bourdonnements d'oreilles ;
  - ou d'un ventre ballonné et dur.

- Si l'œdème est apparu subitement.
- Si l'œdème est douloureux avec une jambe chaude et rouge localement.
- Si l'œdème existe d'un seul côté ou prédomine nettement d'un côté.
- Si l'œdème est accompagné de fièvre.

- Si la peau est rouge et présente des signes d'infection.
- S'il y a un ulcère de la peau chez une personne qui a un mauvais terrain veineux.
- Si la personne prend un médicament qui peut provoquer un œdème comme effet indésirable (médicaments de l'hypertension, par exemple).

- Si la personne présente un œdème léger, non douloureux, lié à une cause identifiée.

Causes

Il y existe deux types de cause aux œdèmes. Tout d'abord, les problèmes de pression veineuse élevée qui provoquent une fuite d'eau dans les tissus. C'est le cas de la phlébite ou des thromboses veineuses, de problèmes cardiaques ou d'importants problèmes dans l'abdomen qui compriment les veines. Ces troubles sérieux ne relèvent pas de l'automédication.

Le deuxième type de cause concerne les problèmes d'équilibre entre l'eau présente dans le sang et celle qui se trouve dans les autres constituants du corps (les tissus). Les œdèmes se produisent lorsque cet équilibre est rompu. Une quantité anormale de liquide est alors retenue dans les tissus. C'est le cas, par exemple, dans certaines maladies rénales sérieuses (glomérulonéphrites) qui ne relèvent pas de l'automédication.

Le seul cas où l'on peut agir en automédication est l'**insuffisance veineuse** (les veines des jambes ne renvoient plus efficacement le sang vers le cœur).

Complications éventuelles

Les œdèmes n'ont aucune gravité en soi, quelle qu'en soit la cause. Mais ils peuvent gêner la marche de manière importante, notamment chez les sujets âgés à mobilité déjà réduite. Lorsque l'œdème est dû à un mauvais terrain veineux (varices, voir p. 108), la peau risque de se fragiliser, des infections cutanées et sous-cutanées peuvent apparaître et un ulcère (brèche dans la peau) est susceptible de se former.

Ce que fait le médecin

Il interroge le patient, notamment sur les médicaments qu'il prend actuellement. Puis il procède à un examen clinique où il recherche les signes d'un mauvais fonctionnement des reins, du cœur ou du foie. Il recherche la présence éventuelle d'albumine dans les urines à l'aide d'une bandelette-test qui témoignera ou non d'une maladie rénale. La cause des œdèmes reste souvent indéterminée et le mauvais état des veines ou des vaisseaux lymphatiques est alors incriminé. Dans certains cas, la mise hors circuit de certaines veines ou une intervention chirurgicale peut remédier efficacement au problème.

Comment prévenir les œdèmes

– Pratiquez régulièrement la marche, la natation, la gymnastique pour entretenir la bonne circulation du sang.

– Faites attention aux médicaments qui peuvent provoquer des œdèmes. Toutefois, n'arrêtez jamais un traitement prescrit sans en parler à votre médecin. Lui seul pourra déterminer si le médicament que vous prenez cause réellement vos problèmes d'œdème et comment vous pouvez le stopper ou le remplacer si c'est le cas.

– Il existe des médicaments efficaces pour prévenir les œdèmes ayant une cause rénale, hépatique ou cardiaque.

Ce que vous pouvez faire

– Évitez la station debout prolongée, le piétinement, les sources de chaleur par le sol ainsi que les élastiques de chaussette trop serrés.

– Surélevez les pieds de votre lit pour favoriser le retour du sang des jambes vers le cœur pendant la nuit.
– Dans la journée, portez des bas ou des collants de contention élastiques. Ils compriment les membres et favorisent le retour du sang veineux.

Le traitement des œdèmes et des jambes lourdes

Contre l'insuffisance veineuse – et une fois que toute autre cause a été éliminée –, le traitement de référence reste le port de bas de contention élastiques adaptés (voir p. 110). Demandez conseil à votre médecin.
Les médicaments dits vasculoprotecteurs et veinotoniques, tout comme certains extraits de plantes, visent à soulager les symptômes causés par une mauvaise circulation veineuse, mais ils n'ont pas d'action sur l'évolution de la maladie. Les jambes peuvent être également massées avec des gels ou des crèmes contenant des substances vasculoprotectrices.
Il existe des médicaments à base de plantes utilisés pour favoriser l'élimination rénale de l'eau (médicaments à visée aquarétique). Leur intérêt n'est pas démontré.

Les fiches détaillées des médicaments ci-dessous sont consultables sur : www.automedication.fr

Vasculoprotecteurs et veinotoniques

- ADÉNYL 60 mg comprimé
- AMPECYCLAL 300 mg gélule
- CAMPEL 200 mg gélule
- CÉMAFLAVONE solution buvable
- CIRKAN comprimé
- CYCLO 3 FORT gélule ou solution buvable
- DAFLON 375 mg comprimé
- DAFLON 500 mg comprimé
- DICYNONE 500 mg
- DIFRAREL 100 comprimé
- DIO 300 mg comprimé
- DIO 600 mg comprimé dispersible
- DIOSMIL 300 mg comprimé
- DIOSMINE 300 mg comprimé Génériques
- DIOSMINE 600 mg comprimé ou poudre pour solution buvable Génériques
- DIOVENOR 300 mg comprimé
- DIOVENOR 600 mg comprimé ou poudre pour solution buvable
- DOXIUM 250 mg comprimé
- ENDIUM 300 mg poudre pour solution buvable
- ENDIUM 600 mg comprimé
- ENDOTÉLON 50 mg comprimé gastrorésistant
- ENDOTÉLON 150 mg comprimé gastrorésistant
- ESBERIVEN FORT comprimé ou solution buvable
- ETIOVEN 30 mg comprimé
- FLAVAN 60 mg comprimé
- FLÉBOSMIL 300 mg comprimé ou poudre pour solution buvable
- FLÉBOSMIL 600 mg comprimé
- FLUON comprimé
- GINKOR FORT gélule ou poudre pour solution buvable
- HISTO-FLUINE P solution buvable
- INTERCYTON 200 mg gélule
- MADÉCASSOL 10 mg comprimé
- MÉDIVEINE 300 mg comprimé
- MÉDIVEINE 600 mg comprimé sécable ou poudre pour solution buvable
- OPO-VEINOGÈNE solution buvable
- RELVÈNE 1 000 poudre pour solution buvable
- RHÉOFLUX 3 500 mg poudre pour solution buvable
- RHÉOFLUX 3 500 mg/7 ml solution buvable
- TITANORAL 600 mg comprimé
- TROXÉRUTINE 3,5 mg poudre pour solution buvable Génériques
- TROXÉRUTINE 3 500 mg/7 ml solution buvable Génériques
- VASCOCITROL solution buvable

- VEINAMITOL 3 500 mg poudre pour solution buvable
- VEINAMITOL 3 500 mg/7 ml solution buvable
- VEINEVA 600 mg, comprimé
- VEINOBIASE comprimé effervescent
- VEINOSTASE solution buvable
- VEINOTONYL 75 gélule
- VÉLITEN comprimé
- VÉNIRÈNE 300 mg comprimé
- VÉNIRÈNE 600 mg comprimé
- VIVÈNE comprimé

Phytothérapie à visée vasculoprotectrice

- ANTHYLLINE tisane
- APHLOÏNE P solution buvable
- ARKOGÉLULES CYPRÈS gélule
- ARKOGÉLULES FRAGON gélule
- ARKOGÉLULES HAMAMÉLIS gélule
- ARKOGÉLULES MARRONNIER D'INDE gélule
- ARKOGÉLULES MÉLILOT gélule
- ARKOGÉLULES MYRTILLE FEUILLE gélule
- ARKOGÉLULES VIGNE ROUGE gélule
- ARTÉRASE comprimé
- BORIBEL TISANE N° 12 JAMBES LOURDES tisane
- CLIMAXOL solution buvable
- ÉLUSANES CASSIS gélule
- ÉLUSANES FRAGON gélule
- ÉLUSANES HAMAMÉLIS gélule
- ÉLUSANES MARRONNIER D'INDE gélule
- ÉLUSANES MÉLILOT gélule
- ÉLUSANES VIGNE ROUGE gélule
- MARRON D'INDE BOIRON gélule
- MÉDIFLOR CIRCULATION DU SANG N° 12 tisane
- PETIT HOUX BOIRON gélule
- PHLÉBOSÉDOL tisane
- PHYTOMÉLIS solution buvable
- SANTANE V3 tisane
- TISANE PROVENÇALE N° 3 tisane
- VEINOFIT solution buvable
- VEINOPHYTUM gélule
- VIGNE ROUGE BOIRON gélule

Médicaments à visée aquarétique

- ARKOGÉLULES BRUYÈRE gélule
- ARKOGÉLULES BUSSEROLE gélule
- ARKOGÉLULES OLIVIER gélule
- ARKOGÉLULES RACINE D'ORTIE gélule
- DIURÉSANE tisane
- ÉLUSANES BUSSEROLE gélule
- MÉDIFLOR DIURÉTIQUE N° 4 tisane
- PALIURYL 25 % solution buvable
- PILOSURYL solution buvable
- SANTANE R8 tisane
- TISANE PROVENÇALE N° 2 tisane
- UREX tisane
- UROPHYTUM gélule
- UROTISAN tisane
- YERBATONA tisane

Traitements locaux vasculoprotecteurs

- CYCLO 3 crème
- ESBERIVEN crème
- ESCINOGEL gel
- GEL À L'ACÉTOTARTRATE D'ALUMINE DEFRESNE gel
- GINKOR gel
- HIRUCRÈME crème
- JOUVENCE DE L'ABBÉ SOURY gel
- PHLÉBOGEL gel
- PHLÉBOGÉNINE pommade
- RELVÈNE 2 % crème
- RÉPARIL gel

Homéopathie

- ABBÉ CHAUPITRE N° 15 solution buvable
- ABBÉ CHAUPITRE N° 64 solution buvable
- CARDIOCYNÉSINE comprimé
- CONIUM COMPLEXE N° 36 solution buvable
- HAMAMÉLIS COMPOSÉ BOIRON comprimé ou granules ou solution buvable
- HOMÉODOSE N° 20 solution buvable
- L 28 solution buvable
- POCONÉOL N° 51 solution buvable
- THLASCOSE solution buvable
- VEINODRAINOL solution buvable

Les varices

On parle de varices lorsque des veines forment un relief apparent sous la peau. Elles sont essentiellement localisées sur les jambes, en particulier chez les femmes. Les varices signalent un problème de circulation veineuse et sont souvent associées à une sensation de jambes lourdes (voir p. 104).

Symptômes

Les varices se présentent soit sous forme d'un réseau de vaisseaux sanguins minces et bleuâtres aux jambes, soit sous forme de grosses veines en saillie sur les jambes, dans le pli des genoux ou sur les cuisses. Exceptés les désagréments d'ordre esthétique, elles ne causent généralement pas de troubles.
Les varices peuvent toutefois provoquer la sensation de « jambes lourdes » avec un gonflement des chevilles, voire des crampes pendant la nuit. Ces symptômes peuvent s'aggraver les jours précédant les règles ou lorsqu'une personne reste longtemps debout ou assise.

Causes

Divers facteurs interviennent dans la formation des varices : la perte d'élasticité des parois veineuses et l'élargissement des veines par effet de vieillissement, ou bien la lésion des valvules veineuses. Ces dernières sont des petits clapets situés dans les veines des jambes et qui empêchent le sang de redescendre (voir schéma ci-contre). Si elles sont endommagées, le sang redescend dans les jambes, s'y accumule et provoque l'apparition de varices. Il existe souvent une prédisposition génétique. D'autres facteurs interviennent également, comme le surpoids, les longues stations debout ou en position assise ou la survenue d'une grossesse.

Comment réagir en cas de varices ?

- Si une seule jambe enfle soudainement.
- Si la jambe devient bleuâtre ou rougeâtre.

- Si les varices s'accompagnent de douleurs ou d'une lésion de la peau ou d'ulcères.
- Si la jambe est douloureuse.
- Si les varices s'accompagnent de sensation de jambes lourdes (voir p. 104).
- Si les varices causent un sérieux désagrément d'ordre esthétique.

- Si la sensation de jambes lourdes est liée à une situation passagère et bien identifiée.

Complications éventuelles

En général, il n'y a pas de complications associées aux varices. Cependant, dans bon nombre de cas et lorsque les varices sont anciennes, il se forme à proximité des lésions de la peau (pigmentation anormale) ou des ulcères dus à une mauvaise circulation du sang.

Les varices peuvent être le signe d'une fragilité veineuse susceptible de provoquer d'autres complications. Il convient d'en parler avec son médecin.

Ce que fait le médecin

Il détermine le degré de gravité des varices et recherche les éventuelles complications. Il procède par exemple à un écho-doppler (une sorte d'échographie) des veines de la jambe. Selon le degré de gravité, il prescrit le traitement approprié, par exemple le port de bas de contention, des médicaments et éventuellement une coagulation des vaisseaux variqueux pour les faire disparaître : c'est la sclérothérapie. Il peut également recommander une opération chirurgicale (stripping) des veines atteintes.

Comment prévenir les varices

L'activité physique comme la marche constitue le meilleur moyen d'éviter l'aggravation des varices. Elle tonifie les muscles qui font pression sur les veines et favorise ainsi le retour veineux.

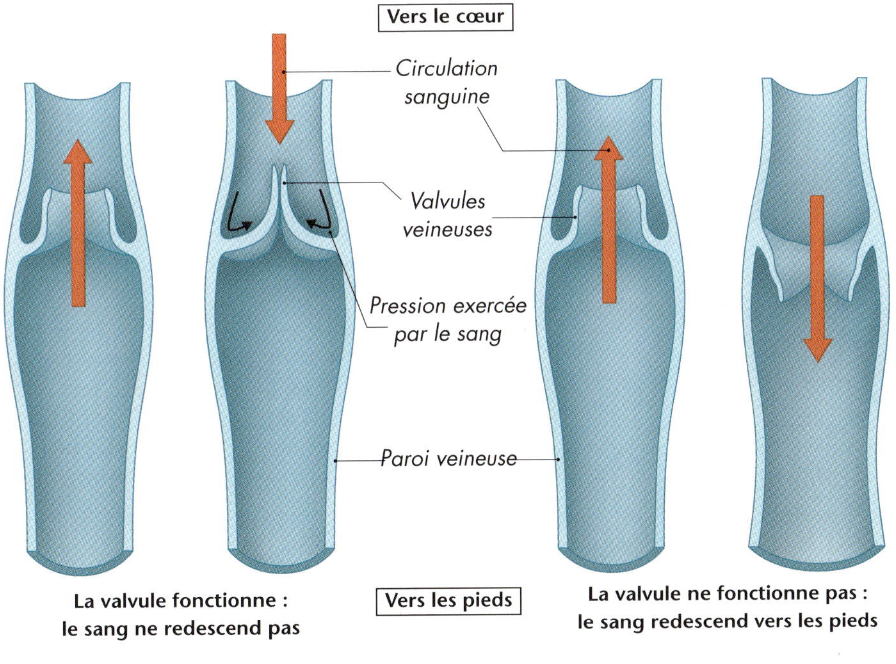

Le rôle des valvules veineuses dans la formation des varices

Ce que vous pouvez faire

Si vous déjà tendance à avoir des varices, voici quelques conseils :

– Portez des bas de contention. Ceux-ci, disponibles en pharmacie, compriment les jambes et aident le retour du sang veineux des membres inférieurs vers le cœur. Leur degré de contention est exprimé en deniers, comme les bas classiques. Des bas de contention légère peuvent éliminer définitivement les douleurs dues aux petites veines légèrement variqueuses. Les patients qui ont des varices plus avancées ont la possibilité de porter des bas de contention plus serrés qui montent jusqu'au genou voire jusqu'à la cuisse. Ils doivent être mis dès le matin, le plus tôt possible, avant même de se lever. Votre médecin ou votre pharmacien vous aidera à choisir le modèle adapté à votre cas.

– Si vous en avez la possibilité, surélevez vos jambes trois ou quatre fois par jour au-dessus du niveau de votre cœur, pendant dix à quinze minutes. Allongez-vous par exemple avec des oreillers sous les pieds. L'action de la gravité aidera le retour du sang vers le cœur.

– Ne restez pas assis dans la même position trop longtemps. Cela favorise l'accumulation de sang. Bougez vos jambes et si vous le pouvez, levez-vous toutes les heures pour marcher quelques minutes.

– Perdez du poids. L'obésité crée des pressions au niveau des jambes et de l'aine qui affaiblissent les veines.

– Douchez-vous le soir plutôt que le matin. L'eau chaude favorise l'apparition des varices. Si vous vous douchez le matin, vous faites suivre la chaleur par une longue période debout, facteur supplémentaire de risque. En prenant votre douche le soir, vous êtes en contact avec l'eau chaude juste avant d'aller au lit, au moment où vous serez dans la position la meilleure pour aider votre circulation veineuse. Terminez votre douche en massant vos jambes à l'eau tiède, de bas en haut.

– Évitez les sources de chaleur prolongées près des pieds et des mollets : les bains trop chauds, les jacuzzis, les jambes étendues au soleil ou devant la cheminée, l'épilation à la cire chaude, le chauffage par le sol, etc.

– Préférez des chaussures de hauteur raisonnable. Les talons hauts portés régulièrement provoquent une contraction continue des mollets, ce qui gêne le retour veineux.

– Surélevez vos pieds pour dormir. Des cales posées sous votre sommier positionneront vos pieds au-dessus du niveau des hanches et faciliteront la circulation veineuse. Avant cela, vérifiez toutefois que vous n'avez ni problèmes cardiaques ni problèmes respiratoires.

Remèdes de grand-mère

Les compresses de décoction de racine de consoude ou l'application d'une pommade à l'arnica, d'extrait de petit houx ou d'extrait de marron d'Inde ont la réputation d'exercer une action apaisante sur les varices. Les gouttes de marron d'Inde par voie orale seraient également efficaces.

Le traitement des varices

Le traitement des varices, dans le cadre de l'automédication, est identique à celui des jambes lourdes et de l'œdème (voir p. 106).

Les palpitations

On appelle palpitations des battements du cœur soudainement perceptibles. Elles peuvent se révéler anodines ou, au contraire, être le signe d'une atteinte plus grave du cœur ou d'une autre maladie. Seul un examen médical permet d'en déterminer la cause et la gravité.

Symptômes

Le plus souvent, les palpitations se manifestent par une sensation d'un cœur qui bat très fort ou de coups dans la poitrine. Parfois, il s'agit simplement de la sensation inhabituelle de sentir son cœur battre. Le cœur peut s'emballer sans cause apparente puis revenir à un rythme normal tout aussi rapidement (tachycardie passagère). Dans d'autres cas, la sensation survient lorsque le rythme des battements est irrégulier (trouble du rythme). Les palpitations s'accompagnent parfois d'autres troubles : difficultés respiratoires, vertiges, angoisses, sueurs, agitation, etc.

Causes

Les palpitations peuvent avoir diverses origines et correspondre soit à une adaptation du cœur à une situation normale, soit à des battements anormaux du cœur.

– La **tachycardie passagère** par exemple (accélération transitoire des battements cardiaques) peut s'observer lors d'un effort soudain ou d'un moment d'émotion ou d'anxiété. Elle peut également avoir pour origine un excès de substances excitantes (caféine, nicotine, drogues ou certains médicaments). Mais elle peut également être le symptôme d'une maladie cardiaque ou d'autres maladies comme, par exemple, l'hyperthyroïdie (un fonctionnement excessif de la thyroïde).

Comment réagir en cas de palpitations ?

- Si les palpitations s'accompagnent de signes spectaculaires : fièvre, vertiges, douleurs dans la poitrine (15 ou 112).
- Si les palpitations s'accompagnent d'une sensation de malaise ou d'une perte de connaissance (15 ou 112).
- Si les palpitations s'accompagnent de difficultés respiratoires, ou de sueurs ou d'une pâleur (15 ou 112).
- Si vous êtes suivi pour un trouble du rythme cardiaque.

- Si des troubles du rythme surviennent pour la première fois, que ce soit dans un contexte d'effort sportif, de grande émotion ou sans cause apparente.

– La **sensation d'irrégularité du rythme cardiaque** est un autre exemple. Elle est généralement due à ce que l'on appelle des **extrasystoles** (contractions prématurées du cœur suivies de pauses plus longues que la normale). Les extrasystoles sont un trouble répandu, en général bénin, mais qui peut également être la manifestation d'une maladie du cœur plus sérieuse. Les autres irrégularités du cœur peuvent être le symptôme de troubles du rythme graves, comme la fibrillation auriculaire par exemple.

Complications éventuelles

Les modifications de la fréquence ou de la régularité des battements du cœur peuvent avoir des conséquences sur la circulation sanguine, et provoquer, par exemple, un évanouissement. C'est pourquoi les palpitations exigent toujours une consultation médicale afin d'en identifier la cause.

Ce que fait le médecin

Il ausculte le cœur de son patient avec son stéthoscope. Il peut compléter son diagnostic avec un électrocardiogramme (ECG). Cet examen simple et indolore, qui ne dure que quelques minutes, traduit l'activité du cœur sous forme d'un tracé. Il est obtenu par l'intermédiaire de petites électrodes placées sur la poitrine et reliées à l'électrocardiographe. Le tracé de l'ECG détermine le type de troubles du rythme à l'origine du problème. Certains troubles pouvant être révélés à l'effort, le médecin peut demander une épreuve d'effort : l'activité du cœur est suivie pendant que le patient effectue un exercice physique, en général sur un vélo stationnaire. Enfin, on peut surveiller le rythme cardiaque pendant 24 heures grâce à un holter (appareil portable qui enregistre l'activité cardiaque). Pendant la durée de l'enregistrement, le patient note les sensations qu'il ressent afin d'aider le médecin à interpréter les résultats.

Comment prévenir les palpitations

On ne peut prévenir que les palpitations bénignes dues par exemple à certaines adaptations du cœur.

– Évitez les excitants : alcool, café, chocolat, thé, boissons contenant de la caféine (certains sodas, par exemple), certains médicaments, drogues, etc.

– Essayez de maintenir une activité physique régulière, en particulier si vous êtes sujet à des épisodes d'anxiété (voir p. 242).

– Si vous fumez, essayez de vous arrêter (voir p. 22). Le tabac est la source de risques cardiovasculaires graves mais il peut également favoriser la survenue de troubles du rythme cardiaque.

Ce que vous pouvez faire

– Si vous ressentez les battements de votre cœur, asseyez-vous et respirez tranquillement et régulièrement pendant quelques minutes. Essayez de mesurer votre pouls.

– Si vous pensez que vos palpitations proviennent d'un excès de caféine, buvez de l'eau abondamment pendant l'heure qui suit l'épisode de palpitations. Cela vous permettra d'éliminer la caféine plus rapidement.

– Évitez de fumer dans les heures qui suivent les palpitations.

– Pensez à prendre rendez-vous avec votre médecin si c'est la première fois que vous rencontrez ce type de problème.

Le traitement des palpitations

Après un bilan cardiologique approfondi et en cas de gêne, vous pouvez essayer de prendre des médicaments contenant des extraits de plantes (aubépine, passiflore, valériane, etc.) traditionnellement utilisées pour leurs effets calmants. Chez l'enfant, un avis médical est toujours nécessaire.

Les fiches détaillées des médicaments ci-dessous sont consultables sur : www.automedication.fr

Phytothérapie

- ARKOGÉLULES AUBÉLINE gélule
- ARKOGÉLULES COQUELICOT gélule
- ARKOGÉLULES PASSIFLORE gélule
- AUBÉPINE BOIRON gélule
- BIOCARDE solution buvable
- CARDIOCALM comprimé
- ÉLUSANES AUBÉPINE gélule
- ÉLUSANES NATUDOR gélule
- GÉLULE PROVENÇALE N° 4 gélule
- NEUROFLORINE comprimé
- NEUROPAX comprimé
- PASSIFLORINE gélule ou solution buvable
- SANTANE H7 tisane
- SYMPANEUROL comprimé
- SYMPATHYL comprimé
- SYMPAVAGOL comprimé ou solution buvable
- TISANE PROVENÇALE N° 4 tisane
- VAGOSTABYL comprimé

Homéopathie

- ABBÉ CHAUPITRE N° 20 solution buvable
- BORIPHARM N° 13 granules
- POCONÉOL N° 58 solution buvable
- STROPHANTHUS COMPOSÉ BOIRON granules ou comprimé ou solution buvable
- STROPHANTHUS COMPOSÉ DOLISOS solution buvable

Les douleurs et la fièvre

La prise en charge de la douleur

La douleur est associée à de nombreuses maladies. Elle peut apparaître soudainement (douleur aiguë) ou accompagner des symptômes de manière durable ou répétée (douleur chronique). Longtemps considérée par la médecine comme une épreuve qu'il fallait endurer, la douleur est aujourd'hui mieux comprise, mieux évaluée et traitée efficacement.

Symptômes

La douleur est une sensation complexe, sensorielle et émotionnelle. Elle sollicite dans un premier temps des récepteurs présents dans tout l'organisme, des nerfs qui conduisent l'information vers la moelle épinière, puis des régions du cerveau où elle est évaluée et où elle provoque des réactions et des émotions diverses. La douleur est une sensation liée à la conscience. Elle s'efface lors du sommeil et peut être atténuée à la faveur d'états de conscience modifiés (relaxation ou hypnose).

Les douleurs aiguës se caractérisent par un début soudain et une durée limitée. Les douleurs chroniques durent plus de trois mois, de façon continue ou intermittente.

Le suffixe « algie » (de algos, douleur) a donné lieu à plusieurs termes médicaux : antalgique (qui agit contre la douleur), dorsalgie (mal de dos), névralgie (douleur d'origine nerveuse), etc.

Comment réagir en cas de douleur ?

15 ou 112

- Si la douleur est très brutale, très intense et sans cause évidente.
- Si les sensations douloureuses se situent dans la poitrine, irradient vers le bras gauche (ou parfois droit), voire le cou et la mâchoire.
- Si la douleur est intense, qu'elle est due à un traumatisme et qu'elle persiste, même sans blessure apparente.

- Si la douleur évoque une maladie grave : appendicite, colique néphrétique, par exemple.
- Si l'on ressent une douleur inhabituelle et que l'on prend par ailleurs un traitement.

- Si l'on se sent obligé d'augmenter les doses d'antalgiques pour calmer une douleur familière, ou obligé d'en prendre tous les jours.
- Si une douleur même supportable s'installe de manière chronique pendant plusieurs semaines, voire plusieurs mois.

- Si la douleur est ponctuelle, due à une cause bénigne et bien déterminée.

Causes

Les causes de la sensation de douleur sont multiples : les traumatismes, l'inflammation (due à une infection, par exemple) ou l'irritation d'un nerf (douleur neurogène, par exemple à la suite d'un zona). La douleur a parfois des origines psychiques (douleurs psychogènes).

Les douleurs par excès de nociception

Ce sont les douleurs qui surviennent lorsque l'intensité des informations transmises par les récepteurs de la douleur est suffisamment importante pour parvenir au cerveau. Ces douleurs sont les plus courantes : elles correspondent aux traumatismes (chocs, coupures, brûlures, entorses, fractures, etc.) ou sont associées aux phénomènes inflammatoires (l'arthrite, par exemple) ou infectieux (abcès dentaire, appendicite). Les douleurs par excès de nociception peuvent devenir chroniques. Par exemple, l'inflammation chronique des articulations touchées par l'arthrose est à l'origine des douleurs liées à cette maladie.

Les douleurs neurogènes

Les douleurs neurogènes sont des douleurs en rapport avec un mauvais fonctionnement du système nerveux. Elles peuvent survenir à la suite d'une lésion du système nerveux périphérique (les nerfs) ou du système nerveux central (moelle épinière, cerveau).

L'origine des lésions nerveuses elle-même est très variée. Il peut s'agir d'un traumatisme (blessure, amputation), d'un apport d'oxygène insuffisant (accident vasculaire cérébral, compression prolongée d'un nerf), d'une infection (par le virus du zona), d'une maladie métabolique (diabète), d'une intoxication (alcoolisme) ou même de l'effet de certains médicaments (notamment ceux utilisés dans le traitement du sida).

Les douleurs psychogènes

Lorsque les deux précédentes causes sont écartées, on peut évoquer l'existence de douleurs psychogènes. Elles sont liées à des troubles psychiques

Douleur et inflammation

L'inflammation est un mécanisme naturel de protection et de réparation de l'organisme. Elle se déclenche dans de nombreuses circonstances : traumatismes (choc, coupure, brûlure), infections (par des bactéries, des champignons, des virus), allergies, etc. Elle accompagne les réactions immunitaires et consiste en une suite de réactions biochimiques qui font intervenir des cellules (globules blancs, par exemple) et des médiateurs chimiques sécrétés par ces cellules (histamine, prostaglandines, etc.). Ces réactions biochimiques se déroulent dans un ordre précis jusqu'à la réparation des organes atteints et la guérison. Certains de ces médiateurs sont dits algogènes, c'est-à-dire qu'ils stimulent les récepteurs de la douleur. Certains médicaments antalgiques, comme les anti-inflammatoires non stéroïdiens, bloquent l'inflammation à différents stades et agissent ainsi sur la douleur, en diminuant la production des substances algogènes.

qui provoquent une sensation douloureuse en l'absence de toute lésion d'un organe. Il s'agit le plus souvent de mal de dos, de douleurs musculaires diffuses ou de maux de tête.

Complications éventuelles

La douleur étant la plupart du temps un symptôme, on pourrait penser qu'elle n'a pas de complication propre. Toutefois, la réaction de stress déclenchée par la douleur doit être suivie et compensée par une phase de récupération durant laquelle l'organisme retourne à la normale. Les situations de douleurs répétées ou chroniques empêchent partiellement ou totalement ce retour à l'équilibre. Elles constituent donc une cause directe de troubles de la santé : perte d'appétit et de poids, dépression, etc. Elles peuvent mener à une réduction des activités, à un handicap, ou à un isolement qui peut aggraver la souffrance.

Les douleurs localisées sont évoquées dans d'autres parties de cet ouvrage. Par exemple :

- maux de tête, voir p. 126 ;
- douleurs dentaires, voir p. 93 ;
- mal d'oreille, voir p. 270 et p. 165 ;
- mal au ventre, voir p. 219 et p. 168.

Sont également traités :

- règles douloureuses, voir p. 231 ;
- mal de dos, voir p. 72 ;
- douleurs articulaires, voir p. 69 ;
- douleurs sciatiques , voir p. 77 ;
- douleurs de nuque , voir p. 79 ;
- mal de gorge , voir p. 266 et p. 132.

Ce que fait le médecin

Le médecin interroge son patient pour connaître l'évolution de la douleur, sa localisation et son éventuelle progression, la sensation qu'elle provoque (brûlure, pesanteur, décharge électrique, etc.) et ce qui l'a déclenchée. Il cherche aussi à savoir s'il s'agit d'une douleur aiguë ou chronique, le moment où elle survient au cours de la journée, s'il existe des facteurs qui la calment ou d'autres qui l'aggravent, etc. Ces éléments sont précieux pour affiner son diagnostic.

Le médecin prescrit un traitement adapté : des antalgiques ou des anti-inflammatoires par exemple. Il peut aussi conseiller d'aller voir un spécialiste.

Ce que vous pouvez faire

En complément des médicaments utilisables en automédication (voir ci-dessous), une autre technique simple et facile à mettre en œuvre permet de soulager la douleur dans certains cas : l'application de froid (voir pp. 57 et 147).

Les traitements antalgiques

Le traitement de la douleur repose sur deux principes : le traitement de la cause et le traitement de la douleur elle-même par le recours à des médicaments ou à des techniques de soins antalgiques.

Dans la plupart des cas, le traitement de la cause, qui dépend de l'origine de la douleur, se confond avec le traitement antalgique : immobilisation d'une entorse ou d'une fracture, traitement d'un ulcère à l'estomac ou d'une infection, etc. La douleur étant souvent liée à une inflammation, les médicaments anti-inflammatoires sont également utilisés.

Les médicaments antalgiques par voie orale

Les principaux médicaments antalgiques sont classés en trois niveaux, en fonction de leur puissance d'action. Les substances antalgiques de niveau I sont destinées aux douleurs légères à modérées. La plupart – aspirine, paracétamol et certains anti-inflammatoires non stéroïdiens (AINS) – peut être utilisée dans le cadre de l'automédication. Par contre, les substances antalgiques de niveaux II et III (voir p. 148) sont utilisées uniquement sur prescription médicale.

Le paracétamol

Le paracétamol est l'un des antalgiques les plus couramment utilisés. Il est souvent le mieux toléré et peut être pris par les femmes enceintes. Il est également efficace contre la fièvre mais n'a pas d'action anti-inflammatoire. Il a comme seule contre-indication les maladies graves du foie et il est très rarement responsable d'effets indésirables (essentiellement des réactions allergiques de la peau). Il faut néanmoins être vigilant lorsqu'on l'utilise, car de nombreuses spécialités contiennent du paracétamol et la prise conjointe de plusieurs médicaments en contenant peut entraîner un surdosage toxique pour le foie. Chez l'adulte, la posologie maximale en l'absence d'avis médical est de 1 g de paracétamol toutes les huit heures (soit 3 g par jour). De nombreuses présentations existent à différents dosages : comprimés, gélules, suppositoires, suspensions buvables, etc.

L'aspirine

L'aspirine possède de nombreuses propriétés : antalgique, antipyrétique (contre la fièvre), anti-inflammatoire à forte dose et antiagrégant (fluidifiant du sang). Si l'aspirine est largement utilisée, ce n'est pas un médicament anodin : son usage sans avis médical ne peut être que ponctuel. Elle ne doit pas être utilisée :

– en cas d'antécédent d'allergie aux médicaments de la même famille ou aux anti-inflammatoires non stéroïdiens (AINS, voir ci-dessous) ;
– en cas d'ulcère de l'estomac ou du duodénum ;
– en cas de risque hémorragique (pendant les règles, prédisposition aux saignements, etc.) ;
– chez la femme enceinte, à partir du sixième mois de la grossesse.

L'aspirine peut interagir avec de nombreux médicaments, notamment les AINS et les anticoagulants. La posologie maximale en l'absence d'avis médical est de 1 g toutes les huit heures (soit 3 g par jour). Plusieurs présentations sont disponibles en pharmacie, à différents dosages : en comprimés normaux ou effervescents, ou en poudre soluble.

Les anti-inflammatoires non stéroïdiens

Les anti-inflammatoires non stéroïdiens (AINS) bloquent la formation des prostaglandines, les substances responsables de l'inflammation. Pris à faible dose, ils luttent contre la douleur et contre la fièvre. À dose plus forte, ces substances ont une action anti-inflammatoire. Les AINS sont des médicaments efficaces, mais ils ont parfois une image faussement rassurante. En réalité, ce ne sont pas des médicaments anodins. À cause du risque d'effets indésirables graves, en particulier lors de certaines maladies virales, les AINS ne devraient pas être systématiquement utilisés dans le cas de douleurs banales. De plus, ils peuvent aggraver une infection latente.

Les AINS indiqués dans le traitement des douleurs et disponibles sans ordonnance

sont l'**ibuprofène** et le **kétoprofène**. Ils ne doivent pas être utilisés :
– en cas d'antécédent d'allergie ou d'asthme provoqués par la prise de médicaments de la même famille ou de la famille de l'aspirine ;
– en cas d'ulcère de l'estomac ou du duodénum ;
– chez la femme enceinte à partir du sixième mois de la grossesse.

Ils peuvent être responsables de maux de tête ou de vertiges, d'effets indésirables digestifs plus ou moins graves (nausées, douleurs ou brûlures d'estomac, ulcère ou hémorragie du tube digestif), de réactions allergiques (éruption cutanée, asthme) et d'insuffisance rénale dans certaines circonstances rares. Afin de limiter l'apparition des effets indésirables, il faut respecter la posologie et ne pas poursuivre le traitement plus de quelques jours sans avis médical.

Les antalgiques associés à d'autres substances

Certaines associations d'antalgiques sont disponibles sans ordonnance. Le paracétamol est parfois associé à la caféine ou à la vitamine C. L'aspirine est parfois associée à la caféine, à la vitamine C, au bicarbonate de sodium ou au paracétamol. Dans certaines associations, la codéine est faiblement dosée et on ignore si ces doses sont vraiment efficaces. Il en va de même pour les associations avec la vitamine C, la caféine, etc.

Les antispasmodiques

Certains antispasmodiques disponibles sans ordonnance sont également utilisés pour combattre la douleur lorsqu'elle est associée à des spasmes, par exemple en cas de maux de ventre (voir p. 221) ou de règles douloureuses (voir p. 231).

Les traitements locaux antalgiques

De nombreux gels et crèmes contiennent des anti-inflammatoires non stéroïdiens (AINS). Ils sont indiqués pour soulager les douleurs associées aux traumatismes bénins. Seuls sont disponibles sans ordonnance certains salicylates et les préparations contenant du diclofénac, de l'ibuprofène ou de l'acide niflumique (voir contusions p. 56, entorses p. 62 et tendinites p. 81). Il ne faut pas les appliquer sur une peau lésée (eczéma, plaie, abcès, brûlure), ni les recouvrir d'un pansement étanche. Dans les conditions normales d'utilisation, les AINS appliqués localement ont l'avantage de passer faiblement dans le sang et présentent donc moins d'effets indésirables (notamment au niveau de l'estomac) que lors de prise par voie générale. Les traitements locaux anti-inflammatoires sont parfois responsables de réactions allergiques cutanées (rougeurs, eczéma) nécessitant l'arrêt du traitement.

Les fiches détaillées des médicaments ci-dessous sont consultables sur : www.automedication.fr

Paracétamol

- CLARADOL 500 mg comprimé sécable ou comprimé effervescent sécable
- DAFALGAN 500 mg gélule
- DALFALGAN 600 mg suppositoire
- DAFALGAN 1 g comprimé
- DOLIPRANE 500 mg comprimé ou comprimé effervescent ou gélule ou poudre pour solution buvable
- DOLIPRANE 1 mg comprimé ou comprimé effervescent ou suppositoire ou poudre pour solution buvable
- DOLITABS 500 mg comprimé orodispersible
- DOLKO 500 mg comprimé ou comprimé efferverscent ou poudre pour solution buvable

- DOLKO 1 g comprimé sécable
- DOLOTEC 500 mg comprimé sécable
- EFFERALGAN 500 mg comprimé ou comprimé effervescent sécable
- EFFERALGAN 1 g comprimé effervescent
- EFFERALGANODIS 500 mg comprimé orodispersible
- EXPANDOX 500 mg comprimé
- GÉLUPRANE 500 mg gélule
- PANADOL 500 mg comprimé sécable
- PARACÉTAMOL ALMUS 500 mg comprimé
- PARACÉTAMOL ALMUS 1 g comprimé
- PARACÉTAMOL ARROW 500 mg comprimé ou comprimé effervescent sécable
- PARACÉTAMOL ARROW 1 g comprimé ou comprimé effervescent sécable
- PARACÉTAMOL BIOGARAN 500 mg comprimé sécable ou comprimé effervescent ou gélule
- PARACÉTAMOL BIOGARAN 1 g comprimé ou comprimé effervescent sécable
- PARACÉTAMOL EG 500 mg comprimé ou comprimé effervescent ou gélule
- PARACÉTAMOL EG 1 g comprimé ou comprimé effervescent sécable
- PARACÉTAMOL G GAM 500 mg comprimé ou comprimé effervescent
- PARACÉTAMOL G GAM 1 g comprimé effervescent sécable
- PARACÉTAMOL HEXAL SANTE 500 mg comprimé
- PARACÉTAMOL IVAX 500 mg comprimé
- PARACÉTAMOL MERCK 500 mg comprimé ou comprimé effervescent ou gélule
- PARACÉTAMOL MERCK 1 g comprimé effervescent sécable
- PARACÉTAMOL QUALIMED 500 mg comprimé
- PARACÉTAMOL RANBAXY 1 g comprimé
- PARACÉTAMOL RATIOPHARM 500 mg comprimé sécable ou comprimé effervescent
- PARACÉTAMOL RATIOPHARM 1 g comprimé ou comprimé effervescent sécable
- PARACÉTAMOL RPG 500 mg comprimé ou comprimé effervescent ou gélule
- PARACÉTAMOL SANDOZ 500 mg comprimé ou gélule
- PARACÉTAMOL SANDOZ 1 g comprimé sécable ou comprimé effervescent sécable
- PARACÉTAMOL TEVA 500 mg comprimé ou comprimé effervescent
- PARACÉTAMOL TEVA 1 g comprimé ou comprimé effervescent sécable
- PARACÉTAMOL WINTHROP 500 mg comprimé
- PARACÉTAMOL ZYDUS 500 mg comprimé
- PARACÉTAMOL ZYDUS 1 g comprimé
- PARALYOC 500 mg lyophilisat oral
- SÉDARÈNE 600 mg suppositoire

Aspirine

- ALKA SELTZER comprimé effervescent
- ASPÉGIC 500 mg poudre pour solution buvable
- ASPÉGIC 1 g poudre pour solution buvable
- ASPIRINE DU RHÔNE 500 mg comprimé à croquer ou comprimé
- ASPIRINE MERCK MÉDICATION FAMILIALE 500 mg comprimé à croquer
- ASPIRINE PH8 500 mg comprimé gastrorésistant
- ASPIRINE RATIOPHARM 500 mg comprimé sécable
- ASPIRINE UPSA 500 mg comprimé effervescent
- ASPIRINE UPSA TAMPONNÉE 1 g comprimé effervescent sécable
- ASPIRISUCRE 400 mg comprimé à croquer
- ASPRO 320 mg comprimé
- ASPRO 500 mg comprimé ou comprimé effervescent
- CATALGINE NORMALE 0,5 g poudre pour solution buvable
- CATALGINE 1 g poudre pour solution buvable
- CLARAGINE 500 mg comprimé effervescent

AINS par voie orale : ibuprofène

- ADVIL 200 mg comprimé
- ANADVIL 200 mg comprimé
- ANTARÈNE 200 mg comprimé
- DOLTAQUE 200 mg comprimé
- ERGIX DOULEUR ET FIÈVRE 200 mg comprimé

- EXPANFEN 200 mg comprimé
- GELUFÈNE 200 mg gélule
- HÉMAGÈNE TAILLEUR 200 mg comprimé
- IBUPROFÈNE 200 mg comprimé Génériques
- INTRALGIS 200 mg comprimé ou comprimé effervescent
- NUREFLEX 200 mg comprimé
- NUROFEN 200 mg capsule ou comprimé
- NUROFENTABS 200 mg comprimé orodispersible
- NUROFLASH 200 mg comprimé
- SOLUFEN 200 mg gélule
- SPÉDIFEN 200 mg comprimé
- UPFEN 200 mg comprimé ou comprimé effervescent

AINS par voie orale : kétoprofène

- TOPREC 25 mg comprimé

Aspirine + paracétamol

- ACTRON comprimé effervescent
- AFEBRYL comprimé effervescent
- SALIPRAN poudre orale

Paracétamol + caféine et/ou vitamine C

- CÉFALINE HAUTH poudre pour suspension buvable
- CLARADOL CAFÉINE 500 mg/50 mg comprimé ou comprimé effervescent
- DOLIACTIC comprimé effervescent
- DOLIDON 500 mg/50 mg comprimé
- EFFERALGAN VITAMINE C comprimé effervescent sécable
- EXIDOL 500 mg/50 mg comprimé effervescent
- THÉINOL solution buvable

Aspirine + caféine et/ou vitamine C

- ANTIGRIPPINE A L'ASPIRINE ÉTAT GRIPPAL comprimé
- ASPIRINE UPSA VITAMINE C tamponnée comprimé effervescent sécable
- ASPIRINE VITAMINE C OBERLIN 500 mg comprimé effervescent sécable
- ASPIRINE VITAMINÉE B1 C DEROL comprimé
- ASPROACCEL comprimé sécable ou comprimé effervescent sécable
- ASPRO VITAMINE C comprimé effervescent
- CÉPHYL comprimé
- MÉTASPIRINE comprimé
- POLYPIRINE gélule
- SOLUCETYL comprimé effervescent

Paracétamol + opiacé (codéine ou autre dérivé de l'opium)

- ALGICALM comprimé
- CLARADOL CODÉINE comprimé sécable
- CODOLIPRANE comprimé sécable Adulte
- COMPRALGYL 400 mg/20 mg comprimé sécable
- GAOSÉDAL CODÉINE comprimé
- KLIPAL CODÉINE 300 mg/25 mg comprimé
- LINDILANE 400 mg/25 mg comprimé
- MIGRALGINE gélule ou solution buvable
- PARACÉTAMOL CODÉINE ARROW 400 mg/20 mg comprimé sécable
- PRONTALGINE comprimé
- SÉDARÈNE gélule
- SUPPOMALINE suppositoire

Aspirine + codéine

- ASPÉGIC CODÉINE poudre pour solution buvable
- SÉDASPIR comprimé

Paracétamol + aspirine + codéine

- NOVACÉTOL comprimé

AINS locaux

Voir liste p. 84.

La fièvre chez l'adulte

La fièvre n'est pas une maladie en soi, mais une manifestation signalant une réaction de l'organisme, le plus souvent face à une infection. Une température élevée étant difficile à supporter, il est parfois nécessaire de la faire baisser au moyen d'un médicament contre la fièvre, ou antipyrétique.

Symptômes

Un organisme sain est en mesure de maintenir une température interne à peu près constante, entre 36°C et 37,2°C, même dans des conditions très défavorables, c'est-à-dire par une très forte chaleur ou, au contraire, lorsque la température extérieure est basse. La fièvre se définit par une température corporelle plus élevée que la normale. On parle en général de fièvre lorsque la température interne dépasse 38°C.

La fièvre s'accompagne souvent d'autres signes dus à la maladie qui la provoque, surtout lors d'une infection. Dans ce cas précis, elle s'annonce, par exemple, par une sensation de froid, des frissons plus ou moins intenses, voire des claquements de dents. La personne se sent faible. Plus tard, la transpiration devient abondante, le pouls et la respiration s'accélèrent, la soif augmente. Selon la cause de la fièvre, d'autres troubles peuvent se manifester : douleurs articulaires, nausées, maux de tête.

Comment réagir en cas de fièvre chez un adulte ?

- Si la fièvre s'accompagne de violents maux de tête, ou d'une raideur de la nuque, ou de vomissements, ou d'une diminution de la force musculaire, ou d'une sensation de malaise, ou de fortes douleurs dans la poitrine ou au ventre, ou de frissons violents, ou de troubles du comportement (15 ou 112).
- Si la fièvre se manifeste après un séjour dans une région où sévit le paludisme.

- Si la fièvre persiste sans amélioration au-delà de 48 heures.
- Si la fièvre est associée à des douleurs urinaires, ou des maux de tête modérés, ou une gêne respiratoire.
- Si la fièvre survient au retour d'un voyage exotique.

- Si la fièvre accompagne un rhume, un refroidissement ou une autre cause bénigne et bien déterminée.

Causes

La plupart du temps, la fièvre est provoquée par une infection virale, bactérienne ou parasitaire. La fièvre peut également avoir d'autres causes :
– un coup de chaleur ;
– une insolation ;
– des troubles du système immunitaire ;
– une réaction à certains médicaments ;
– une réaction à un vaccin ;
– des troubles de la région du cerveau contrôlant la régulation de la température interne ;
– les suites d'un traumatisme ou d'une brûlure grave.

Complications éventuelles

Bien qu'aidant le corps à lutter contre une infection, la fièvre sollicite fortement l'organisme et utilise une grande quantité d'énergie. C'est pourquoi une température très élevée (plus de 40 °C) peut affaiblir considérablement l'organisme, notamment chez les personnes âgées.

Ce que fait le médecin

En questionnant et en examinant le patient, le médecin tente de déterminer la cause de la fièvre. Il recherche l'apparition éventuelle de ganglions s'il soupçonne une infection. Dans certains cas, il peut avoir recours à une analyse de sang, d'urines ou une radiographie. Le traitement de la fièvre dépend de sa cause première. Si l'origine est virale, comme lors d'un refroidissement, le médecin recommande seulement un traitement antipyrétique (contre la fièvre). S'il s'agit d'une infection bactérienne, le médecin prescrit un traitement antibiotique qui, en bloquant la multiplication des bactéries, contribuera à faire baisser la fièvre.

Comment prévenir la fièvre

La fièvre étant le plus souvent due à une infection, le meilleur moyen de l'éviter est de prévenir ces infections :
– Aérez tous les jours les pièces, en hiver comme en été.
– Lavez-vous fréquemment les mains.
– Respectez vos besoins en termes de repos et de sommeil, la fatigue étant un élément qui amoindrit les défenses immunitaires.
– Veillez à la propreté et à la fraîcheur des aliments.

Ce que vous pouvez faire

– Surveillez l'évolution de la température. La manière la plus précise de la mesurer est d'utiliser un thermomètre électronique par voie rectale (par l'anus) ou vaginale. L'utilisation d'un thermomètre électronique dans la bouche demande plus de temps et doit être corrigée, la bouche étant moins chaude que le corps. Les thermomètres infrarouges à utiliser dans l'oreille sont rapides (une seconde) mais exigent une bonne technique pour viser le tympan avec l'appareil. Les autres techniques et appareils de mesure ne sont pas conseillés.
– Pour éviter la déshydratation, conséquence de la transpiration due à la fièvre, buvez de préférence des tisanes légèrement sucrées, de l'eau minérale, des jus de fruits ou du bouillon.
– N'utilisez un médicament antipyrétique que si la fièvre est mal supportée.

Le traitement de la fièvre

Le traitement de la fièvre consiste avant tout à traiter sa cause. Le traitement de la fièvre de l'enfant est décrit dans le chapitre consacré à l'enfant (voir p. 155). Chez l'adulte, quatre substances peuvent être utilisées pour faire baisser la température en complément du traitement de la cause :

– **l'aspirine** ou, de préférence, **le paracétamol**, à la dose de 500 mg à 1 g, une à trois fois par jour, sans dépasser 3 g par jour sans avis médical.

– deux anti-inflammatoires non stéroïdiens (AINS) : soit **l'ibuprofène**, à la dose de 200 mg à 400 mg, une à trois fois par jour, sans dépasser 1,2 g par jour ; soit **le kétoprofène**, à la dose de 25 mg, une à trois fois par jour, sans dépasser 75 mg par jour.

L'aspirine, l'ibuprofène et le kétoprofène sont agressifs pour l'estomac et ne doivent pas être utilisés en cas d'ulcère de l'estomac ou du duodénum. La posologie peut être adaptée en fonction du poids, mais les doses maximales ne doivent pas être dépassées sans l'avis du médecin. N'utilisez pas d'antipyrétique plus de trois jours sans avis médical.

Parfois, l'aspirine ou le paracétamol peuvent être associés à de la vitamine C ou à de la caféine ; l'intérêt de ces associations n'est pas démontré.

Des médicaments associant du paracétamol et des dérivés terpéniques (connus pour leur propriété antiseptique des voies respiratoires) sont indiqués dans le traitement de la fièvre au cours des affections bronchiques bénignes, chez les adultes.

Les fiches détaillées des médicaments ci-dessous sont consultables sur : www.automedication.fr

Paracétamol

Voir liste p. 120.

Aspirine

Voir liste p. 121.

Ibuprofène

Voir liste p. 121.

Kétoprofène

Voir liste p. 122.

Aspirine + paracétamol

- ACTRON comprimé effervescent
- AFEBRYL comprimé effervescent

Paracétamol + caféine et/ou vitamine C

Voir liste p. 122.

Aspirine + caféine et/ou vitamine C

Voir liste p. 122.

Paracétamol + opiacé (codéine ou autre dérivé de l'opium)

- SÉDARÈNE gélule
- SUPPOMALINE suppositoire

Paracétamol + aspirine + codéine

- NOVACÉTOL comprimé

Paracétamol + dérivés terpéniques

- COQUELUSÉDAL PARACÉTAMOL suppositoire Adulte
- FÉBRECTOL suppositoire Adulte
- TROPHIRÉS COMPOSÉ suppositoire Adulte

Homéopathie

- POCONÉOL N° 22 solution buvable
- POCONÉOL N° 44 solution buvable

Phytothérapie

- ARKOGÉLULES SAULE gélule
- ÉLUSANES QUINQUINA gélule
- ÉLUSANES SAULE gélule
- GRIPPONYL poudre pour suspension buvable

Les maux de tête ou céphalées

Environ la moitié d'entre nous souffre de maux de tête au moins une fois par an. Il existe deux types de causes à ces maux : les céphalées de tension, assez communes, et les migraines, moins fréquentes. Rarement graves, les maux de tête peuvent cependant être révélateurs d'une maladie plus sérieuse.

Symptômes

Les **céphalées de tension** (qui n'ont aucun rapport avec la tension artérielle !) se manifestent surtout au niveau du front et de la nuque. Ce sont des douleurs perçues comme une pression (ou tension) ou un serrement exercé sur ces parties de la tête. La douleur peut augmenter de manière progressive ou apparaître brusquement. Certaines céphalées de tension durent parfois plusieurs heures, voire même plusieurs jours.

Elles sont différentes des **migraines** qui se manifestent par des douleurs lancinantes du côté droit ou gauche de la tête, parfois pendant des heures, voire des jours. La douleur suit les battements du cœur. L'épisode est souvent associé

Comment réagir en cas de maux de tête ?

15 ou 112

- Si le mal de tête est soudain, inhabituel et intense.
- Si les maux de tête s'accompagnent d'un ou plusieurs des symptômes suivants :
  - une forte fièvre ;
  - une raideur de la nuque ;
  - des vomissements ;
  - une diminution de la force musculaire ;
  - une sensation de malaise ;
  - des troubles de la marche ou de l'élocution ;
  - des convulsions.

- Si les maux de tête s'accompagnent d'autres symptômes comme, par exemple :
  - des troubles de la vision ;
  - des tremblements ;
  - une agitation importante.
- Si la personne a des antécédents d'hypertension artérielle.

- Si les maux de tête durent plus longtemps que d'habitude.
- Si des maux de tête habituels changent brusquement de nature et d'intensité.
- Si les céphalées ne régressent pas après 48 heures d'automédication.

- Si les maux de tête sont occasionnels ou liés à une cause connue.

à d'autres symptômes : une intolérance à la lumière, au bruit et aux odeurs, des nausées, des vomissements, etc. La migraine peut être précédée de signes prémonitoires : fourmillements, troubles visuels, voile noir, éclairs ou points brillants devant les yeux ; plus rarement : faiblesse d'un côté ou vertiges.

Causes

Les causes des céphalées de tension sont inconnues. Toutefois, on sait que certains facteurs favorisent leur apparition :
– le stress, le surmenage et la fatigue ;
– la consommation d'alcool ;
– l'excès ou l'arrêt brusque d'une consommation de café ;
– des lunettes mal adaptées ou une absence de lunettes alors qu'elles seraient nécessaires ;
– le bruit ;
– chez certaines personnes, la consommation d'aliments tels que les fromages trop faits, les noix, le chocolat, les vins blancs, les salaisons, la crème aigre, etc., les exhausteurs de saveur (glutamate) ou les édulcorants (aspartame), etc.

Les maux de tête peuvent être révélateurs de maladies ou de problèmes nécessitant un diagnostic médical urgent : poussée d'hypertension, accident vasculaire cérébral (attaque), infection du cerveau, glaucome, intoxication, etc. D'autres problèmes moins urgents nécessitent néanmoins une consultation : la sinusite, par exemple. Ces maladies s'accompagnent généralement d'autres signes révélateurs dont l'association avec la céphalée doit amener à consulter (gène à la lumière, troubles du comportement, douleur des yeux, etc.).

Des maux de tête persistants justifient toujours un avis médical.

Complications éventuelles

Les maux de tête ordinaires n'entraînent aucune complication. Mais là encore, il est parfois difficile de déterminer s'ils sont anodins ou le signe d'une maladie plus grave. Dans le doute, mieux vaut consulter son médecin, notamment lorsque les maux de tête sont violents, brutaux ou s'ils se prolongent. Si vous êtes sujet aux céphalées à répétition, il vous sera peut-être difficile de déterminer si elles sont banales ou non. Il faut alors tenter de noter si elles sont différentes en intensité, en durée et en fréquence.

Ce que fait le médecin

Il examine et questionne le patient pour déterminer le type de mal de tête

Les causes de la migraine

Les causes de la migraine ne sont pas connues. On a toutefois constaté que l'irrigation du cerveau était modifiée avant et pendant l'accès : d'abord une contraction des vaisseaux à l'origine des signes prémonitoires, puis une dilatation brutale, responsable des maux de tête. Il semble aussi que certains facteurs hormonaux jouent un rôle dans la migraine. Chez certaines personnes, des causes extérieures peuvent agir comme facteurs déclenchants : le stress, des troubles du sommeil, certaines conditions météorologiques, certains aliments, le bruit, des odeurs, une lumière crue, l'imminence des règles, etc.

et fait pratiquer des examens si nécessaire. Si les médicaments pris avant la consultation n'ont pas eu d'effet, il prescrit, le cas échéant, un nouveau médicament.

Comment prévenir les maux de tête

Les facteurs qui déclenchent des maux de tête varient d'une personne à l'autre. Essayez de déterminer si les maux ont une origine que vous pouvez éviter, par exemple une boisson, un aliment ou des lunettes mal adaptées. Par ailleurs, toute mesure permettant de vous détendre est susceptible d'atténuer les céphalées de tension.

Ce que vous pouvez faire

– Allongez-vous et essayez de dormir dans une pièce calme et sombre.
– Appliquez une compresse froide sur la nuque.
– Prenez un bain chaud.

Les céphalées par abus d'antalgiques

Les céphalées par abus d'antalgiques se caractérisent par la répétition de céphalées de tension suite à la surconsommation de médicaments contre la douleur. Tout se passe comme si chaque prise d'antalgique était suivie par un rebond du mal de tête. Ces céphalées particulières représentent 15 à 20 % des consultations dans les centres spécialisés dans le traitement des maux de tête. Les mécanismes de ce phénomène ne sont pas élucidés. Le traitement consiste à sevrer progressivement les personnes qui en souffrent.

Le traitement des maux de tête

Les antalgiques (voir p. 118) sont habituellement efficaces. Mais leur consommation abusive ou prolongée peut transformer des maux de tête intermittents en un état permanent (voir encadré). Par ailleurs, certains extraits de plantes sont traditionnellement utilisés dans la prévention des maux de tête.

La prise en charge de la migraine s'est considérablement améliorée ces dernières années, en particulier avec de nouvelles familles de médicaments, prescrits par le médecin. Les traitements sans ordonnance de la migraine reposent sur la prise de médicaments antalgiques en respectant bien les doses conseillées. Il existe en pharmacie des oligoéléments, et des complexes homéopathiques qui peuvent être utilisés en complément.

Les fiches détaillées des médicaments ci-dessous sont consultables sur : www.automedication.fr

Phytothérapie

- ARKOGÉLULES PARTENELLE gélule
- CEFAMIG capsule
- ÉLUSANES GRANDE CAMOMILLE gélule

Oligoéléments

- OLIGOGRANUL COBALT comprimé
- OLIGOSOL COBALT solution buvable
- OLIGOSTIM COBALT comprimé sublingual

Homéopathie

- ABBÉ CHAUPITRE N° 6 solution buvable
- NEUROCYNÉSINE comprimé
- PHAPAX solution buvable

Chez les enfants

Introduction

Soigner les petits bobos d'un enfant va au-delà de l'automédication. En effet, il s'agit pour les parents d'évaluer la sévérité de symptômes qu'ils ne ressentent pas eux-mêmes. On devrait plutôt parler de prescription parentale déléguée, nécessitant quelques règles particulières.

Tout d'abord, chez les nourrissons de moins de deux mois, toute inquiétude justifie une consultation. Au-delà de cet âge, l'automédication doit se limiter à des situations bien identifiées (une plaie, des fesses rouges, etc.) ou, dans le cas de récidives d'un problème déjà diagnostiqué, aux conseils précédemment prodigués par le médecin (un problème allergique, par exemple).

En cas de doute, bien sûr, il ne faut jamais hésiter à solliciter l'avis du médecin ou celui du pharmacien.

L'angine et les maux de gorge chez les enfants

Les amygdales, situées au fond de la gorge, permettent à l'organisme de se défendre contre les germes responsables de maladies. Leur inflammation aiguë, couramment appelée angine, est une affection très fréquente chez les enfants de plus de deux ans.

Symptômes

L'angine commence par des maux de gorge, des difficultés à déglutir et un sentiment de malaise général. La température peut monter jusqu'à 39 °C ou 40 °C et l'enfant frissonne par moments. Il n'a pas faim et se plaint parfois de maux de tête ou de ventre.
Le mal de gorge chez un enfant ne correspond pas forcément à une angine et peut être dû à une rhinopharyngite.

Causes

Chez les enfants de moins de trois ans, les angines sont presque toujours d'origine virale. Chez les enfants plus âgés, l'angine est, dans environ un cas sur cinq, due à une bactérie, le streptocoque dit hémolytique.

Complications éventuelles

Si l'angine est due à des bactéries, elle peut provoquer localement un abcès (une accumulation de pus dans la gorge). Dans le cas où cette bactérie est un streptocoque hémolytique, elle peut être responsable de l'apparition d'une maladie cardiaque ou rénale, ou encore de troubles rhumatismaux. Ces complications sont devenues rares depuis l'apparition des antibiotiques, mais cela justifie leur emploi systématique en cas d'angine bactérienne. La plupart du temps, l'angine guérit sans complications.

Ce que fait le médecin

Chez l'enfant de moins de trois ans, l'angine est présumée d'origine virale.

Comment réagir en cas de maux de gorge ?

- Si l'enfant vomit et a des difficultés à respirer.
- Si des taches rouges apparaissent sur son corps.
- Si l'enfant perd conscience de ce qui l'entoure.

- Dans tous les cas, si les maux de gorge ne s'accompagnent pas de signes de rhinopharyngite (nez qui coule, nez bouché, toux).
- Si le mal de gorge s'accompagne d'une fièvre dépassant 39,5 °C.

- Si le mal de gorge ne passe pas au bout de 48 heures.

- Si le mal de gorge est peu intense (gorge qui gratte ou qui chatouille), sans fièvre et associé à un nez qui coule, un nez bouché ou à une toux.

Le médecin examine l'enfant et prescrit un traitement pour faire baisser la fièvre et combattre la douleur.
Chez l'enfant de plus de trois ans, le médecin procède à un frottis du fond de la gorge pour identifier la présence éventuelle de streptocoques hémolytiques. Si cette présence se confirme, il prescrit des antibiotiques. Dans les autres cas, il prescrit, si nécessaire, un médicament destiné à lutter contre la fièvre et la douleur, comme le paracétamol.

Ce que vous pouvez faire

Il ne faut jamais avoir recours à l'automédication pour un enfant qui a mal à la gorge avec de la fièvre sans signe de rhinopharyngite, car cela correspond en général à une angine. La possibilité d'un diagnostic rapide de l'angine streptococcique et d'un traitement adapté rend obligatoire la consultation médicale.
– On peut faire faire des gargarismes à l'enfant de plus de six ans pour atténuer sa douleur, avec une cuillère à café de sel dissoute dans un verre d'eau bouillie dont la température doit être redescendue à un niveau acceptable.
– Veillez à ce que l'enfant boive fréquemment. Si cela lui est douloureux, donnez-lui à absorber de l'eau glacée par petites quantités.
– En cas de fortes douleurs lorsqu'il avale, servez-lui des aliments liquides en bouillie ou en purée, comme des soupes tièdes, de la semoule, de la purée de pommes de terre, des glaces, etc. Évitez les aliments acides ou trop salés.

Comment prévenir les angines

De façon générale, il n'existe pas de mesures préventives contre l'angine.
– En hiver, utilisez des humidificateurs dans les locaux chauffés.
– En été, méfiez-vous de l'air conditionné et des alternances soudaines entre le chaud et le froid. Si votre enfant a transpiré abondamment, changez-lui rapidement ses vêtements.
– Évitez d'emmener vos enfants dans des locaux enfumés.

Le traitement des maux de gorge

Le traitement de la douleur et de la fièvre constitue, dans la majorité des cas, le seul geste utile (voir la liste des médicaments p. 158).
L'intervention du médecin a pour but d'identifier et de traiter une angine à streptocoques. En dehors de ce cas, il existe en pharmacie des collutoires et des pastilles à sucer destinés à soulager les maux de gorge en cas de rhinopharyngite. Ils contiennent généralement des antiseptiques et des anesthésiques locaux. Les grands enfants peuvent les utiliser (voir la liste des médicaments p. 268), en respectant la posologie de chaque médicament.
Il existe également des médicaments contenant des enzymes et des suppositoires au bismuth qui peuvent être utilisés en traitement d'appoint.

Les fiches détaillées des médicaments ci-dessous sont consultables sur : www.automedication.fr

Enzymes à visée anti-inflammatoire

- MAXILASE sirop
- MÉGAMYLASE sirop
- RIBAMYLASE sirop

Suppositoires au bismuth

- BIQUINOL suppositoire Enfant
- PHOLCONES BISMUTH suppositoire Enfant

Homéopathie

Voir liste p. 269.

La bronchiolite du nourrisson

Chaque hiver en France, à la fin de l'automne et en hiver, la bronchiolite toucherait un tiers des nourrissons de moins de deux ans. Même si elle reste généralement bénigne, la bronchiolite est devenue un problème de santé publique depuis quelques années, en raison du grand nombre d'enfants concernés.

Symptômes

La bronchiolite commence comme un simple rhume, avec une légère fièvre, un nez qui coule et une toux sèche. Le nourrisson présente par la suite une gêne respiratoire (respiration rapide entrecoupée de pauses), notamment pendant les repas. Il est agité, boit de moins en moins et repousse ses biberons. Ses bronches sont encombrées par des sécrétions qu'il n'arrive pas à évacuer. Parfois, on peut entendre des sifflements respiratoires.

Causes

La bronchiolite est une inflammation des bronches les plus petites, les bronchioles, qui amènent l'air tout au fond des poumons. Elle s'observe chez l'enfant de moins de deux ans et surtout chez le nourrisson de moins de six mois. Dans plus de 80 % des cas, la bronchiolite est due au virus respiratoire syncitial (VRS) mais elle peut également être secondaire à un autre virus, ou d'origine bactérienne (*Hæmophilus influenzae* de type B, par exemple). Le VRS se transmet par l'intermédiaire des gouttelettes expulsées par la toux et les éternuements, mais aussi par l'intermédiaire

Comment réagir en cas de bronchiolite ?

15 ou 112

- Si l'enfant éprouve de grandes difficultés à respirer.
- Si l'enfant respire vite et se fatigue.
- Si son comportement change.
- S'il demeure somnolent et s'il refuse de boire et de se nourrir.
- Si ses lèvres ou ses ongles deviennent bleus.
- Si sa respiration ralentit peu à peu et que l'enfant semble s'endormir.

- Dans tous les cas, si le nourrisson a moins de deux mois.
- Si le nourrisson respire de manière saccadée, s'il est agité, boit peu et repousse les biberons.
- Si sa respiration est sifflante.
- Si sa fièvre augmente et qu'il semble avoir mal à l'oreille.

des mains ou d'objets contaminés. Le manque d'hygiène, les lieux mal aérés et la vie en collectivité favorisent la propagation de la maladie.

Complications éventuelles

La plupart du temps, la bronchiolite évolue sans complications et les difficultés respiratoires disparaissent en quelques jours. Néanmoins, certains enfants sont durablement gênés ou présentent des récidives. Lorsqu'elles se répètent, les bronchiolites ont souvent une origine allergique. Dans certains cas, les difficultés qu'éprouve l'enfant pour respirer se transforment en détresse respiratoire nécessitant une hospitalisation.

Ce que fait le médecin

Sans complications, la bronchiolite guérit en sept à dix jours. Le traitement prescrit par le médecin consiste essentiellement à en traiter les symptômes : lavage du nez avec du sérum physiologique et, parfois, kinésithérapie respiratoire pour aider l'enfant à expulser les sécrétions bronchiques par la bouche. Un médicament contre la fièvre est parfois prescrit. Les fluidifiants bronchiques et les anti-inflammatoires de la famille des corticoïdes ne semblent pas présenter d'intérêt dans le traitement de la bronchiolite. Les antibiotiques sont administrés en cas de surinfection bactérienne. Les médicaments contre la toux sont à éviter : ils empêchent l'expulsion des sécrétions bronchiques.

Ce que vous pouvez faire

– Faites boire votre enfant souvent et en petites quantités.
– Fractionnez ses repas.
– Surélevez légèrement le thorax de votre bébé à l'aide de coussins placés sous le matelas.
– Réduisez la température de la chambre à 18 ou 19 °C et humidifiez l'air.
– Ne fumez pas en sa présence ni dans une pièce où il peut séjourner.
– Soulagez sa fièvre si l'enfant semble en souffrir (voir p. 155).

Comment prévenir la bronchiolite

Quelques règles d'hygiène peuvent limiter le risque de contamination en période d'épidémie.
– Lavez-vous les mains avant et après avoir touché votre nourrisson.
– Si vous êtes enrhumé, il est préférable de porter un masque lorsque vous vous occupez de votre bébé. Faites-en un jeu, s'il semble inquiet. Ne l'embrassez pas.
– Si possible, ne sortez pas un bébé âgé d'un ou deux mois dans des lieux trop fréquentés et trop confinés.
– Aérez régulièrement votre logement et évitez de surchauffer les pièces.
– Humectez régulièrement le nez du nourrisson en cas de rhume.
– N'échangez pas les tétines ou les cuillères entre deux bébés.
– Ne fumez pas en présence d'un enfant ni dans une pièce où il va séjourner.

Le traitement de la bronchiolite

Il ne peut y avoir d'automédication en cas de bronchiolite chez un nourrisson, sauf pour soulager la fièvre. Seul le médecin peut juger si l'administration d'un médicament est nécessaire en complément des lavages du nez (voir p. 185) et de la kinésithérapie respiratoire.

Les coliques du nourrisson

Les coliques du nourrisson se manifestent par des crises de pleurs survenant le plus souvent après la tétée ou le biberon. Ces crises sont déconcertantes pour les parents, parce qu'elles surviennent soudainement et disparaissent d'elles-mêmes.

Symptômes

Les coliques du nourrisson apparaissent quelques semaines après la naissance. Elles sont dues à des spasmes de l'intestin. Après son repas, le nourrisson est calme et content, puis se met soudain à pleurer. Il se tortille, devient rouge et semble souffrir sans raison visible. Il est parfois ballonné, a le ventre dur. Ces crises ont lieu plus fréquemment en fin d'après-midi ou en début de nuit et lorsque le bébé est allongé. L'enfant est difficile à calmer. Il émet parfois des gaz ou des selles, ce qui semble le soulager. Ces crises disparaissent généralement au cours du troisième ou du quatrième mois, aussi soudainement qu'elles sont apparues.

Causes

L'origine de ces coliques est difficile à déterminer. Plusieurs hypothèses sont toutefois avancées.

– L'intestin de certains nourrissons mettrait plus de temps à parvenir au degré de maturité nécessaire pour assurer une digestion normale, ce qui engendrerait ballonnements et spasmes.

– Le nourrisson avalerait trop d'air en tétant, ce qui entraînerait aérophagie et ballonnements.

– Chez les enfants allaités par leur mère, ces coliques pourraient être une réaction indirecte au lait de vache. Une consommation importante par la mère de lait ou de produits laitiers – et en particulier de certains fromages – enrichirait le lait

Comment réagir en cas de coliques ?

- Si le bébé paraît affamé, mais vomit tout ce que vous lui donnez.
- Si du sang apparaît dans ses selles.

- Si, pour la première fois, le bébé a une crise de pleurs que ses parents n'arrivent pas à calmer.
- Si les coliques ne cessent pas au bout d'une heure ou deux.
- Si le bébé a de la fièvre ou vomit.
- Si son ventre semble douloureux lorsqu'on le touche.
- Si, après une première consultation, les symptômes s'aggravent.
- Si le bébé refuse de téter et que son état général se détériore.

- Si les pleurs font penser à des coliques déjà diagnostiquées par le médecin et si l'enfant ne présente pas d'autres signes.

maternel en substances mal tolérées par l'intestin du bébé.

– Chez les enfants allaités artificiellement, ces coliques pourraient être un signe d'allergie aux protéines de lait de vache, ou d'une intolérance au lactose (voir encadré).

– Enfin, il a été suggéré que l'anxiété de la mère (en particulier lorsqu'il s'agit du premier enfant) pourrait favoriser l'apparition de coliques. Le nourrisson étant sensible aux émotions de sa maman, il exprimerait ainsi l'inquiétude qu'il perçoit chez elle.

Complications

Aussi désagréables soient-elles, les coliques du nourrisson sont bénignes et cessent spontanément. Mais si elles s'accompagnent de vomissements ou de douleurs à la palpation du ventre, il peut s'agir d'une affection plus grave nécessitant une consultation médicale en urgence. Si l'enfant est fiévreux, les coliques peuvent en fait révéler une infection, notamment une gastro-entérite. Ce ne sont alors plus des coliques du nourrisson à proprement parler.

Ce que fait le médecin

Le médecin s'assure qu'il s'agit bien de coliques du nourrisson. Il recherche également les signes d'une allergie alimentaire. Il peut éventuellement prescrire certains médicaments pour calmer les gaz et les ballonnements de l'enfant. Il ne conseille pas forcément aux parents de changer le lait artificiel qu'ils utilisent, même si ceux-ci s'attendent souvent à ce type de décision.

Ce que vous pouvez faire

– Si vous allaitez votre enfant, vous pouvez essayer de ne plus consommer de lait et de produits laitiers pendant une semaine pour voir si les coliques du bébé se calment. Si c'est le cas, demandez à votre médecin de vous prescrire un complément alimentaire, une eau minérale riche en calcium ou un médicament en contenant.

– Veillez à ce que votre bébé avale le moins d'air possible lors des tétées, en vous assurant qu'il prend bien le téton en bouche, ou en maintenant son biberon incliné.

– Si vous donnez le biberon, votre médecin vous conseillera peut-être d'essayer un lait sans lactose. Ne changez pas le régime alimentaire de votre enfant sans l'avis de votre médecin, et n'utilisez pas de médicament sans ordonnance sans lui en parler au préalable.

L'intolérance au lactose

L'intolérance au lactose est due à une sécrétion insuffisante de lactase (l'enzyme qui digère le lactose) par l'intestin. Dans certains cas, cette insuffisance est héréditaire et ces symptômes apparaissent dès la naissance. Dans d'autres cas, l'insuffisance est la conséquence temporaire d'une infection de l'intestin et disparaît avec sa guérison. L'intolérance au lactose se traduit par la production d'une diarrhée aigrelette et irritante pour les fesses, ainsi que par des vomissements, des ballonnements, des gaz, des maux de ventre, etc.

– Faites faire son rot à votre bébé après son repas et attendez un peu avant de le coucher.
– Une bouillotte tiède posée sur son ventre peut contribuer à calmer les ballonnements.
– S'il pleure, prenez-le dans vos bras, promenez-le ou bercez-le. Les balades en poussette ou en voiture sont parfois efficaces. Vous pouvez également essayer de lui masser les bras, les jambes ou le dos (en le mettant à plat ventre sur vos genoux). Vous pouvez également lui passer doucement le plat de la main sur le ventre, en tournant dans le sens des aiguilles d'une montre, pendant cinq minutes.
– Si possible, évitez la panique ou l'énervement, vous risqueriez de communiquer votre stress à votre bébé, ce qui aggraverait la situation. Si vous êtes épuisé par les cris et les pleurs, demandez de l'aide à vos proches pour qu'ils prennent le relais, ce qui vous permettra de vous reposer.

Comment prévenir les coliques

La prévention des coliques du nourrisson est mal définie. L'allaitement maternel est parfois cité comme mesure de prévention, mais les nourrissons allaités au sein connaissent également ce type de problème. Sein ou biberon, il est toujours préférable que le repas se fasse dans une atmosphère calme et détendue. Essayez de modérer les ardeurs des bébés goulus. Prenez le temps de promener votre bébé après son repas, de lui faire faire son rot et de rester un moment avec lui.

Les médicaments contre les coliques du nourrisson

Il est préférable de ne pas donner de médicaments sans avis médical pour soulager les coliques du nourrisson.

La constipation chez les enfants

Les signes et les causes de la constipation varient selon l'âge des enfants. Dans la plupart des cas, il suffit que l'enfant boive davantage et mange de manière plus équilibrée pour que tout rentre dans l'ordre. La crainte de la constipation ne doit pas devenir une obsession pour les parents.

Symptômes

Chez les nourrissons, les selles sont moulées ou semi-liquides, jaune doré à verdâtre. Leur consistance augmente lorsque les légumes, les fruits et les viandes sont introduits dans l'alimentation de l'enfant. Leur fréquence est variable et il n'est pas inhabituel qu'un nourrisson fasse une selle tous les deux ou trois jours. À cet âge, les symptômes de la constipation sont la dureté des selles (qui ressemblent à des billes) et les efforts que fait le nourrisson pour les éliminer.

Chez les jeunes enfants, la constipation se traduit par des selles espacées et dures. L'enfant éprouve des difficultés à déféquer et, quand il y arrive, cela lui fait mal. Du fait de cette douleur, il se retient de faire des selles dans ses couches, ce qui ne fait qu'aggraver sa constipation.

Causes

Chez le nourrisson, la constipation bénigne peut être le signe d'un apport insuffisant en eau. C'est le cas, par exemple, lorsque la mère qui allaite ne boit pas assez, que le lait artificiel est insuffisamment dilué ou lorsqu'un climat chaud tend à déshydrater l'enfant. La constipation peut également être due à un excès de farines ou d'épaississants dans le biberon, ou à un excès d'aliments constipants (chocolat, coing, banane, riz, féculents, etc.) dans l'alimentation de la mère qui allaite.

Chez le jeune enfant, la constipation est la plupart du temps d'origine alimentaire : le plus souvent, une alimentation pauvre en fibres (c'est-à-dire pauvre en aliments comme les légumes verts, les crudités, les fruits, les céréales complètes) et trop riche en aliments constipants.

Comment réagir en cas de constipation ?

- Lorsqu'un nouveau-né ne défèque pas, vomit et ne prend pas de poids.
- Si votre bébé n'a pas eu de selles depuis plus de trois jours.
- Si son ventre est ballonné et qu'il semble souffrir.
- Si la constipation s'accompagne de vomissements, notamment juste après le repas.
- Si votre enfant ne parvient pas à défléquer ou s'il présente des lésions de l'anus causées par des selles dures.

- Si la constipation ne s'accompagne d'aucun autre signe.

La constipation survient également lorsque l'enfant ne boit pas suffisamment, en particulier en cas de fièvre ou de fortes chaleurs. Elle peut également avoir une origine psychologique, en particulier au moment de l'acquisition de la propreté, si les parents sont anxieux à ce sujet. Des situations stressantes pour l'enfant en sont également à l'origine : entrée à l'école maternelle ou à l'école primaire, naissance d'un petit frère ou d'une petite sœur, voyage, etc. Il existe également des enfants plus enclins à connaître ce problème, probablement pour des raisons héréditaires.

Enfin, il arrive que l'état des toilettes de certaines collectivités (mauvais entretien, isolement difficile) favorise l'apparition de constipation chez des enfants qui préfèrent se retenir au cours de la journée.

Complications éventuelles

Si la constipation est parfois pénible et douloureuse pour l'enfant, elle n'entraîne en général guère de complications. Dans des cas rares, le passage de selles dures peut provoquer des fissures de l'anus, des saignements ou de l'encoprésie (voir p. 176).

Ce que fait le médecin

Son premier souci est d'éliminer les causes possibles d'une urgence, ce qui peut l'amener à demander des examens complémentaires. Dans les autres cas, les plus fréquents, le traitement consiste d'abord à corriger les habitudes alimentaires et à s'assurer que l'enfant boive suffisamment. Le médecin pourra également prescrire certains médicaments pour hydrater et ramollir les selles, ou pour calmer les douleurs abdominales lorsque celles-ci sont modérées (avec des antispasmodiques, voir p. 170).

Ce que vous pouvez faire

– Chez un nourrisson, il ne faut jamais avoir recours aux lavements, laxatifs ou suppositoires sans avis médical. Il ne faut pas non plus chercher à provoquer la défécation par une manœuvre locale (par exemple avec le thermomètre).

– Assurez-vous que votre bébé boive suffisamment. N'hésitez pas à lui donner des biberons d'eau régulièrement. Si vous allaitez, veillez à boire au moins deux à trois litres d'eau chaque jour.

– Pour lutter contre la constipation, vous pouvez donner à votre bébé quelques cuillerées à café de bouillon de légumes, de jus de pomme ou de jus d'orange, mélangées à un quart de biberon d'une eau minérale riche en magnésium (par exemple Hépar).

– Vous pouvez équilibrer l'alimentation d'un enfant en lui donnant plus de fibres (légumes verts, crudités, fruits, céréales complètes, par exemple) et en limitant les féculents (riz, pommes de terre, tapioca, etc.) que vous ferez bien cuire. Certains fruits secs trempés, comme les pruneaux, faciliteraient le transit intestinal.

– Faites-le boire régulièrement au cours de la journée, particulièrement en été.

– Veillez à ce qu'il soit actif dans la journée. L'absence d'activité physique contribue à la constipation.

L'usage des laxatifs et des lavements doit rester exceptionnel. L'irritation de la paroi intestinale qu'ils provoquent, associée à l'accoutumance de l'intestin, entretient la constipation.

Comment prévenir la constipation

Veillez à ce que le nourrisson boive suffisamment. Si vous allaitez, buvez abondamment. En cas d'allaitement artificiel, assurez-vous de diluer la poudre de lait selon les indications sur la boîte, et n'abusez pas des farines et autres épaississants. En été, donnez-lui régulièrement des biberons d'eau.

Chez le jeune enfant, veillez à ce que l'alimentation soit suffisamment riche en fibres. Limitez les aliments constipants et assurez-vous qu'il boive suffisamment.

Essayez de ne pas dramatiser l'acquisition de la propreté. Plus tard, ne soyez pas obsédé par l'idée que votre enfant puisse être constipé. Certains enfants ne vont à la selle que deux fois par semaine, sans que cela ne soit une gêne pour eux. Bon nombre de consultations pour constipation n'ont pour origine que... l'anxiété des parents !

Les laxatifs chez les enfants

L'utilisation des laxatifs doit être **exceptionnelle** chez l'enfant et **de courte durée**, en l'absence d'avis médical.

– Les laxatifs les plus utilisés chez l'enfant sont les **laxatifs osmotiques** qui retiennent l'eau et empêchent les selles de durcir. Ils sont efficaces et bien supportés, même s'ils peuvent être à l'origine de ballonnements.

Il existe d'autres types de laxatifs.

– Les **laxatifs de lest** augmentent le volume des selles et peuvent provoquer des ballonnements.

– Les **laxatifs lubrifiants** facilitent le transit et l'élimination des selles. En cas d'usage prolongé, ils peuvent diminuer l'absorption de certaines vitamines (A, D, E, K).

– Les **suppositoires à la glycérine** et les **mini lavements** sont administrés par voie rectale. Ils facilitent la défécation par stimulation du rectum, mais peuvent perturber le réflexe de défécation s'ils sont utilisés trop souvent.

– Les **laxatifs stimulants** ne doivent pas être utilisés chez l'enfant sans avis médical.

Les fiches détaillées des médicaments ci-dessous sont consultables sur : www.automedication.fr

Laxatifs osmotiques

- APILAXE solution buvable
- AUXITRANS 5 g poudre pour suspension buvable
- DUPHALAC 10 g/15 ml solution buvable
- DUPHALAC 66,5 % solution buvable
- FORLAX 4 g poudre pour solution buvable
- FORLAX 10 g poudre pour solution buvable
- HÉPAGRUME solution buvable
- HÉPARGITOL poudre pour solution buvable
- IMPORTAL 2,5 g poudre pour solution buvable
- IMPORTAL 5 g poudre pour solution buvable
- IMPORTAL 10 g poudre pour solution buvable
- LACTULOSE 10 g/15 ml solution buvable Génériques
- LACTULOSE 66,5 % solution buvable Génériques
- LAXARON 10 g/15 ml solution buvable
- NOVICOL poudre pour solution buvable Enfant
- NIVABETOL solution buvable
- SORBITOL DELALANDE 5 g poudre pour solution buvable

Laxatifs de lest

- INFIBRAN comprimé à croquer ou granulé
- MUCIVITAL 5 g poudre orale
- NORMACOL granulé
- PSYLLIUM LANGLEBERT graine
- SPAGULAX poudre effervescente pour suspension buvable

- SPAGULAX AU SORBITOL granulé
- SPAGULAX MUCILAGE PUR granulé
- TRANSILANE poudre pour suspension buvable

Laxatifs lubrifiants

- ACAL solution buvable
- HUILE DE PARAFFINE COOPER solution buvable
- HUILE DE PARAFFINE GIFRER huile buvable
- HUILE DE PARAFFINE GILBERT huile buvable
- LANSOYL FRAMBOISE gelée orale
- LANSOYL ORANGE gelée orale
- LANSOYL SANS SUCRE gelée orale
- LUBENTYL gelée orale
- PARAPSYLLIUM poudre pour suspension buvable
- PARLAX huile buvable
- PARAPSYLLIUM poudre pour suspension buvable
- RESTRICAL ESTRAGON solution buvable
- RESTRICAL NOISETTE solution buvable
- TRANSITOL gelée orale

Suppositoires et mini lavements (voie rectale)

- BÉBÉGEL gel rectal
- CRISTAL suppositoire Enfant
- CRISTAL suppositoire Nourrisson
- ÉDUCTYL suppositoire Enfant
- MICROLAX BÉBÉ gel rectal
- NORMACOL LAVEMENT solution rectale Enfant
- SUPPOSITOIRES À LA GLYCÉRINE CENTRAPHARM suppositoire Enfant
- SUPPOSITOIRES À LA GLYCÉRINE CENTRAPHARM suppositoire Nourrisson
- SUPPOSITOIRES À LA GLYCÉRINE GIFRER suppositoire Enfant
- SUPPOSITOIRES À LA GLYCÉRINE GIFRER suppositoire Nourrisson
- SUPPOSITOIRES À LA GLYCÉRINE MONOT suppositoire Enfant
- SUPPOSITOIRES À LA GLYCÉRINE MONOT suppositoire Nourrisson

Homéopathie

- ABBÉ CHAUPITRE N° 21 solution buvable
- ABBÉ CHAUPITRE N° 22 solution buvable
- POCONÉOL N° 67 solution bucale

La diarrhée aiguë chez les enfants

Les enfants souffrent assez fréquemment de diarrhée. La plupart du temps, il ne s'agit que d'un mauvais moment à passer. Ces diarrhées sont passagères, c'est pourquoi on les appelle des diarrhées aiguës. Le traitement consiste essentiellement à faire boire l'enfant, notamment en lui donnant des solutés de réhydratation.

Symptômes

La diarrhée est une évacuation inhabituellement fréquente de selles liquides. Dans la couche, les selles présentent un large bord humide, comme une auréole. On y trouve parfois des restes d'aliments non digérés. Les selles contiennent parfois des glaires et du sang. Une forte diarrhée peut être accompagnée de fièvre et de douleurs abdominales.

La plupart du temps, la diarrhée se déclare soudainement, dure quelques jours, puis s'arrête sans que l'on puisse en déterminer la cause de manière certaine. Parfois, la diarrhée peut devenir chronique. Elle dure alors plus longtemps, avec moins d'intensité.

Causes

Les causes de la diarrhée sont :

– Le plus souvent, une infection par des virus (comme les gastro-entérites à rotavirus), parfois par des bactéries, des parasites ou, plus rarement, par des champignons microscopiques. Ces micro-organismes se transmettent par contact avec les selles, la salive ou les mains de personnes atteintes, par des aliments contaminés ou par un animal domestique.

– Une intoxication alimentaire à partir d'aliments avariés.

– Une intolérance vis-à-vis de certains aliments (par exemple ceux contenant du lactose, voir p. 137) ou encore une allergie alimentaire.

Comment réagir en cas de diarrhée aiguë ?

- Dans tous les cas, lorsqu'il s'agit d'un bébé de moins de trois mois.
- Si votre bébé vomit de manière répétée et ne boit plus.
- Si votre enfant ne mange plus et ne boit plus.
- S'il présente des signes de déshydratation (voir page suivante).
- Si la diarrhée persiste plus de deux jours.
- Si elle s'accompagne d'une forte fièvre.
- Si les selles contiennent des glaires ou du sang.

- Si vous ou votre enfant revenez d'un pays tropical.

- Si la diarrhée est récente, si elle ne s'accompagne d'aucun signe cité ci-dessus et si vous disposez d'un médicament prescrit préalablement par votre médecin pour une diarrhée similaire.

– Lorsqu'un enfant « fait » ses dents avec difficultés, ou lors d'otites ou de rhinopharyngites, il peut parfois souffrir brièvement de diarrhées.

Complications éventuelles

Chez le nourrisson, une diarrhée abondante peut rapidement provoquer une déshydratation et une perte en sels minéraux, surtout s'il souffre également de vomissements et ne peut, de ce fait, absorber suffisamment de liquides. Cette **déshydratation** se manifeste par une perte de poids, une grande fatigue, des yeux creux et cernés et des troubles psychiques (désorientation, torpeur, somnolence anormale, etc.).

Ce que fait le médecin

Le médecin recherche d'éventuels signes de déshydratation. Dans les cas sévères, une hospitalisation, au cours de laquelle l'enfant sera réhydraté par voie intraveineuse, peut se révéler nécessaire. S'il craint une infection intestinale bactérienne ou parasitaire, le médecin fera faire une analyse de selles. Dans la plupart des cas, il prescrit des solutés de réhydratation : ce sont des préparations à base de sucre et de sels minéraux disponibles en pharmacie (voir ci-contre). S'il l'estime nécessaire, il prescrit des médicaments antidiarrhéiques pour ralentir le transit. En cas de douleurs abdominales, il peut prescrire des antispasmodiques ou un pansement intestinal.

Ce que vous pouvez faire

– Dès les premiers signes de diarrhée, pesez votre bébé. Cette mesure de base permettra de dépister et d'évaluer une éventuelle déshydratation.

– Si les premiers signes de diarrhée sont modestes (les selles sont un peu plus liquides que d'habitude), continuez son alimentation habituelle et surveillez l'évolution de la diarrhée.

– Si la diarrhée est importante (selles liquides à presque tous les changes), compensez les pertes en eau et en sels minéraux par des solutés de réhydratation. Ces mélanges sucré-salé sont acceptés facilement par les nourrissons et il est préférable de toujours en avoir dans son armoire à pharmacie. Les enfants plus grands les apprécient moins, en raison de leur goût. Dans tous les cas, il ne faut jamais réhydrater un enfant avec de l'eau pure, car il pourrait mal le tolérer.

Le nourrisson : cessez de lui donner du lait (sauf si vous l'allaitez) et donnez-lui seulement des solutés de réhydratation à volonté pendant six heures. S'il vomit, faites-le boire fréquemment et en très petites quantités pendant les premières heures de la diarrhée. Après six heures, le lait peut être repris petit à petit. Vous pouvez utiliser un lait sans lactose pendant quelques jours.

L'enfant plus grand : veillez à ce qu'il boive suffisamment (boissons sucrées, bouillons de légumes, jus de pomme ou solutés de réhydratation). Évitez d'aggraver la diarrhée avec des aliments difficiles à digérer (lait, légumes verts, viandes, fruits acides, par exemple). Mettez ses intestins au repos, et proposez-lui des aliments antidiarrhéiques, riz (ou eau de riz), pommes en compote, bananes, gelée ou compote de coing, pain grillé. Lorsque la diarrhée cesse, réintroduisez les aliments habituels progressivement, en trois ou quatre jours.

– Limitez-vous aux médicaments prescrits par votre médecin. Chez les enfants, mieux vaut ne jamais utiliser les médicaments destinés à arrêter la diarrhée (il n'existe pas de ralentisseurs du transit sans ordonnance pour l'enfant), sauf s'ils vous ont été prescrits par le médecin.

Comment prévenir la diarrhée

– Respectez les règles d'hygiène de base (se laver les mains après être allé aux toilettes ou en rentrant à la maison et avant de passer à table, par exemple).
– Éliminez systématiquement les aliments dont la fraîcheur laisse à désirer. Nettoyez régulièrement votre réfrigérateur à l'eau de Javel.
– Des vaccins contre la gastro-entérite à rotavirus ont été récemment commercialisés. Demandez conseil à votre médecin.

Le traitement de la diarrhée chez l'enfant

Le principal traitement de la diarrhée consiste à réhydrater l'enfant grâce à des solutés de réhydratation, à donner à la place de son alimentation habituelle. À titre d'exemple : ADIARIL, ALHYDRATE, FANOLYTE, GES 45, HYDRIGOZ, PICOLITE ou VIATOL.
Les médicaments ralentissant le transit peuvent être utiles dans certains cas, mais sont disponibles uniquement sur ordonnance. Certains, en vente sans ordonnance, sont réservés à l'adulte. Les antidiarrhéiques dits d'origine microbienne (contenant des germes ou levures déshydratés) ont pour objectif théorique de restaurer la flore intestinale mais ne dispensent pas de l'usage des solutés de réhydratation. Lorsqu'ils se présentent sous la forme de gélules, ils sont réservés aux enfants de plus de six ans.

Les fiches détaillées des médicaments ci-dessous sont consultables sur : www.automedication.fr

Diosmectite

- SMECTA poudre pour suspension buvable

Antidiarrhéiques d'origine microbienne

- BACILOR poudre pour suspension buvable
- CARBOLEVURE gélule Enfant
- LACTÉOL comprimé
- LACTÉOL 170 mg gélule
- LACTÉOL 340 mg gélule ou poudre pour suspension buvable
- LYO-BIFIDUS poudre pour suspension buvable
- ULTRA-LEVURE 50 mg et 200 mg gélule
- ULTRA-LEVURE 100 g poudre pour suspension buvable

Autres antidiarrhéiques

- ÉLUSANES CHARBON VÉGÉTAL gélule
- SACOLÈNE PÉDIATRIQUE 500 mg granulé pour suspension buvable

Homéopathie

- ABBÉ CHAUPITRE No 43 solution buvable
- BORIPHARM N° 46 granules
- DIARALIA comprimé
- MONORDICA COMPLEXE N° 109 solution buvable
- POCONÉOL N° 11 solution buvable

La douleur chez les enfants

Chez les nourrissons, la douleur a longtemps été sous-estimée, voire niée. Pourtant, le fœtus peut la ressentir dès le sixième mois de grossesse. La lutte contre la douleur fait désormais partie intégrante de la prise en charge médicale des enfants et des moyens adaptés ont été développés.

Symptômes

Chez les nouveau-nés, en l'absence de langage, la douleur s'exprime uniquement au travers du comportement. Au-delà des cris et des pleurs, elle peut se traduire par des anomalies du rythme du sommeil ou de l'attitude générale du bébé. Par exemple celui-ci est agité ou hostile, ou anormalement calme et replié sur lui-même. D'autres symptômes sont des signes d'une réaction de stress associée à la douleur : la transpiration, la pâleur, des palpitations cardiaques et l'augmentation de la tension artérielle. Lorsque l'enfant est âgé de quelques mois, il devient capable de retirer ses mains et ses pieds de manière réflexe et parvient à trouver une position du corps visant à éviter ou à soulager la douleur (position antalgique).

Au fur et à mesure qu'ils grandissent, les enfants peuvent exprimer de plus en plus précisément leurs sensations douloureuses, en particulier après l'acquisition de la parole. Avec l'âge, le développement affectif ajoute une dimension émotionnelle à la douleur. À la sensation physique s'ajoute un sentiment de peur et de détresse qui la rend plus difficile à supporter : à la douleur s'ajoute la souffrance.

Causes

En grandissant, un enfant découvre l'univers des douleurs communes, telles que le mal de tête, les coups et les blessures superficielles, les brûlures légères ou encore les maux de dents. La plupart du temps, les douleurs sont liées soit à une lésion (par exemple, après une chute), soit à l'inflammation d'un organe (par exemple après un coup de soleil). Elles disparaissent lorsque ces causes sont traitées. Néanmoins, la douleur peut

Comment réagir en cas de douleur ?

- ➡ Si la douleur est brutale, insupportable, inattendue, inhabituelle, difficile à identifier.
- ➡ Si elle est persistante ou répétitive.
- ➡ Si elle persiste malgré l'automédication.
- ➡ Si la douleur ne présente pas les caractéristiques mentionnées ci-dessus.

également avoir une origine psychique (anxiété, stress ou dépression entre autres). Les maux de tête et de ventre qui précèdent le moment de partir à l'école en font partie.

Complications éventuelles

La douleur est un symptôme, elle n'a pas de complications autres que la gêne physique et l'impact sur la vie quotidienne qu'elle peut provoquer. Toutefois, une douleur chronique peut avoir des effets négatifs durables sur la santé de l'enfant : troubles du sommeil, perte de poids, ralentissement de la croissance, etc. Pour cette raison, il faut systématiquement la soulager, soit en supprimant sa cause, soit à l'aide de traitements (médicaments et techniques antalgiques) qui agissent directement sur celle-ci, indépendamment de son origine.

Ce que fait le médecin

Le médecin cherche à identifier et à traiter la cause de la douleur. Après cette évaluation, il prescrit éventuellement un médicament antalgique, en choisissant un principe actif et une posologie adaptés à l'intensité de la douleur. Il tient également compte de sa durée d'action et de son mode d'administration.

À côté des médicaments, d'autres techniques sont disponibles pour soulager les douleurs. Elles sont issues de médecines traditionnelles (acupuncture, massages, manipulations) ou bien de procédés modernes, tels que la chirurgie ou la neurostimulation. Des techniques utilisant la relaxation sont parfois pratiquées, comme la sophrologie ou l'hypnose.

Ce que vous pouvez faire

– N'utilisez jamais un médicament contre la douleur autre que le paracétamol sans en parler auparavant à votre médecin, en particulier si l'enfant est fiévreux. Dans ce cas, mieux vaut éviter l'aspirine et l'ibuprofène sans avis médical (voir p. 35).

– Respectez l'ordonnance de votre médecin : ne modifiez ni les horaires de prise ni les doses prescrites (ne les augmentez pas, ne les diminuez pas).

– Restez attentif aux signes de douleur chez votre enfant. Si la douleur ne passe pas, s'accentue ou se modifie, n'hésitez pas à consulter votre médecin.

– En cas de traumatisme, il existe des médicaments antalgiques locaux (pommades, crèmes, gels, etc.) vendus sans ordonnance mais généralement réservés aux adultes. Chez les enfants, leur utilisation doit toujours se faire sur avis médical.

– Pensez également à l'application de froid pour soulager les douleurs dues à un coup ou un traumatisme (voir ci-dessous).

– Rassurez votre enfant face à la douleur. Une fois qu'ils n'ont plus peur de ce qui leur arrive, la plupart des enfants supportent beaucoup mieux les douleurs modérées.

– Pendant les soins, les douleurs légères sont mieux supportées lorsque l'enfant est distrait par une histoire, un dessin animé ou un jeu, par exemple.

L'utilisation du froid contre certaines douleurs

L'application de froid permet de limiter la douleur et le gonflement après un traumatisme des muscles et des articulations.

Attention, le froid ne doit jamais être appliqué sur les plaies ouvertes ni sur les contractures musculaires.

Les soins par le froid peuvent se présenter sous de nombreuses formes :

– **L'eau froide :** immerger la main ou le pied blessé dans un seau d'eau froide est très efficace, mais peut être douloureux si l'eau est glacée. Attention, le membre ne doit pas être laissé trop longtemps dans de l'eau glacée, sous peine d'engelures !

– **Les glaçons :** on les applique pilés et placés avec un peu d'eau dans un sac plastique ou une poche pendant quinze à vingt minutes, en ayant pris soin d'interposer un linge humide entre la poche et la peau. On peut également masser très légèrement la zone blessée pendant un quart d'heure avec un glaçon placé dans un mouchoir ou un gant de toilette fin.

– **Les bombes de froid** ou sprays réfrigérants : ce sont des vaporisateurs de produits réfrigérants disponibles en pharmacie. Ils doivent être utilisés avec précaution pour ne pas provoquer de brûlures. Vaporisez-les à 15 cm de la peau en effectuant des mouvements de balayage, si possible au-dessus d'une compresse. Cette technique est peu efficace sur les gonflements.

– Les **packs de froid :** vendus en pharmacie, ces sachets doivent être comprimés très fort avec les mains. Une réaction chimique se produit et libère du froid. Ils sont maintenus en place vingt minutes avec une bande de type Velpeau.

– Les **compresses refroidissantes :** ces coussins thermiques réutilisables se rangent au réfrigérateur et se mettent en place comme les packs. Ne les placez pas au congélateur, ils seraient trop froids et trop rigides pour bien envelopper la zone lésée.

– **Les gels refroidissants :** à base de menthol, ils procurent une sensation de fraîcheur sur la région blessée, mais ne sont pas très efficaces sur les gonflements. Ils doivent être évités chez les enfants âgés de moins de sept ans.

Comment prévenir la douleur

Dans la plupart des cas, il est impossible d'empêcher l'apparition de la douleur, mais on peut parfois en prévenir les causes. Par exemple, on peut prévenir une rage de dents avec une bonne hygiène bucco-dentaire et des visites régulières chez le dentiste. On peut également sécuriser son domicile afin de prévenir les chutes et les accidents domestiques.

En cas d'examen médical douloureux (par exemple une prise de sang), le médecin peut prescrire un gel anesthésique local qui sera appliqué par l'infirmière ou les parents une heure auparavant. Les professionnels de santé veillent également à rassurer l'enfant, car l'anxiété peut amplifier le ressenti de la douleur.

Le traitement de la douleur chez l'enfant

Comme chez l'adulte, les principales substances qui soulagent la douleur (antalgiques) sont divisées en trois classes en fonction de leur potentiel d'action :

– Les substances antalgiques de niveau 1, destinées aux douleurs légères à modérées : paracétamol, aspirine et ibuprofène.

– Les substances antalgiques de niveau 2, destinées aux douleurs tenaces ou sévères ou aux douleurs non soulagées par les antalgiques de niveau 1 : association de paracétamol et d'un opiacé faible (codéine, dextropropoxyphène, tramadol), par exemple.

– Les substances antalgiques de niveau 3, destinées aux douleurs intenses, qui sont rebelles aux autres antalgiques : opiacés forts (morphine, buprénorphine et autres dérivés de l'opium).

Seuls le **paracétamol**, l'**aspirine** et l'**ibuprofène** sont disponibles sans ordonnance pour les enfants.

Le **paracétamol** est vraisemblablement le plus sûr des antalgiques de niveau 1 pour les enfants de moins de quinze ans. Cette substance peut être utilisée en automédication (voir les dosages et le rythme des prises p. 158) pour soulager l'enfant en cas de petit problème (chute, mal de tête, etc.). Si la douleur n'est pas soulagée par le paracétamol, le médecin pourra réexaminer l'enfant et prescrire un autre antalgique.

L'**aspirine** est utilisée à la dose de 60 mg par kilo et par jour, en quatre ou six prises.

L'**ibuprofène** est un anti-inflammatoire non stéroïdien (AINS), qui possède des propriétés proches de celles de l'aspirine. Il est utilisé à la dose de 30 mg par kilo de poids et par jour, en quatre prises. Ces posologies correspondent aux doses les plus efficaces et elles ne doivent pas être dépassées sans avis médical.

En cas de douleurs liées à des spasmes du tube digestif ou de l'appareil urinaire, le médecin peut prescrire des médicaments **antispasmodiques** qui soulageront l'enfant.

En cas de douleur musculaire, ou localisée sur un tendon ou sur un muscle, ou après un choc, il est possible d'appliquer un **antalgique local** sur la zone douloureuse. Les gels contenant une substance anti-inflammatoire et vendus sans ordonnance sont généralement réservés à l'adulte. Certaines préparations citées ci-dessous et contenant des produits chauffants (révulsifs), des myorelaxants ou des anesthésiques peuvent être utilisées chez l'enfant de plus de sept ans.

Les fiches détaillées des médicaments ci-dessous sont consultables sur : www.automedication.fr

Paracétamol

Voir liste p. 158.

Aspirine

Voir liste p. 159.

Ibuprofène

Voir liste p. 159.

Antispasmodiques

Voir liste p. 170.

Traitements antalgiques locaux

- ALGÉSAL BAUME crème
- ALGÉSAL SURACTIVÉ crème
- BAUME AROMA crème
- BAUME BENGUE pommade
- CATAPLASME À L'ACÉTOTARTRATE DEFRESNE D'ALUMINE
- DOLAL solution pour application locale
- GEL À L'ACÉTOTARTRATE DEFRESNE
- LUMIRELAX 10 % crème
- OSMOGEL gel pour application locale
- PYRADOL 12 % crème
- RUDISTROL pommade
- SYNTHOL gel ou solution pour application locale
- TRAUMALGYL crème

L'eczéma du nourrisson

L'eczéma du nourrisson, ou dermatite atopique, touche environ 10 % des enfants avant l'âge de deux ans. Il est souvent lié à un problème d'allergie. Les démangeaisons intenses provoquées par cette maladie nécessitent en général un traitement prescrit par le médecin.

Symptômes

L'eczéma du nourrisson évolue par poussées et apparaît généralement entre l'âge de trois mois et deux ans. Sur le visage, il se manifeste par des plaques rouges qui épargnent le pourtour des yeux, du nez et de la bouche. Les plis du cou et des coudes sont également touchés. Habituellement, les zones situées sous la couche ne présentent pas de lésions. Chez l'enfant plus âgé, l'eczéma touche surtout les bras et les jambes. Des boutons et des vésicules apparaissent sous les plaques rouges. Ils démangent fortement et évoluent sous forme de croûtes jaunâtres. Le nourrisson ne peut s'empêcher de se gratter, provoquant ainsi une inflammation qui aggrave les lésions et les démangeaisons. La qualité de son sommeil peut diminuer et l'enfant devenir grognon et fatigué. Les démangeaisons sont aggravées par la chaleur, la transpiration, le froid, le temps sec, ainsi que par le contact de vêtements en laine ou en fibres synthétiques.

Causes

Les nourrissons atteints d'eczéma sont souvent ceux qui, héréditairement, présentent le plus de risque de développer une allergie : ils ont un « terrain atopique ». Chez ces enfants, la dermatite peut être liée à une allergie aux acariens, au poil d'animal, au pollen, à une allergie de contact, par exemple à certains produits de toilette, aux lessives ou adoucissants, ou encore à une allergie alimentaire, le plus souvent aux œufs, aux protéines du lait de vache ou à l'arachide. Les allergies alimentaires sont plus fréquentes chez les nourrissons de moins de un an.

Comment réagir en cas d'eczéma ?

- Dès que l'enfant présente les premiers signes qui font penser à de l'eczéma.
- Si les plaies s'infectent et que du pus apparaît.
- Si l'eczéma s'aggrave de manière significative.
- Si le nourrisson ne cesse de se gratter et que son sommeil en pâtit.

- Si l'enfant présente des signes d'eczéma déjà diagnostiqué par le médecin et que son état est stationnaire.

Complications éventuelles

L'eczéma du nourrisson n'est pas une maladie grave, mais les lésions provoquées par le grattage peuvent s'infecter et laisser des cicatrices visibles. Sans que l'on sache s'il existe un lien de cause à effet, les enfants qui ont présenté un eczéma dans leur petite enfance ont un risque plus élevé de développer un asthme (dans 50 % des cas) ou une rhinite allergique (un rhume des foins, dans 30 % des cas).

Ce que fait le médecin

Le médecin va chercher à savoir si l'eczéma est lié à une allergie. Pour soulager les symptômes, il prescrit en premier lieu un produit émollient (crème hydratante) et dans certains cas une crème, une pommade ou une lotion faiblement dosée en cortisone, qui sera appliquée pendant deux ou trois jours et jamais plus de six jours d'affilée. Il peut également prescrire un sirop contenant des antihistaminiques antiallergiques en cas de démangeaisons importantes. Si les plaies sont infectées, il prescrit un traitement antibiotique local.

Ce que vous pouvez faire

Après avoir consulté le médecin, vous pouvez recourir à quelques mesures simples pour contribuer à soulager les démangeaisons et à favoriser la cicatrisation des lésions.

– Donnez des bains gras à votre bébé : dans une eau à 36 °C, mélangez une cuillerée à soupe d'huile de vaseline (disponibles en pharmacie). Installez-le dans le bain et massez doucement sa peau pendant dix à vingt minutes. Séchez-le en le tamponnant avec une serviette en coton. Prenez garde au risque de glissade dans le bain ou à sa sortie.

– Lavez votre bébé avec du savon doux ou surgras. Bannissez les savons parfumés ou contenant des colorants.

– Appliquez plusieurs fois par jour sur sa peau une crème hydratante ne contenant ni colorant ni parfum, ni agent de conservation ni huile d'arachide, d'amande ou de sésame, ni protéines de blé ou d'œuf.

– Pour ramollir ses croûtes, puis les détacher avec précaution, vous pouvez demander à votre pharmacien de vous préparer du cérat frais de Galien modifié, un mélange de cire blanche d'abeille, d'eau distillée de rose, de borate de sodium et d'huile de paraffine.

– Veillez à ce que les ongles de votre bébé soient bien coupés ou mettez-lui des gants de coton.

– Pour calmer les démangeaisons, essayez de pulvériser les lésions avec un brumisateur d'eau minérale.

Comment prévenir l'eczéma

S'il existe des antécédents de maladies allergiques dans la famille :

– Allaitez votre bébé le plus longtemps possible. Discutez avec votre médecin des laits spéciaux qui existent pour les enfants issus de familles atopiques et pour ceux qui sont allergiques aux protéines de lait de vache.

– Évitez de diversifier trop tôt son alimentation.

Pour prévenir les poussées d'eczéma chez un nourrisson prédisposé :

– Évitez les facteurs allergiques qui semblent favoriser le déclenchement des poussées (aliment, poil, etc.).

– Préférez les vêtements et les draps de coton, que vous laverez avec du savon de Marseille en paillettes et sans adoucissant.
– Aspirez régulièrement la chambre de votre enfant en son absence. Lavez régulièrement ses peluches au savon de Marseille.

Le traitement de l'eczéma du nourrisson

Le traitement de l'eczéma du nourrisson repose sur l'utilisation de médicaments disponibles uniquement sur ordonnance.
Il existe également en pharmacie des produits émollients, tels que des huiles à mélanger à l'eau du bain ou des cold cream, à appliquer sur la peau pour combattre sa sécheresse. Leur utilisation doit être régulière, de même que celles des pains et gels lavants sans savon. Seul DEXERYL crème est un soin émollient qui a le statut de médicament.
On peut citer également des produits non médicamenteux pour les peaux sèches et atopiques de l'enfant, à titre indicatif et de façon non exhaustive : ATODERM crème, ATODERM PP crème dermatologique, ATOPICALM soin émollient, AVÈNE cold cream, BABYGELLA crème visage, Cu-Zn crème, ECZÉANE crème émolliente thermale, EURICIN émollient 3 % d'urée spécial enfant, GINKOLIUM lait réhydratant 24 heures, DERMAGOR huile corporelle au jojoba, KLORANE crème hydratante vitaminée, KLORANE cold cream bébé, KLORANE lait hydratant bébé, LIPIKAR émollient, SVR cold cream, TOPIALYSE huile, TOPIALYSE SENSITIVE crème émolliente, TRIXERA crème émolliente, URIAGE cold cream, URIAGE émolliente, XÉRIALINE Fluide Corps, XÉRIALINE Visage, etc.

La fiche détaillée du médicament ci-dessous est consultable sur : www.automedication.fr

Produit émollient

- DEXERYL crème

Les fesses rouges du nourrisson

L'érythème fessier, ou dermite du siège, est assez fréquent chez le nourrisson. La peau des fesses de bébés s'irrite rapidement, mais guérit tout aussi vite. Parfois, une infection peut compliquer cette irritation et doit être traitée par des médicaments.

Symptômes

Les rougeurs débutent souvent au niveau de l'anus ou des plis de l'aine. Elles peuvent s'étendre aux testicules, à la vulve ou à l'ensemble du siège. Parfois, la partie superficielle de la peau pèle et des boutons ou des vésicules apparaissent, qui éclatent, suintent ou saignent. Lorsque des fissures infectées se forment dans les plis de peau, on parle d'intertrigo.

Causes

La chaleur et l'humidité qui règnent dans la couche fragilisent la peau. L'acidité des selles provoque alors une irritation qui peut être aggravée par la formation d'ammoniaque à partir de l'urine, sous l'action des bactéries présentes dans les selles. De plus, le frottement des couches amplifie l'irritation. Dans certains cas, l'érythème fessier est provoqué par une réaction aux lessives, aux savons, aux lingettes ou à d'autres produits de toilette.

Complications

Si l'érythème persiste, les lésions peuvent s'infecter sous l'action d'un champignon de la famille des levures, le *Candida*, ou plus rarement d'une bactérie ; les lésions apparaissent alors, blanchâtres ou jaunâtres. Si cette infection n'est pas soignée, ces lésions peuvent se transformer en plaies sanglantes et douloureuses.

Ce que fait le médecin

Lors d'érythème fessier, le médecin prescrit un traitement pour soulager l'irritation et limiter le risque d'infection (solution antiseptique, crème cicatrisante et protectrice, etc.). En cas d'infection, il prescrit un traitement antibiotique (en

Comment réagir en cas de fesses rouges ?

- Si l'érythème devient pénible à supporter pour le bébé.
- Si l'érythème présente des signes d'infection (lésions blanchâtres ou jaunâtres).
- Si l'érythème est présent dans les plis du cou, sur les aisselles ou derrière les oreilles.
- Si l'érythème persiste après quelques jours d'automédication.

- Si l'enfant a déjà connu un épisode de ce genre et qu'il le supporte.

cas d'infection par des bactéries) ou antimycosique (infections par des levures).

Ce que vous pouvez faire

Dès que les premières rougeurs apparaissent, ayez les bons réflexes.
– Dans la mesure du possible, laissez votre bébé fesses nues le plus longtemps possible dans la journée.
– Changez plus fréquemment ses couches, en particulier s'il a de la diarrhée.
– Nettoyez ses fesses au savon de Marseille, suivi d'un rinçage abondant et d'un séchage à l'aide de mouchoirs en papier, ou au sèche-cheveux avec de l'air tiède. La peau ne doit pas seulement être nettoyée, mais rincée de l'urine qui l'a imbibée.
– Après la toilette, appliquez sur ses fesses un médicament qui les isole de l'humidité (voir liste ci-dessous). Faites-lui prendre des bains de siège avec un produit antiseptique doux qui contribuera à accélérer la guérison (par exemple solution de Millian ou éosine aqueuse à 2 %). Demandez conseil à votre pharmacien.

Comment prévenir les fesses rouges

– Changez souvent ses couches, si possible dès qu'il a fait ses besoins.
– Évitez les couches en caoutchouc ou en plastique (les « changes complets ») qui ne laissent pas « respirer » les fesses du bébé ; préférez les pyjamas en coton. Lavez les couches non jetables et les vêtements au savon de Marseille, rincez-les abondamment.
– Vous pouvez appliquer sur les fesses de votre enfant une pommade qui les isole de l'humidité (voir ci-dessous).
– Des rougeurs répétées peuvent être le signe d'une allergie aux composants des couches (matière, parfums, etc.). Dans ce cas, changez de marque et choisissez des couches hypoallergéniques.
– Évitez l'usage des lingettes si votre bébé a tendance à avoir les fesses rouges.

Le traitement de l'érythème fessier

Après la toilette, la peau peut être protégée à l'aide de préparations à base d'oxyde de zinc ou de talc spécifiquement indiquées contre l'érythème fessier du nourrisson. Attention, la lanoline contenue comme excipient dans certaines pommades peut provoquer des réactions allergiques.
On trouve également de nombreux produits d'hygiène pour traiter les rougeurs sur les fesses des nourrissons, qui peuvent être utilisés en complément de la toilette. À titre d'exemple et de façon non exhaustive : 1er change d'URIAGE, BABYGELLA pâte, CAVILON 3M, CICALFATE crème et lotion,DERMALIBOUR crème, ÉRYASE, ÉRYPLAST pâte à l'eau, ÉRYTÉAL pommade, HYDRACUIVRE, LINIBIO liniment, pâte à l'eau pour le change KLORANE, poudre de toilette KLORANE.

Les fiches détaillées des médicaments ci-dessous sont consultables sur : www.automedication.fr

Protecteurs cutanés à base d'oxyde de zinc

- ALOPLASTINE pâte pour application locale
- DÉFLAMOL pommade
- MITOSYL IRRITATIONS pommade
- VASELINE À L'OXYDE DE ZINC MONOT 10 % pommade

Autres protecteurs cutanés

- CALENDULE OFFICINALIS BOIRON
- VERASKIN gel pour application cutanée

La fièvre chez les enfants

La fièvre est généralement une réaction du corps face à des micro-organismes qui s'y sont introduits. Un nourrisson ou un enfant en bas âge a de la fièvre si sa température rectale dépasse 38 °C. Il n'est pas nécessaire de traiter celle-ci lorsqu'elle reste inférieure à 38,5 °C.

Symptômes

On constate généralement que l'enfant a de la fièvre avant même de la mesurer. Les signes caractéristiques sont les suivants :
- Fatigue et abattement.
- Yeux brillants.
- Peau sèche et chaude, surtout sur le visage et le dos, peau humide et légèrement froide sur les jambes et les bras.
- Respiration accélérée.
- Soif intense.

À ces signes peuvent s'ajouter des symptômes causés par la maladie qui couve, en général une infection due à un virus ou à une bactérie.
- En cas d'angine (voir p. 132) : le nourrisson refuse le biberon, le petit enfant se plaint de maux de gorge.
- En cas d'otite : le petit enfant se touche l'oreille, pleurniche et s'agite ; les enfants plus grands se plaignent d'avoir mal à l'oreille (voir p. 165).
- En cas d'infection gastro-intestinale : l'enfant vomit et souffre de diarrhée (voir p. 143).
- En cas d'infection urinaire : l'urine est nauséabonde ou trouble ; l'enfant ressent une sensation de brûlure au moment d'uriner et se plaint de douleurs abdominales.
- En cas de méningite : à la fièvre s'ajoutent des maux de tête, une sensibilité excessive à la lumière, une raideur de la nuque, une baisse de tonus, une grande fatigue et des vomissements.

Causes

La fièvre a généralement pour cause une infection virale ou bactérienne. Parmi les causes plus rares, on peut également mentionner les coups de soleil et les coups de chaleur.

Complications éventuelles

Les complications viennent le plus souvent de la maladie ayant causé la fièvre. Néanmoins, chez les enfants qui y sont prédisposés, une poussée brutale de fièvre peut déclencher des convulsions. Le corps de l'enfant se raidit brusquement, l'enfant roule des yeux et présente des spasmes des bras et des jambes, parfois du corps tout entier. Ces convulsions ne durent guère plus de quelques minutes, mais elles nécessitent la consultation d'un médecin.

De plus, chez les enfants en bas âge qui ne boivent pas suffisamment, une forte fièvre peut entraîner une déshydratation.

Ce que vous pouvez faire

La fièvre est une réaction naturelle. Sauf prédisposition connue de l'enfant aux convulsions, il ne faut pas chercher systématiquement à la soulager, sauf si le patient en paraît affecté. Ainsi, un enfant qui présente une température de 39 °C, mais continue à jouer et à manger

Comment réagir en cas de fièvre d'un enfant ?

	Nourrisson de moins de deux ans	Enfant de plus de deux ans
15 ou 112	➡ Perte de conscience ➡ Convulsions ➡ Coloration bleue de la peau ou des lèvres ➡ Taches rouges sur le corps ➡ Baisse du tonus musculaire	➡ L'enfant ne se réveille pas ou ne répond pas aux questions. ➡ Convulsions ➡ Difficultés à respirer, lèvres bleues ➡ Taches rouges sur le corps
	➡ Enfant de 3 à 6 mois et température supérieure à 38,9 °C ➡ Température supérieure à 40,5 °C ➡ Gêne respiratoire ➡ Toux rauque ➡ Troubles du comportement ➡ Pleurs incontrôlables, mal de tête ➡ Somnolence ou agitation anormale	➡ Enfant avec maladie chronique ➡ Troubles du comportement ➡ Perte de connaissance temporaire ➡ Toux rauque ➡ Maux de tête ou de nuque, sensibilité inhabituelle à la température ou à la lumière ➡ Gêne respiratoire intense ➡ Somnolence ou grande agitation
	➡ Enfant de moins de trois mois quels que soient les symptômes ➡ Mauvaise prise des biberons ➡ Température supérieure à 39 °C ➡ Antécédents de convulsions ➡ Vomissements ou diarrhée ➡ Pleurs en urinant, ou sang dans les urines ➡ Si la fièvre persiste au-delà de 24 heures.	➡ Absence d'appétit ou difficultés à avaler ➡ Fatigue ➡ Résistance de la fièvre aux traitements au-delà de 48 heures ➡ Frissons ➡ Vomissements ou diarrhée ➡ Toux ➡ Boiterie ➡ Retour de voyage tropical ➡ Maux de ventre
	➡ Si la fièvre est inférieure à 39 °C, sans aucun autre signe.	➡ Si la fièvre est inférieure à 39 °C, sans aucun autre signe.

(Adapté de : Groupe de pédiatrie générale affilié à la Société française de pédiatrie, 2004.)

n'a pas forcément besoin de traitement antipyrétique (contre la fièvre).

– Surveillez régulièrement la température et notez-la ainsi que l'heure de la mesure.

– Ne couvrez pas trop l'enfant : habillez-le de vêtements légers et amples.

– Aérez la pièce ou placez-y un petit ventilateur pour brasser l'atmosphère s'il fait chaud. De nombreux logements sont surchauffés en hiver. Une température de 19 °C suffit.

– À l'heure actuelle, la prise de bains tièdes n'est plus recommandée, car elle est désagréable pour l'enfant, et ce pour un bénéfice incertain.

– Veillez à ce qu'il boive fréquemment, en lui proposant des boissons qu'il aime. Allégez éventuellement son alimentation s'il n'a pas faim.

– Si le comportement de l'enfant est modifié (abattement, irritabilité, perte d'appétit, etc.), donnez-lui un médicament sans ordonnance à base de paracétamol (voir page suivante). N'hésitez pas à soulager la fièvre par un médicament, cela n'empêchera pas le médecin de faire son diagnostic, ni l'enfant de réagir contre l'infection.

Le traitement de la fièvre chez l'enfant

Quatre substances antipyrétiques sont indiquées pour faire baisser la fièvre chez l'enfant : le paracétamol, l'aspirine, l'ibuprofène et le kétoprofène, cette dernière substance étant disponible uniquement sur ordonnance. Tant que la cause de la fièvre n'est pas formellement identifiée, il est préférable de ne pas utiliser l'aspirine, l'ibuprofène et le kétoprofène. En effet, lors de certaines infections virales, l'aspirine et l'ibuprofène peuvent provoquer des effets indésirables graves (voir p. 35). De plus, l'aspirine et l'ibuprofène peuvent irriter l'estomac et doivent être évités en cas de troubles digestifs.

Comment bien prendre la température ?

La meilleure façon de mesurer la température d'un enfant est d'utiliser un thermomètre électronique par voie rectale (par l'anus). L'utilisation d'un thermomètre électronique dans la bouche demande plus de temps et doit être corrigée, la bouche étant moins chaude que le corps. Les thermomètres infrarouges à utiliser dans l'oreille sont rapides (une seconde) mais exigent une bonne technique pour viser le tympan avec l'appareil. Les bandelettes à poser sur le front sont réservées à certaines circonstances.

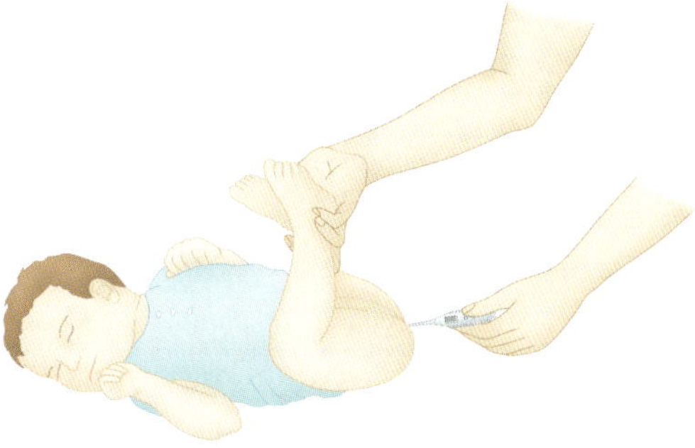

Prise de la température rectale

Comment utiliser le paracétamol ?

Le paracétamol s'utilise à la dose de 60 mg par kilo de poids et par jour, en quatre ou six prises, sans dépasser 80 mg par kilo et par jour. Par exemple, pour un enfant de 10 kg, la dose habituelle est de 600 mg par jour (150 mg toutes les six heures ou 100 mg toutes les quatre heures), avec un maximum de 800 mg par jour. Chez le nourrisson, les solutions buvables avec une pipette doseuse permettent un dosage précis.

Pour un usage familial, **seul le paracétamol est recommandé** à la dose de 60 mg par kilo de poids et par jour, en quatre ou six prises (voir encadré ci-dessus). Il agit rapidement. Attention, certains médicaments (par exemple contre les rhinopharyngites) contiennent également du paracétamol. Veillez à ne pas donner à votre enfant simultanément plusieurs médicaments contenant du paracétamol, car un surdosage peut être toxique pour le foie. Il n'est pas nécessaire d'alterner ou d'associer le paracétamol avec un autre médicament antipyrétique.

Les fiches détaillées des médicaments ci-dessous sont consultables sur : www.automedication.fr

Paracétamol

- CLARADOL 500 mg comprimé effervescent sécable ou comprimé sécable
- DAFALGAN 500 mg gélule
- DAFALGAN 600 mg suppositoire
- DOLIPRANE 100 mg poudre pour solution buvable ou suppositoire sécable
- DOLIPRANE 150 mg poudre pour solution buvable ou suppositoire
- DOLIPRANE 200 mg poudre pour solution buvable ou suppositoire
- DOLIPRANE 300 mg poudre pour solution buvable ou suppositoire
- DOLIPRANE 500 mg comprimé ou comprimé effervescent ou gélule ou poudre pour solution buvable
- DOLIPRANE SANS SUCRE 2,4 % suspension buvable
- DOLITABS 500 mg comprimé orodispersible
- DOLKO 60 mg/2 ml solution buvable
- DOLKO 80 mg suppositoire
- DOLKO 170 mg suppositoire
- DOLKO 500 mg comprimé sécable ou poudre pour solution buvable
- DOLOTEC 500 mg comprimé sécable
- EFFERALGAN 80 mg poudre effervescente pour solution buvable ou suppositoire
- EFFERALGAN 150 mg suppositoire ou poudre effervescente pour solution buvable
- EFFERALGAN 250 mg poudre effervescente pour solution buvable
- EFFERALGAN 300 mg suppositoire
- EFFERALGAN 500 mg comprimé ou comprimé effervescent sécable
- EFFERALGAN PÉDIATRIQUE 3 % solution buvable
- EXPANDOX 500 mg comprimé
- GÉLUPRANE 500 mg gélule
- PANADOL 500 mg comprimé sécable
- PARACÉTAMOL ALMUS 500 mg comprimé
- PARACÉTAMOL ARROW 500 mg comprimé ou comprimé effervescent sécable
- PARACÉTAMOL BIOGARAN 500 mg comprimé sécable ou comprimé effervescent ou gélule
- PARACÉTAMOL EG 500 mg comprimé ou comprimé effervescent ou gélule
- PARACÉTAMOL G GAM 500 mg comprimé ou comprimé effervescent
- PARACÉTAMOL HEXAL SANTÉ 500 mg comprimé
- PARACÉTAMOL IVAX 500 mg comprimé
- PARACÉTAMOL MERCK 500 mg comprimé ou comprimé effervescent ou gélule
- PARACÉTAMOL QUALIMED 500 mg comprimé

- PARACÉTAMOL RATIOPHARM 500 mg comprimé sécable ou comprimé effervescent
- PARACÉTAMOL RPG 500 mg comprimé ou comprimé effervescent ou gélule
- PARACÉTAMOL SANDOZ 500 mg comprimé ou gélule
- PARACÉTAMOL TEVA 500 mg comprimé ou comprimé effervescent
- PARACÉTAMOL SMITHKLINE BEECHAM 2,4 % suspension buvable
- PARACÉTAMOL WINTHROP 500 mg comprimé
- PARACÉTAMOL ZYDUS 500 mg comprimé
- PARALYOC 250 mg lyophilisat oral
- PARALYOC 500 mg lyophilisat oral
- SÉDARÈNE 600 mg suppositoire

Aspirine

- ALKA-SELTZER comprimé effervescent
- ASPÉGIC 100 mg poudre pour solution buvable
- ASPÉGIC 250 mg poudre pour solution buvable
- ASPÉGIC 500 mg poudre pour solution buvable
- ASPIRINE DU RHÔNE 500 mg comprimé ou comprimé à croquer
- ASPIRINE MERCK MÉDICATION FAMILIALE 500 mg comprimé à croquer
- ASPIRINE PH8 500 mg comprimé gastro résistant
- ASPIRINE RATIOPHARM 500 mg comprimé sécable
- ASPIRINE UPSA 500 mg comprimé effervescent
- ASPIRISUCRE 400 mg comprimé à croquer
- ASPRO 320 mg comprimé
- ASPRO 500 mg comprimé ou comprimé effervescent
- CATALGINE 0,1 g poudre pour solution buvable
- CATALGINE 0,25 g poudre pour solution buvable
- CATALGINE NORMALE 0,5 g poudre pour solution buvable
- CLARAGINE 500 mg comprimé effervescent

Ibuprofène

- ADVIL 100 mg comprimé
- ADVIL 200 mg comprimé
- ADVIL ENFANT ET NOURRISSON 20 mg/ml suspension buvable
- ANADVIL 200 mg comprimé
- ANTARÈNE 100 mg comprimé
- ANTARÈNE 200 mg comprimé
- ANTARÈNE ENFANT ET NOURRISSON 20 mg/ml suspension buvable
- DOLTAQUE 200 mg comprimé
- ERGIX DOULEUR ET FIÈVRE 200 mg comprimé
- EXPANFEN 200 mg comprimé
- GELUFÈNE 200 mg gélule
- HEMAGÈNE TAILLEUR 200 mg comprimé
- IBUPROFÈNE 200 mg comprimé Génériques
- IBUPROFÈNE GIBAUD 200 mg comprimé
- INTRALGIS 200 mg comprimé ou comprimé effervescent
- NUREFLEX 200 mg comprimé
- NUREFLEX ENFANT NOURRISSON sans sucre 20 mg/ml suspension buvable
- NUROFEN 200 mg capsule ou comprimé
- NUROFENTABS 200 mg comprimé orodispersible
- NUROFLASH 200 mg comprimé
- SOLUFEN 200 mg gélule
- SPEDIFEN 200 mg comprimé
- UPFEN 200 mg comprimé ou comprimé effervescent

Associations diverses contre la fièvre

- AFÉBRYL comprimé effervescent
- ANTIGRIPPINE À L'ASPIRINE ÉTAT GRIPPAL comprimé
- ASPIRINE UPSA VITAMINÉE C comprimé effervescent sécable
- ASPIRINE VITAMINÉE B1 C DEROL comprimé
- COQUELUSÉDAL PARACÉTAMOL 100 mg suppositoire
- COQUELUSÉDAL PARACÉTAMOL 250 mg suppositoire
- COQUELUSÉDAL PARACÉTAMOL 500 mg suppositoire
- DOLIACTIC comprimé effervescent
- EFFERALGAN VITAMINE C comprimé effervescent
- FÉBRECTOL suppositoire Enfant
- FÉBRECTOL suppositoire Nourrisson
- FERVEX ENFANT granulé
- TROPHIRÈS COMPOSÉ suppositoire Enfant
- TROPHIRÈS COMPOSÉ suppositoire Nourrisson

L'ingestion d'un objet

Les très jeunes enfants portent fréquemment les petits objets à la bouche, et parfois les avalent. Ces objets peuvent être volumineux, coupants ou pointus et endommager le tube digestif. Il est donc nécessaire de prendre certaines précautions et de savoir quelle attitude adopter.

Symptômes

Si l'enfant avale un petit objet non coupant, celui-ci traverse en général le tube digestif sans encombres. L'enfant peut ressentir une gêne temporaire à la base du cou au moment de l'ingestion, mais cette sensation disparaît rapidement. Si l'objet est coupant ou pointu, l'enfant peut se plaindre de maux de ventre ou de poitrine (si l'objet est coincé dans l'œsophage). Son appétit est diminué et une fièvre peut se déclarer après quelques jours.

Causes

Les objets avalés par les enfants sont variés. Il peut s'agir de boutons, de pièces de monnaie, de billes, de perles, de noyaux de fruits, de fragments de jouets, de bouchons de stylos à bille, de piles (voir encadré ci-contre), de graines, etc.

Complications

L'ingestion d'un objet peut entraîner des vomissements, des maux de ventre, une perte d'appétit, voire une obstruction de l'intestin. Les objets coupants ou pointus peuvent endommager l'intestin et provoquer une infection de la cavité abdominale.

Ce que fait le médecin

Si l'objet a été complètement avalé, le médecin peut prescrire une radiographie pour le localiser. Dans certains cas, il est nécessaire d'intervenir par endoscopie pour extraire un objet avalé et coincé dans le tube digestif.

Comment réagir ?

- Si l'enfant a avalé un objet volumineux, coupant ou pointu, ou s'il s'agit d'une pile.
- Si l'objet est resté coincé dans la gorge, s'il n'est pas visible.
- Si l'enfant a soudainement du mal à respirer (15 ou 112).

- Si l'enfant se plaint de douleurs abdominales, de fièvre ou d'une toux incessante quelques jours après l'ingestion de l'objet.

- Si l'objet est de petite taille et ne présente pas de danger a priori, voir le paragraphe ci-contre « Ce que vous pouvez faire ».

Ce que vous pouvez faire

– Ne vous affolez pas et ne grondez pas l'enfant. Évitez de l'allonger et maintenez-le assis. Demandez-lui calmement de vous décrire l'objet avalé.

– Faites-le se pencher en avant et essayez de lui faire cracher l'objet s'il le sent toujours dans sa gorge.

– Si l'objet est coincé dans sa gorge, faites-lui ouvrir la bouche. Si l'objet est clairement visible et facile à atteindre, maintenez sa mâchoire ouverte (par exemple en le faisant mordre avec ses molaires sur un bouchon de liège) et retirez-le délicatement.

– Si l'objet a été entièrement avalé et s'il est susceptible de blesser l'intestin (par exemple un objet piquant), faites ingérer à l'enfant, après avoir consulté votre médecin par téléphone, des asperges ou des poireaux : les fibres enroberont l'objet tout au long du transit intestinal. Allez ensuite consulter votre médecin. Recueillez et surveillez les selles pendant quatre jours et assurez-vous que l'enfant n'a pas mal au ventre.

Que faire s'il a avalé une arête de poisson ?

L'ingestion d'une arête de poisson est rarement sérieuse. Mais il peut arriver qu'elle se plante dans l'amygdale, qui est parfois volumineuse chez un enfant. N'essayez pas de retirer l'arête avec les doigts ou avec une pince. Le mieux est de lui faire avaler des boulettes de mie de pain. Si l'arête est toujours là, voyez votre médecin. Si elle a disparu, surveillez malgré tout l'état de l'enfant : une toux persistante peut faire craindre que l'arête ne soit bloquée plus bas. Dans les jours qui suivent, un mal de gorge ou une poussée de fièvre peut évoquer une infection de l'amygdale.

Que faire s'il a avalé une pile ?

Les piles de montre ou de jouets électroniques sont petites et risquent d'être avalées. Dans ce cas, elles provoquent des brûlures digestives, des maux de ventre et des coliques intenses. Si votre enfant a avalé une pile, conduisez-le dans un centre hospitalier d'urgence. La pile sera localisée et extraite par les moyens adaptés à l'endroit où elle se trouve dans le tube digestif.

Comment prévenir ces accidents

– Achetez-lui des jouets adaptés à son âge et qui respectent les normes de sécurité.

– Tenez les jeunes enfants éloignés des jouets de leurs aînés.

– Ne laissez jamais un enfant de moins de trois ans jouer sans surveillance.

– Évitez au maximum de laisser à portée de votre enfant des petits objets (pièces de monnaie, billes, petits jouets, piles, capuchons de stylos, etc.)

– Soyez attentifs et vigilants pendant les repas et gardez un œil sur l'enfant lorsqu'il joue.

L'inhalation d'un objet

Les très jeunes enfants portent souvent les petits objets à la bouche. S'ils sont avalés de travers, ces objets peuvent bloquer les voies respiratoires et provoquer une toux, une gêne respiratoire, voire une asphyxie. Il est donc nécessaire de prendre des précautions et de savoir quelle attitude adopter.

Symptômes

Si l'objet est avalé de travers et passe dans la trachée ou les bronches, les symptômes vont varier selon la taille de l'objet et l'endroit où il se bloque.

Que faire s'il s'est introduit un objet dans le nez ?

Les enfants de dix-huit mois à trois ans s'insèrent parfois du papier, du coton ou de petits objets dans le nez. Si l'enfant ne le signale pas, un écoulement jaune verdâtre et nauséabond apparaît au bout de quelques jours. Si votre enfant vous annonce qu'il s'est mis quelque chose dans le nez, tentez de le faire se moucher en soufflant fort. En cas d'échec, emmenez l'enfant à l'hôpital ou chez un médecin ORL.

Un tout petit objet va généralement se bloquer dans une bronche et provoque une toux soudaine qui se déclenche pendant que l'enfant joue. Ces intenses quintes de toux peuvent disparaître au bout de quelques dizaines de minutes. La toux réapparaît quelques jours plus tard avec de la fièvre liée à une infection respiratoire.

Lorsqu'un objet de taille plus importante est inhalé, il peut se bloquer dans la trachée. La respiration peut alors être fortement gênée : l'enfant devient rouge et suffoque ; il s'agite dans un état de panique et tousse de manière rauque, ce qui lui permet parfois d'expulser l'objet. Si ce n'est pas le cas, sa respiration devient difficile et son cou se creuse à chaque inspiration. Sa peau prend une teinte bleuâtre et l'enfant peut perdre connaissance.

Comment réagir après l'inhalation d'un objet ?

- Si votre enfant a du mal à respirer et que n'avez pas réussi à dégager ses voies respiratoires.

- Dans tous les cas, si l'objet n'a pas été expulsé.
- Si une fièvre apparaît quelques jours après avec une quinte de toux inexpliquée.

Causes

Les enfants de plus de six mois portent à la bouche toutes sortes d'objets qui peuvent rester coincés dans les voies respiratoires.

Complications

Les objets inhalés, lorsqu'ils ne provoquent pas de difficultés respiratoires, peuvent être à l'origine d'infections pulmonaires ou de gêne respiratoire.

Ce que vous pouvez faire

Si l'objet est coincé dans la bouche et facilement récupérable, essayez de le retirer avec précaution et en veillant à ce qu'il ne vous échappe pas pour descendre plus bas.
Si l'objet est coincé et inaccessible, il existe deux types de situation.
– L'enfant respire, a le visage rouge et tousse : la situation est stable. Laissez-le en position assise, ne le faites pas vomir, ne lui mettez pas les doigts dans sa bouche et ne le faites pas boire. Appelez les secours et ne tentez aucune manœuvre pour faire expulser l'objet.
– L'enfant étouffe, devient bleu, ne parle pas, ne tousse pas : c'est une urgence car l'objet est coincé dans la trachée. Faites appeler les secours et essayez de pratiquer vous-même l'expulsion de l'objet. Si l'enfant a moins de cinq ans, pratiquez la manœuvre de Mofenson (voir ci-contre). Si l'enfant a plus de cinq ans, pratiquez la manœuvre de Heimlich (voir page suivante). En cas d'échec de la manœuvre de Mofenson chez l'enfant de moins de cinq ans, pratiquez la manœuvre de Heimlich.

La manœuvre de Mofenson

Asseyez-vous. Posez l'enfant à plat ventre sur votre avant-bras, et posez celui-ci sur vos genoux. La tête de l'enfant est dirigée vers le bas. Avec le plat de votre autre main, tapez cinq ou six fois sur le dos de l'enfant, juste entre les omoplates. Refaites la manœuvre trois ou quatre fois. En cas d'échec, retournez l'enfant vers vous en le mettant sur le dos et inclinez sa tête vers le bas. Avec les deux doigts de votre main posés sur son sternum, faites quatre ou cinq pressions rapides. En cas d'échec à nouveau, pratiquez une manœuvre de Heimlich (voir encadré page suivante).

Si l'état de l'enfant s'aggrave en quelques minutes (il perd connaissance et n'a plus de pouls), pratiquez un massage cardiaque si vous connaissez cette technique. Si l'état de l'enfant s'améliore, la situation est devenue stable mais précaire, ne faites plus rien en attendant les secours. Si l'objet est expulsé, récupérez-le. Informez les secours de la fin de l'épisode et consultez votre médecin.

Ce que fait le médecin

S'il s'agit d'une urgence respiratoire, les services de secours vont pratiquer les gestes nécessaires pour évacuer l'objet, puis pour rétablir la respiration (bouche-à-bouche et massage cardiaque). Si l'objet n'obstrue que partiellement les voies respiratoires, le médecin essaie de le déloger par des gestes visant à

La manœuvre de Heimlich

Asseyez l'enfant sur une table et placez-vous derrière son dos (voir dessin). Entourez-le de vos bras et placez votre poing fermé sur son estomac. Posez par dessus votre autre main. Tirez brusquement vers vous et vers le haut de façon à exercer une forte pression sur l'estomac de l'enfant (entre le thorax et le nombril). Ce geste doit être répété quatre ou cinq fois de suite. Si l'objet remonte dans la bouche, il faut parfois aller le chercher avec les doigts pour l'évacuer. Chez l'enfant plus grand (au-delà de sept à huit ans), effectuez la même manœuvre en position debout.

Pendant que vous effectuez ces gestes, assurez-vous qu'une personne prévient le Samu (15 ou 112).

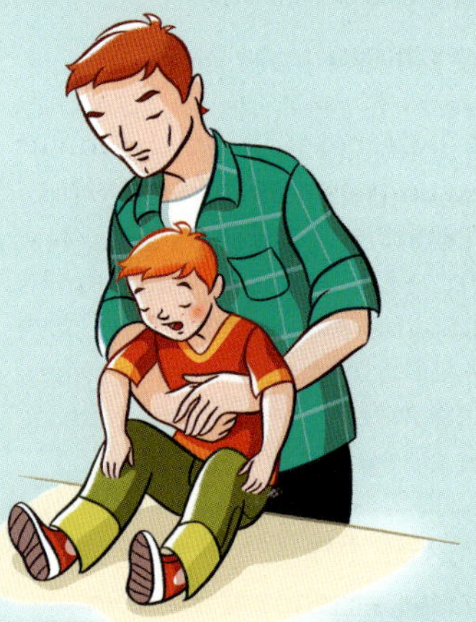

provoquer une expulsion au cours d'une expiration forte et rapide (manœuvre de Heimlich, voir ci-contre). Si l'objet est visible dans la gorge de l'enfant, il l'extrait à l'aide d'une pince ou de ses doigts.

Comment prévenir ces accidents

– Ne laissez pas les petits objets et les petits amuse-gueules de l'apéritif à la portée de votre enfant. Les cacahuètes sont responsables de la moitié des accidents d'inhalation : elles doivent être interdites avant l'âge de trois ans.
– Achetez-lui des jouets adaptés à son âge et qui respectent les normes de sécurité. Tenez les jeunes enfants éloignés des jouets de leurs aînés.
– Ne laissez jamais un enfant de moins de trois ans jouer sans surveillance.
– De plus, il peut se révéler utile d'apprendre les manœuvres d'urgence en participant à une formation aux premiers secours délivrée par des professionnels (par exemple, la Croix-Rouge).

Les médicaments pour traiter ce problème

Il n'existe pas de médicaments pour remédier à cette situation.

Les otites aiguës chez les enfants

Chez les enfants, les otites aiguës sont les complications les plus fréquentes des rhinopharyngites (voir p. 183). Elles peuvent apparaître brusquement avec des symptômes intenses et justifient toujours une consultation médicale.

Symptômes

Si un nourrisson ou un enfant en bas âge souffre d'un mal d'oreille, il se frotte souvent l'oreille atteinte, s'agite et semble visiblement mal à son aise. Souvent fiévreux, l'enfant mange à peine et peut présenter des troubles digestifs (diarrhée ou vomissements). Les enfants plus grands se plaignent de douleurs dans l'oreille ou de maux de tête.

Causes

La rhinopharyngite est la cause la plus fréquente des otites. Sous l'effet de l'inflammation, la muqueuse de la trompe d'Eustache (le conduit qui relie l'oreille moyenne aux cavités nasales, voir schéma) est congestionnée, ce qui favorise l'infection de l'oreille moyenne. Dans certains cas, les otites à répétition sont liées à une allergie respiratoire (en réaction au pollen ou aux poussières domestiques, par exemple), mais également alimentaire.

Les otites externes

Les problèmes d'oreille externe concernent la partie du conduit située entre le pavillon (voir schéma page suivante) et le tympan. Ces problèmes sont souvent dus à un excès de cérumen (cire) ou à la stagnation d'eau dans les oreilles. On reconnaît une otite externe au fait que :
– la douleur est plus forte quand on touche au pavillon de l'oreille ;
– l'enfant n'a pas de fièvre.

Les otites séreuses

Ces otites, d'apparition progressive, sont dues à l'accumulation de liquide dans l'oreille moyenne. Elles provoquent une gêne et une baisse de l'audition. Outre une possible infection, les complications des otites séreuses sont

Comment réagir ?

- Dès que l'on soupçonne l'apparition d'une otite.
- Si l'enfant a mal à l'oreille et qu'il semble également entendre moins bien.

- Si le conduit auditif externe est irrité ou si des sécrétions s'écoulent de l'oreille.
- Si les douleurs ne cessent pas malgré le traitement déjà prescrit par le médecin.

- En attendant la consultation du médecin.

essentiellement les troubles de l'audition qui peuvent nuire à l'apprentissage du langage ou entraîner un retard scolaire. Si les otites séreuses se répètent, avec des conséquences sévères sur l'audition, le médecin peut envisager l'ablation des végétations. Si cela ne suffit pas, il peut poser, sous anesthésie générale, un aérateur transtympanique (ou « yoyo ») qui va maintenir un orifice dans le tympan, par où s'écouleront les sécrétions jusqu'à la guérison.

Complications éventuelles

Si une infection s'installe, on parle d'otite suppurée : l'enfant souffre, pleure, a de la fièvre et présente parfois des troubles digestifs. L'accumulation de pus peut provoquer une rupture du tympan. Ce phénomène, s'il soulage la douleur, n'entraîne pas toujours la guérison. L'infection peut également se propager à l'os (mastoïdite) et même aux méninges (méningite). Depuis l'usage des antibiotiques, ces complications sont devenues extrêmement rares.

Ce que fait le médecin

Le médecin examine l'oreille au moyen d'un otoscope qui lui permet de voir si le tympan est irrité et si l'oreille moyenne contient du liquide. Dans de rares cas, il peut être amené à percer le tympan (il pratique une paracentèse) pour soulager la douleur et prélever du pus qui sera mis en culture afin d'identifier le meilleur traitement antibiotique. Les traitements prescrits sont le plus souvent administrés par voie orale.

Ce que vous pouvez faire

– En attendant la consultation, vous pouvez soulager la douleur avec du paracétamol (voir p. 158). Mieux vaut ne pas tenter de nettoyer l'oreille avec un coton-tige (même en cas d'écou-

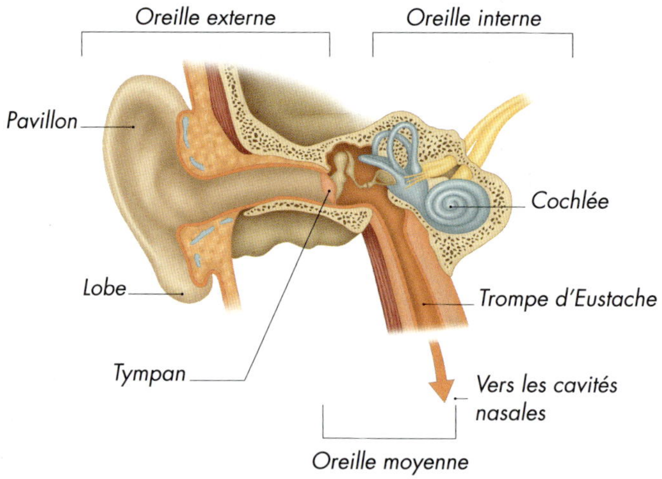

Schéma de l'oreille en coupe frontale

lement). Attention, il ne faut jamais utiliser de gouttes auriculaires avant que le médecin ne se soit assuré de l'absence de perforation du tympan.

– Les otites qui se répètent ne sont pas toujours du même type : évitez de réutiliser un traitement déjà prescrit, sauf sur les conseils du médecin.

Comment prévenir les otites chez les enfants

– En cas de rhinopharyngite, il est recommandé de moucher régulièrement son enfant et de faire des lavages de nez avec du soluté physiologique, pour empêcher que l'inflammation ne se propage à l'oreille moyenne par les trompes d'Eustache.

Le traitement des maux d'oreille chez l'enfant

– Pour calmer une **douleur à l'oreille** en attendant la consultation du médecin, il est possible de donner à l'enfant un antalgique par voie orale contenant du paracétamol (voir p. 158).

– Par ailleurs, il existe en pharmacie des **solutions auriculaires** indiquées dans le traitement des otites, et vendues sans ordonnance. Mais il faut toujours faire vérifier l'absence de perforation du tympan par un médecin avant d'instiller des gouttes dans les oreilles.

Les fiches détaillées des médicaments ci-dessous sont consultables sur : www.automedication.fr

Solutions auriculaires avec anesthésique local

- AURIGOUTTE solution auriculaire
- OTIPAX solution pour instillation auriculaire
- OTIPAX solution pour pulvérisation auriculaire
- OTOMIDE solution pour instillation auriculaire
- OTORALGYL À LA PHÉNYLÉPHRINE solution pour pulvérisation auriculaire
- OTYLOL solution pour instillation auriculaire

Solutions auriculaires avec vasoconstricteur

- AURISTAN solution auriculaire
- OSMOTOL solution pour instillation auriculaire

Homéopathie

- BORIPHARM N° 7 granules
- MERCURIUS SOLUBILIS COMPLEXE N° 39 comprimé

Les bouchons de cérumen

La peau du conduit auditif externe (voir schéma) contient des glandes qui sécrètent une matière jaunâtre, le cérumen. Il a pour but de piéger les particules étrangères dans le conduit et s'élimine normalement vers l'extérieur. Parfois, et en particulier lors d'un mauvais usage des cotons-tiges, il s'accumule dans le conduit auditif et forme un bouchon. L'enfant entend mal, en particulier après le bain, car ce bouchon gonfle à l'humidité. Le médecin l'enlève au moyen d'un jet d'eau ou l'extrait à l'aide d'un instrument adéquat.

Les maux de ventre chez les enfants

Chez les enfants, les maux de ventre sont fréquents. Il est parfois difficile de savoir si ces douleurs sont anodines ou si elles sont liées à une maladie plus grave. Lorsqu'elles paraissent intenses, il ne faut jamais hésiter à consulter le médecin.

Symptômes

Les maux de ventre se manifestent par des douleurs abdominales plus ou moins violentes, qui peuvent être aiguës (de courte durée) ou chroniques (de longue durée ou répétées). Lors de douleurs aiguës chez un nourrisson, celui-ci pousse des cris inhabituellement stridents et il est difficile de le calmer. Ces maux peuvent s'accompagner de divers phénomènes : gaz, ballonnements, vomissements, diarrhée par exemple.

Causes

Presque toutes les maladies qui ont leur siège entre la base du thorax et les organes génitaux peuvent provoquer des maux de ventre : digestion difficile, gastro-entérite, coliques du nourrisson, appendicite (voir encadré ci-contre), inflammation du pancréas ou du foie, hépatite, blocage du transit intestinal, infections urinaires, calculs, parasites intestinaux, intolérance ou allergie alimentaire, etc. Pour cette raison, les parents se sentent souvent désemparés face à ce type de douleur. Selon

Comment réagir en cas de maux de ventre ?

- Si les douleurs sont brutales comme un coup de poignard, ou augmentent rapidement.
- Si elles font suite à un traumatisme récent (chute, coup, accident, etc.).
- Si votre enfant ne parvient pas à aller la selle, à émettre des gaz ou à uriner.
- En cas de fièvre, surtout si elle est modérée (de 38 °C à 38,5 °C), de difficultés à respirer, de vomissements, de diarrhée abondante ou de sang dans les urines ou les selles.
- Si l'enfant est très pâle ou a des sueurs froides.

- Si en l'absence de traitement les maux de ventre se prolongent au-delà de 24 heures.
- Si le traitement conseillé par votre médecin ne les fait pas disparaître.

- Si le mal de ventre ne présente aucune des caractéristiques citées ci-dessus.

les caractéristiques des symptômes, il est parfois nécessaire pour le médecin de recourir à des examens complémentaires pour établir un diagnostic. Certains enfants, qui ont les intestins particulièrement sensibles, souffrent régulièrement de maux de ventre ou de diarrhées. La dimension psychologique de ce type de maux de ventre n'est pas à négliger : ce sont les douleurs qui apparaissent au moment de partir à l'école, ou lorsque l'enfant est particulièrement anxieux.

Complications

Les complications des maux de ventre sont celles de la maladie qui les provoque.

Ce que fait le médecin

Le médecin va déterminer la cause des maux de ventre et prescrire un traitement adapté. Au besoin, il procédera à des examens complémentaires : analyse de sang et d'urine, radiographie ou échographie de l'abdomen, endoscopie intestinale, etc. Si les maux de ventre sont anodins ou causés par l'anxiété, il peut prescrire des médicaments antispasmodiques pour soulager la douleur.

Ce que vous pouvez faire

– En cas de maux de ventre aigus, évitez de donner à manger à votre enfant pendant quelques heures. Faites-lui boire des boissons chaudes comme des tisanes, sauf si les symptômes évoquent une crise d'appendicite aiguë (voir encadré).

– Une bouillotte tiède posée sur son ventre peut soulager la douleur.

– En cas de douleur intense et soudaine, consultez le plus rapidement possible. En attendant, donnez-lui du paracétamol (voir p. 158) pour le soulager.

– Si votre enfant est sujet aux maux de ventre à répétition sans gravité, demandez à votre médecin de vous recommander un médicament disponible sans ordonnance (antispasmodique, pansement intestinal ou charbon activé par exemple).

Les signes de l'appendicite

Lors de maux de ventre soudains et intenses, les parents se demandent souvent si leur enfant n'est pas en train de développer les premiers signes d'une crise d'appendicite aiguë (l'infection d'un petit organe en cul-de-sac situé au début du gros intestin). Les signes évocateurs d'une appendicite aiguë sont :

– une douleur située en bas et à droite du ventre, qui devient de plus en plus intense et reste assez localisée ;
– des nausées et des vomissements ;
– une température modérée (de 37,5 °C à 38 °C) ;
– l'absence de diarrhée ;
– de la pâleur.

Lorsque ces symptômes se manifestent, il faut consulter le plus rapidement possible et éviter de lui donner quoi que ce soit à boire ou à manger. Si une intervention chirurgicale doit être effectuée en urgence, il est important que l'enfant ait l'estomac vide.

Comment prévenir les maux de ventre

Il est difficile de prévenir les maux de ventre. Si votre enfant y est prédisposé, évitez de lui faire manger de grandes quantités de fruits ou de légumes crus qui provoquent des ballonnements, et veillez à ce qu'il n'ait pas froid après le repas. S'il vous paraît anxieux, parlez avec lui pour dédramatiser les situations qui sont sources de stress.

Le traitement des maux de ventre chez les enfants

Un avis médical est toujours préférable. Les maux de ventre dus à des spasmes douloureux peuvent être soulagés par des antispasmodiques, qui luttent contre les contractions douloureuses de l'intestin. Le phloroglucinol est la seule substance disponible sans ordonnance qui peut être utilisée chez les enfants.

Les fiches détaillées des médicaments ci-dessous sont consultables sur : www.automedication.fr

Antispasmodiques

- PHLOROGLUCINOL 80 mg comprimé orodispersible Génériques
- SPASFON comprimé ou suppositoire
- SPASFON-LYOC 80 mg lyophilisat oral
- SPASSIREX 80 mg comprimé

Antispasmodique associé à un antiflatulent

- MÉTÉOXANE

Homéopathie

- NERVOPAX

Les nausées et les vomissements chez les enfants

Les nausées et les vomissements peuvent se produire indépendamment les uns des autres, mais sont souvent étroitement liés. Dans la plupart des cas, ils restent occasionnels et anodins. Néanmoins, ils peuvent parfois révéler une maladie plus grave et nécessiter une consultation médicale.

Symptômes

La nausée est une sensation désagréable dans l'abdomen. Elle est souvent accompagnée d'un manque d'appétit, d'un certain abattement, d'envie de vomir, voire de faiblesse. Le vomissement est le rejet par la bouche du contenu de l'estomac, après des contractions violentes des muscles du ventre et de l'estomac.

Comment réagir en cas de nausées ou de vomissements ?

- Si les vomissements s'accompagnent de fièvre avec une raideur du cou, des maux de tête, des taches rouges sur le corps ou une intolérance à la lumière (15 ou 112).
- Si l'enfant présente également une diarrhée, de fortes douleurs abdominales et de la fièvre.
- S'il semble confus.
- S'il souffre d'une constipation inhabituelle depuis plus de deux jours, avec des douleurs au ventre.
- S'il vomit du sang.
- Si les vomissements se répètent.
- Si les nausées persistent ou augmentent.
- Si l'enfant présente des signes de déshydratation (affaiblissement, somnolence, soif).
- Si l'état général de l'enfant se détériore.
- Si l'enfant a moins de trois semaines.
- Si l'enfant a subi un traumatisme crânien il y a moins de 48 heures.
- Si l'enfant a mal au ventre depuis plus de trois heures.

- Si les vomissements accompagnent une diarrhée qui persiste au-delà de quelques heures chez un nourrisson, ou de un à deux jours chez un petit enfant.

- Si les vomissements ne se répètent pas et ne sont accompagnés d'aucun signe inquiétant.
- Si les vomissements sont liés au mal des transports.

Dans la plupart des cas, il est précédé de nausées et d'un serrement de gorge. Bien que ce phénomène soit très désagréable au moment même, l'enfant se sent souvent mieux après avoir vomi et les nausées disparaissent généralement.

Causes

Les nausées et les vomissements sont des manifestations communes à bon nombre de troubles plus ou moins graves. On peut citer par exemple :
– le mal des transports (voir p. 216) ;
– un excès alimentaire et des difficultés à digérer ;
– le reflux gastro-œsophagien (voir p. 192) ;
– une allergie ou une intolérance alimentaire ;
– la gastro-entérite (voir p. 143) ;
– une intoxication alimentaire ;
– les effets indésirables de certains médicaments ;
– la migraine ;
– le stress, l'angoisse, la nervosité et le trac ;
– certains vertiges ;
– les douleurs intenses ;
– certaines maladies métaboliques, comme par exemple le diabète ou l'insuffisance surrénale ;
– les traumatismes violents, de la tête en particulier ;
– certaines maladies de l'intestin (appendicite, hernie étranglée, occlusion intestinale, etc.) ;
– les hépatites ;
– la méningite.

Complications éventuelles

Le risque de déshydratation augmente en cas de vomissements répétés chez un petit enfant, surtout s'ils sont accompagnés de diarrhée ou si l'enfant refuse de boire et de s'alimenter.
Les complications des vomissements sont celles des maladies qui les provoquent.

Ce que fait le médecin

Le médecin va examiner l'enfant et déterminer la cause des troubles. Il pourra ainsi prescrire un traitement adapté. Au besoin, il pourra prescrire un médicament contre les nausées, un pansement digestif, un antispasmodique ou un soluté de réhydratation. Si l'enfant est sévèrement déshydraté, une hospitalisation peut se révéler nécessaire, au cours de laquelle l'enfant sera réhydraté par voie intraveineuse.

Ce que vous pouvez faire

– Manger un peu permet souvent de soulager la nausée, mais ne forcez pas votre enfant.
– Si votre enfant vomit, veillez à ce qu'il garde la tête penchée en avant et qu'il crache immédiatement ce qu'il a dans la bouche, pour éviter que les matières vomies ne pénètrent dans ses voies respiratoires.
– Évitez de coucher votre bébé tant qu'il vomit, pour éviter qu'il n'inspire les matières vomies.
– En cas de vomissements, suspendez toute alimentation sauf les boissons (eau, jus de fruits dilués, boissons sucrées ou solutés de réhydratation, voir p. 145) données froides, par petites quantités, et fréquemment. Il existe une exception à cette réhydratation : une suspicion d'appendicite (voir encadré p. 169) qui doit faire interrompre toute prise de boisson

ou d'aliments jusqu'à ce que l'enfant ait été examiné par un médecin.
– Si les nausées ou les vomissements ont une origine psychologique (stress, angoisse, peur), essayez de détendre votre enfant en le rassurant.

Comment prévenir les vomissements

– Faites manger votre bébé en position assise et respectez sa faim, ne le gavez pas ! Au besoin, fractionnez ses repas.
– Contrôlez ses portions alimentaires, évitez qu'il ne mange trop ou trop vite.
– Il existe des astuces et des médicaments préventifs contre le mal des transports (voir p. 217).

Le traitement des nausées et des vomissements chez l'enfant

L'utilisation de médicament sans avis médical n'est pas recommandée en cas de vomissements chez l'enfant.
L'automédication est néanmoins envisageable en cas de vomissements liés au mal des transports. (Voir la liste de médicaments p. 218).

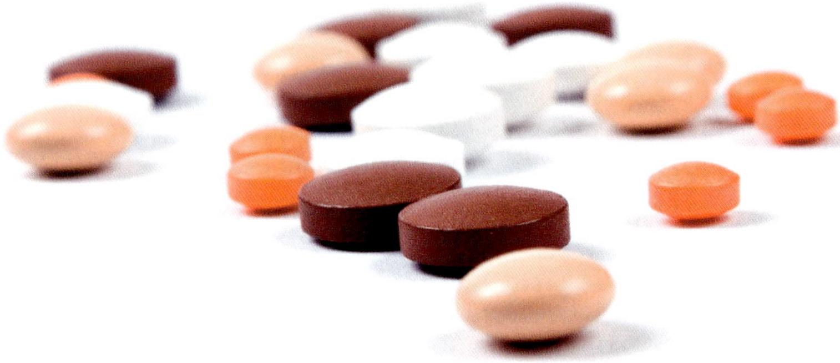

Le pipi au lit

Lorsqu'un enfant âgé de plus de cinq ans ne contrôle pas l'émission de ses urines, on parle d'énurésie. Environ 15 % des enfants sont concernés, dont les deux tiers sont des garçons. Le traitement de ce problème nécessite une mise en confiance et des encouragements.

Symptômes

Même si la propreté de nuit est normalement acquise vers quatre ans, on parle d'énurésie lorsqu'un enfant de cinq ans ou plus ne peut pas se passer régulièrement de couches la nuit (énurésie primaire) ou bien si, après avoir atteint le stade de propreté, il recommence brusquement à mouiller son lit (énurésie secondaire, moins fréquente). Plus rarement, l'enfant est également incontinent pendant la journée. Jusqu'à l'âge de sept ans, tous les enfants peuvent occasionnellement connaître un petit accident de pipi au lit, sans souffrir pour autant d'énurésie.

Causes

Les causes de l'énurésie primaire peuvent être multiples :
– Un mauvais fonctionnement de la vessie, qui se contracte involontairement lorsqu'elle est pleine.
– Un sommeil paradoxal (la portion du sommeil où l'on rêve) trop long et trop profond, pendant lequel l'enfant rêve parfois qu'il va aux toilettes.
– Des troubles psychologiques qui retardent l'acquisition de l'autonomie. Mais on ignore si ces troubles sont la cause ou la conséquence de l'énurésie (la honte de mouiller son lit maintiendrait l'enfant dans un état de dépendance vis-à-vis de ses parents).

Quand réagir ?

- Lorsqu'à l'âge de cinq ans, l'enfant mouille encore son lit chaque nuit.
- Lorsqu'on craint que le fait de mouiller le lit ne soit dû à une affection de la vessie (urine nauséabonde, enfant qui se plaint d'avoir mal en urinant ou de ressentir comme une brûlure, envie continuelle d'uriner, perte de poids ou d'appétit, fièvre).
- Si le trouble recommence après une période de propreté et ne s'arrête pas spontanément en quelques jours.
- Si cela crée des problèmes à toute la famille.
- Lorsque l'enfant en souffre.
- Si toutes les mesures prises n'ont eu aucun effet.

- Si les pipis au lit ne se produisent pas toutes les nuits, mais suffisamment régulièrement pour que les parents se décident à intervenir, prendre les mesures indiquées dans le paragraphe « Ce que vous pouvez faire ».

– Une prédisposition héréditaire.
– Une malformation urinaire.
L'énurésie secondaire semble plutôt liée à des problèmes d'ordre émotionnel (par exemple la naissance d'un petit frère ou d'une petite sœur, ou des problèmes rencontrés à l'école maternelle).

Complications éventuelles

Faire pipi au lit ne donne pas lieu à des complications. Un problème psychologique peut survenir lorsque les parents en font trop grand cas et créent chez l'enfant un sentiment de culpabilité. Ce sentiment peut même aggraver le phénomène lorsqu'il est associé à l'idée de dégoût ou de honte. Il est souvent nécessaire d'en parler au médecin pour briser ce cercle vicieux.

Ce que fait le médecin

Il procède à une analyse de l'urine pour voir s'il y a une infection des voies urinaires et fait une analyse de sang pour déceler un diabète éventuel. S'il pense qu'il y a une malformation des voies urinaires, il entreprend d'autres examens (par exemple, une radiographie ou une échographie). S'il ne trouve aucune cause physique (ce qui est presque toujours le cas), il convient d'un traitement avec les parents et l'enfant.
Dans certains cas rares, et pour une courte durée, le médecin peut décider de prescrire des médicaments, par exemple un médicament spécifique sous forme de spray nasal qui contient une hormone diminuant fortement la production d'urine pendant la nuit, ou un médicament qui diminue les contractions de la vessie. Ces médicaments ne guérissent pas le problème, mais peuvent contribuer à amorcer le processus d'acquisition de la propreté.

Ce que vous pouvez faire

Le traitement de l'énurésie repose sur des mesures qui visent à redonner confiance à l'enfant, à le responsabiliser et à encourager ses progrès.
– Expliquez-lui les causes possibles de son problème (concernant la vessie et le sommeil), en utilisant des mots qu'il comprend et en faisant éventuellement un dessin.
– Précisez-lui qu'il n'est pas le seul à souffrir de ce problème et que d'autres enfants de sa classe sont probablement dans le même cas.
– Ne dramatisez pas le pipi au lit. Ne le grondez pas et ne le punissez pas. On obtient de meilleurs résultats en se montrant patient, compréhensif et affectueux.
– Ne le culpabilisez pas et évitez d'en parler devant des personnes étrangères au cercle familial proche.
– Impliquez-le dans son traitement en lui faisant enlever ses draps mouillés pour les mettre dans la machine à laver, sans en faire une punition. Faites-lui tenir un journal des jours secs et des jours humides, qu'il montrera à son médecin. Encouragez une relation directe entre l'enfant et son médecin.
– Simplifiez-vous la vie en utilisant des draps qui ne se repassent pas et protégez le matelas par une alèze imperméable.
– Diminuez la quantité de boisson prise après 18 heures. Mais ne le privez pas de boire quand il a soif, sous prétexte qu'il mouille son lit !
– Veillez à ce qu'il aille aux toilettes avant de se coucher.

– Dans la journée, incitez-le à aller régulièrement faire pipi et apprenez-lui à faire pipi en plusieurs fois (en arrêtant le jet). Cela lui montrera qu'il est capable de se contrôler.

– Félicitez l'enfant, ou donnez-lui une petite récompense chaque fois qu'il ne mouille pas son lit (par exemple une image à coller dans un cahier) ; cela peut avoir un effet positif, sans pour autant faire pression sur lui.

– Placez des veilleuses dans sa chambre, les couloirs et les toilettes, pour rassurer l'enfant lorsqu'il se lève la nuit pour uriner.

– Lorsque l'on soupçonne que des problèmes psychologiques sont peut-être à l'origine de l'énurésie nocturne, la consultation d'un pédopsychologue ou d'un pédopsychiatre peut se révéler utile. Demandez conseil à votre médecin.

– Assurez-vous que votre enfant possède un espace personnel suffisamment vaste. Parfois, l'énurésie est liée à l'absence d'un espace identifié comme étant le sien.

Les menaces, le port systématique d'une couche, les dispositifs de détection de l'urine qui réveillent l'enfant, ou le réveil systématique de l'enfant au milieu de la nuit pour le faire uriner n'ont pas d'efficacité à long terme.

Qu'est-ce que l'encoprésie ?

On parle d'encoprésie lorsqu'un enfant âgé de plus de trois ans n'est pas capable de retenir ses selles. Si des malformations des organes digestifs ou des anomalies neurologiques peuvent être en cause, l'encoprésie est le plus souvent liée à la constipation. Les selles s'accumulent dans le rectum et l'enfant perd la sensation de devoir aller aux toilettes. Des causes psychologiques similaires à celles évoquées dans le cadre de l'énurésie sont parfois mises en avant.

Comment prévenir l'énurésie

Il n'est guère possible de prévenir l'énurésie. Néanmoins, il est préférable que les parents se gardent de faire de l'acquisition de la propreté une affaire d'état. L'âge où un enfant parvient à se passer de couches la nuit varie d'un individu à l'autre. Il serait peu raisonnable de comparer son enfant avec celui des voisins ou d'appliquer les principes rigoureux de grand-maman…

Le traitement de l'énurésie

L'utilisation de médicaments sans avis médical est fortement déconseillée en cas d'énurésie nocturne.

Les poussées dentaires

L'apparition des premières dents chez le nourrisson est un long processus qui s'accompagne parfois de diarrhée ou de fièvre mais, selon de nombreux pédiatres, elles sont habituelles à cet âge et il n'y a pas de preuve qu'elles soient réellement en rapport avec l'apparition des dents.

Symptômes

Lorsque les premières dents de lait font leur apparition, l'enfant est agité et pleurniche. Il met constamment les doigts dans la bouche et mâche tout ce qui lui tombe sous la main. La sécrétion de salive devient plus intense.

Complications éventuelles

Aucune complication n'est à craindre.

Ce que fait le médecin

Il examine l'enfant pour déterminer si les troubles constatés sont en relation avec une affection. Il prescrit, le cas échéant, un antalgique ou un calmant léger.

Comment prévenir les douleurs dentaires

Il n'existe pas de mesures pour prévenir une percée douloureuse des dents.

Ce que vous pouvez faire

Un anneau de dentition en matière élastique à mordiller permet à l'enfant de se faire les dents sans se blesser. Certains sont remplis d'un liquide. On peut les conserver au réfrigérateur, de sorte qu'ils rafraîchissent agréablement la gencive avec un léger effet anesthésiant.

Le traitement des douleurs dentaires des nourrissons

Pour les symptômes associés aux poussées dentaires, reportez-vous aux pp. 143 et 146.
On trouve en pharmacie des gels ou des solutions à appliquer en massant sur les gencives pour calmer la douleur.

Les fiches détaillées des médicaments ci-dessous sont consultables sur : www.automedication.fr

Traitements locaux à appliquer sur les gencives

- BAUME THOMAS pâte gingivale
- DELABARRE gel gingival
- DELABARRE solution gingivale
- DOLODENT solution gingivale

Homéopathie

- CAMILIA solution buvable

Comment réagir en cas de percée des dents ?

- → Si la fièvre dure sans raison apparente ou si la diarrhée persiste.
- → Si la percée des dents ne s'accompagne d'aucun signe alarmant.

Les poux

Les poux sont des parasites de l'homme qui vivent dans les cheveux, les poils ou les vêtements. Ceux qui sont responsables de démangeaisons du cuir chevelu sévissent souvent chez les enfants qui fréquentent une collectivité. Un traitement de l'enfant, mais aussi de son entourage, est nécessaire pour les éliminer durablement.

Symptômes

Les démangeaisons du cuir chevelu sont le signe révélateur de l'infestation des cheveux par les poux. Ces insectes se nourrissent de sang et leurs morsures laissent des petits points rouges. De couleur grisâtre, les poux mesurent de deux à quatre millimètres de long. Collés aux cheveux près de la racine, leurs œufs (les lentes) sont plus faciles à voir : de forme ovale et de couleur blanchâtre, ils mesurent environ un millimètre de long. Chez les petits enfants, les poux peuvent s'installer dans les sourcils et les cils. Le grattage dû aux démangeaisons peut alors entraîner une inflammation des paupières.

Causes

Contrairement à certaines idées reçues, les poux ne sautent pas. Ils se transmettent par contact direct ou par échange de linge (bonnet, écharpe, casquette, draps, taie d'oreiller et autres) ou d'objets personnels (peigne, brosse, barrette et autres). Ils peuvent rester en vie jusqu'à un jour et demi sur un objet, et les lentes six jours.

Complications éventuelles

Les poux sont inoffensifs. Seul le grattage lié aux démangeaisons peut causer des lésions du cuir chevelu qui peuvent s'infecter.

Ce que fait le médecin

Le médecin prescrit un traitement pour éliminer définitivement les poux et, éventuellement, pour calmer les démangeaisons et soigner les lésions de grattage. Les traitements contre les poux sont nombreux (shampooings, gels, aérosols,

Comment réagir ?

- Si l'inflammation du cuir chevelu est importante.
- Si les démangeaisons sont insupportables.
- Si l'automédication ne suffit pas à exterminer les poux.
- Si les poux ont envahi les cils de l'enfant.

- Si l'enfant commence à se gratter le cuir chevelu et que vous avez connaissance d'une épidémie scolaire.
- Si vous trouvez des poux ou des lentes.

lotions) et ils ont chacun leurs recommandations d'utilisation et leur toxicité propres : lisez attentivement la notice avant de les appliquer. Ils sont plus efficaces lorsque l'infestation est relativement récente. Attention, la durée d'application varie parfois selon l'âge de l'enfant.

Mon enfant a-t-il des puces ?

Lorsqu'on possède un chien ou un chat, il arrive que les enfants se fassent piquer par des puces. Les piqûres de puce démangent fortement et ressemblent à de petits boutons dont le sommet est marqué par un point rouge vif. Les puces des animaux de compagnie n'infestent jamais les humains de manière permanente et il est inutile de traiter votre enfant contre les puces. Demandez à votre vétérinaire un traitement antipuce d'action à longue durée et appliquez-le régulièrement à votre chien ou votre chat. Il peut également être nécessaire de traiter les litières, les tapis, les moquettes et les parquets de votre domicile.

Ce que vous pouvez faire

– Appliquez le produit antipoux au plus près de la racine des cheveux et n'hésitez pas à masser le cuir chevelu pour une meilleure répartition du produit. Les gels, qui doivent rester en place plusieurs heures, peuvent être protégés par un bonnet de piscine ou une serviette de toilette. Il est préférable de traiter toute la famille. Une nouvelle application est conseillée la semaine suivante.

– Pour enlever les lentes plus facilement, rincez les cheveux de l'enfant avec de l'eau vinaigrée (une cuillerée à soupe dans un grand bol) ou entourez sa tête d'une serviette humide et chaude pendant trente minutes. Coiffez votre enfant soigneusement avec un peigne spécial aux dents très serrées. Des lentes mortes y restent parfois accrochées.

– Enfermez hermétiquement ses draps et ses vêtements dans un sac-poubelle. Laissez-les reposer pendant une dizaine de jours, puis lavez-les. Vous pouvez également les placer 48 heures au congélateur pour tuer poux et lentes.

– Prévenez la collectivité fréquentée par votre enfant.

Comment se protéger des poux

– Lavez régulièrement les cheveux de votre enfant.

– Peu d'enfants échappent aux poux. Examinez régulièrement la tête du vôtre, en vous aidant d'un peigne fin. Les premiers poux sont souvent localisés à la lisière des cheveux, à la base du cou et derrière les oreilles.

– Lorsque votre enfant fréquente une collectivité (école, garderie, centre de vacances, etc.), tenez-vous informé d'une éventuelle invasion de poux.

– Les petites filles aux cheveux longs attrapent plus facilement des poux : attachez-leur les cheveux.

Le traitement contre les poux

Différents types de produits contre les poux sont vendus en pharmacie, avec des modalités d'application propres à chacun. Suivez bien le mode d'emploi indiqué sur la notice. Aujourd'hui, les poux sont parfois résistants aux pyréthrines.

Préférez les lotions, bien adaptées au traitement des poux du cuir chevelu. L'intérêt des shampooings n'est pas démontré. Évitez les sprays si votre enfant ou quelqu'un de son entourage est asthmatique.

À côté des médicaments antiparasitaires, on trouve des produits d'hygiène qui ont une action complémentaire : lotions antipoux asphyxiantes, sprays répulsifs qui éloignent les poux, baumes décolleurs de lentes à utiliser après traitement, etc.

Les fiches détaillées des médicaments ci-dessous sont consultables sur : www.automedication.fr

Pyréthrines

- ALTOPOU shampooing
- CHARLIEU ANTI-POUX shampooing
- HÉGOR ANTIPOUX shampooing
- ITAX shampooing
- ITEM ANTIPOUX lotion ou shampooing
- NIX 1 % crème capillaire
- PARA SPÉCIAL POUX shampooing ou solution pour pulvérisation cutanée
- PARASIDOSE shampooing
- PYRÉFLOR solution pour application locale ou shampooing
- SPRAY-PAX solution pour pulvérisation cutanée

Malathion

- PRIODERM 0,5 % lotion
- PRIODERM 0,5 % solution pour application cutanée

Pyréthrines et malathion

- PARA PLUS solution pour pulvérisation cutanée

Autre

- YSOL 206 shampooing

Les régurgitations

Très courantes chez le nourrisson, les régurgitations ne sont pas des vomissements, mais simplement des petits rejets de lait involontaires qui se produisent après la tétée. Elles sont inoffensives et indolores pour l'enfant.

Symptômes

Dans l'heure qui suit la tétée, le nourrisson rejette par la bouche du lait plus ou moins caillé en quantité réduite (une cuillère à soupe ou un peu plus), parfois à l'occasion d'un rot. Contrairement aux vomissements, les régurgitations surviennent sans effort.

Causes

Les régurgitations sont liées à l'immaturité du tube digestif de certains nourrissons ; le muscle qui verrouille la jonction de l'œsophage avec l'estomac ne fonctionne pas encore parfaitement. Elles sont souvent liées au fait que le nourrisson a bu en trop grande quantité ou trop vite. Elles sont plus fréquentes chez les bébés nourris au biberon.

Complications éventuelles

Les régurgitations n'ont aucune répercussion sur la santé de l'enfant. Elles disparaissent le plus souvent lorsque l'alimentation devient solide et que l'enfant commence à marcher, vers l'âge de douze à dix-huit mois. Toutefois, si les régurgitations deviennent importantes, se répètent fréquemment ou se produisent à distance du repas, il est possible que le bébé souffre d'un reflux gastro-œsophagien (voir p. 193).

Ce que fait le médecin

Le médecin va déterminer s'il s'agit de simples régurgitations anodines ou si elles sont liées à une maladie.

Comment réagir ?

- Si les régurgitations sont abondantes, se répètent à chaque tétée, surviennent plusieurs heures après les repas, ou sont teintées de sang.
- Si le nourrisson semble souffrir : il s'agite, se tortille, crie, pleure, etc.
- S'il présente une perte de poids, ou bien des rhinopharyngites ou des otites à répétition.

- Si, après la tétée, le nourrisson rejette du lait en petite quantité, sans fournir d'effort et sans que cela ne le fasse souffrir, adoptez les mesures préventives citées dans le paragraphe « Comment prévenir les régurgitations »

Comment prévenir les régurgitations

– Assurez-vous que vous respectez bien le mode d'emploi du lait artificiel, par exemple que vos mesurettes de poudre de lait sont rases et non bombées.
– Veillez à utiliser une tétine adaptée à l'âge de l'enfant et à son comportement alimentaire. Ne la percez pas de trous supplémentaires.
– Faites des pauses en donnant le biberon et laissez au bébé le temps de faire un rot intermédiaire au milieu de son repas.
– Après le repas, faites-lui faire son rot et promenez-le. Mieux vaut ne pas le coucher tout de suite. Éventuellement, changez-le avant la tétée pour éviter de le manier tant qu'il a le ventre plein.
– Ne serrez pas trop ses vêtements ou sa couche.

Le traitement des régurgitations

Il ne peut y avoir de traitement d'automédication en cas de régurgitations. Seul le médecin peut juger si un médicament est nécessaire.

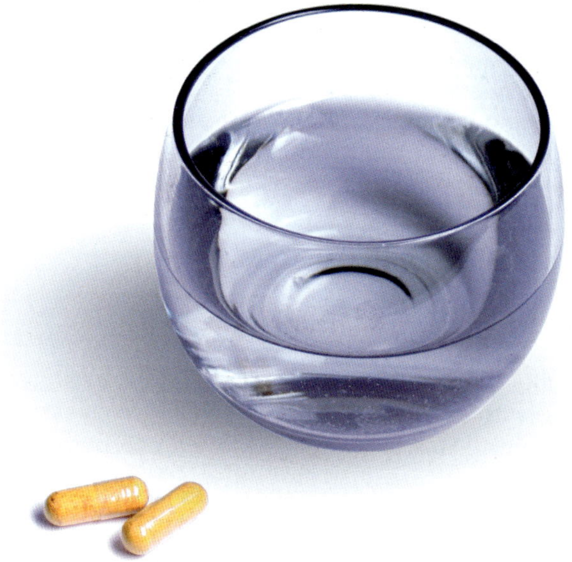

La rhinopharyngite chez les enfants

La rhinopharyngite est la maladie la plus fréquente chez les jeunes enfants. Passage obligé des premières années de vie, elle est habituellement plus gênante que grave, même si elle se répète fréquemment.

Symptômes

La rhinopharyngite est un rhume. Le nez coule ou est bouché, l'enfant éternue, tousse et peut avoir mal à la gorge. Le liquide qui s'écoule est d'abord fluide et limpide. Il devient souvent plus épais au bout de quelques jours. D'autres symptômes peuvent apparaître : malaise, fièvre, maux d'oreilles (même en l'absence d'otite), baisse de l'appétit, fatigue, ganglions gonflés, yeux rouges, etc. La fièvre disparaît en général en moins de quarante-huit heures.

Causes

Les rhumes et les rhinopharyngites sont dus à des virus très communs, les rhinovirus. Lorsque le nourrisson n'est plus protégé par les anticorps transmis par sa mère pendant la grossesse ou dans le lait, il doit s'immuniser progressivement contre la cinquantaine de rhinovirus responsables de rhinopharyngites. En général, les jeunes enfants sont contaminés par leur entourage familial ou par les enfants de la crèche, de la garderie ou de l'école maternelle. La répétition des rhinopharyngites est un phénomène habituel, même chez des enfants en bonne santé.

Complications éventuelles

Parfois, les rhinopharyngites évoluent en otite, bronchite ou laryngite, plus rarement en sinusite. Dans certains cas, l'inflammation locale favorise une surinfection par des bactéries.

Ce que fait le médecin

Il s'assure qu'il n'y a pas d'autres causes aux symptômes observés et qu'aucune surinfection n'est présente. Il prescrit

Comment réagir en cas de rhinopharyngite ?

- Lorsqu'un écoulement nasal se produit chez un nouveau-né (moins de un mois).
- En cas de forte fièvre, de sécrétions jaunes ou vertes qui encombrent le nez, de douleurs d'oreilles, de violents maux de tête ou de problèmes respiratoires.
- Si l'enfant a très mal à la gorge.
- Si la fièvre dure plus de 48 heures ou revient après avoir disparu.

- Si l'enfant présente tous les signes d'une rhinopharyngite décrits plus haut et que sa fièvre éventuelle disparaît en moins de 48 heures.

une désinfection rhinopharyngée (lavages de nez plusieurs fois par jour) et du paracétamol lorsqu'il y a de la fièvre. Parfois, lorsque la toux est épuisante, le médecin peut prescrire un médicament pour la soulager. Il prescrit des antibiotiques uniquement en cas de surinfection bactérienne.

Ce que vous pouvez faire

– Mouchez votre enfant régulièrement avec un mouche-bébé ou un mouchoir, une narine après l'autre.
– Lavez-lui le nez avec du soluté physiologique en aérosol ou en dosettes.
– Humidifiez l'atmosphère de sa chambre avec des récipients remplis d'eau ou un humidificateur.

Les végétations

Les végétations adénoïdes sont de petits organes situés au fond du nez et dans la partie supérieure de la gorge. Elles sont de la même famille que les ganglions et jouent un rôle dans la défense immunitaire. Lorsqu'un enfant est atteint de rhinopharyngites à répétition, les végétations peuvent gonfler de manière durable. Ce gonflement provoque parfois des complications : otite, sinusite, bronchite ou nez bouché. Dans ce cas, il est parfois nécessaire d'enlever les végétations sous anesthésie générale, le plus souvent après l'âge de deux ans. Il n'est pas rare qu'une otite se développe dans les deux semaines qui suivent l'intervention, mais celle-ci est en général la dernière d'une longue série.

– Faites-le boire suffisamment, car rester la bouche ouverte déshydrate.
– Soulagez éventuellement sa fièvre par du paracétamol (voir p. 158).
– Surélevez sa tête lorsqu'il dort (par exemple avec un coussin placé sous son matelas).

Comment prévenir la rhinopharyngite

Essayer de prévenir les rhinopharyngites reste assez illusoire. Les enfants doivent passer par là pour acquérir leur immunité. L'aération régulière des chambres (y compris en hiver) et l'humidification de l'air ambiant sont susceptibles d'améliorer la résistance de la muqueuse nasale aux virus. Mieux vaut ne pas trop chauffer votre domicile et ne pas exposer votre enfant à la fumée de tabac.

Le traitement de la rhinopharyngite

La première mesure à prendre est de faire des lavages de nez réguliers avec une solution de lavage ou du sérum physiologique (dosettes ou aérosols vendus en pharmacie ou en parapharmacie) pour désinfecter le nez (voir page suivante).
Les autres traitements de la rhinopharyngite visent à soulager les symptômes.
– Le paracétamol permet de faire baisser la fièvre et de soulager d'éventuels maux de tête (voir p. 158).
– Les antihistaminiques permettent d'assécher le nez et de réduire les larmoiements parfois associés.
– Des traitements locaux (solutions nasales antibactériennes ou décongestionnantes et inhalations) permettent de dégager le nez. Les solutions nasales antibactériennes ou décongestionnantes

devraient être utilisées seulement sur avis médical et les inhalations sont réservées à l'enfant de plus de douze ans.
– Chez les adultes, on utilise des médicaments vasoconstricteurs en automédication pour soulager les symptômes du rhume. Ce type de médicament ne doit en aucun cas être utilisé chez un enfant de moins de quinze ans.
– Des médicaments à base de soufre sont proposés en cas de rhinopharyngite chronique.

Les fiches détaillées des médicaments ci-dessous sont consultables sur : www.automedication.fr

Solution de lavage

- PRORHINEL solution nasale

Antihistaminiques

- FERVEX ENFANT granulés
- RHINOFÉBRAL gélule

Inhalations par fumigation (enfant de plus de douze ans)

Voir liste p. 332.

Solutions nasales à visée antibactérienne

- BIOCIDAN solution pour pulvérisation nasale
- DÉSOMÉDINE solution pour pulvérisation nasale
- EUVANOL solution pour pulvérisation nasale
- HUMEX FOURNIER solution pour pulvérisation nasale
- LOCABIOTAL solution pour pulvérisation buccale et nasale
- MUCORHINE solution nasale
- NÉCYRANE solution nasale
- NOSTRIL solution pour pulvérisation nasale
- RHINÉDRINE solution pour pulvérisation nasale
- RHINOTROPHYL solution pour pulvérisation nasale
- SOUFRANE solution nasale
- STILLARGOL solution pour instillation nasale

Médicaments à base de soufre

- ACTISOUFRE 4 mg/50 mg suspension buvable et nasale
- ACTISOUFRE suspension pour pulvérisation buvable et nasale
- DÉESINTEX INANTILE granulé
- NOTRINO comprimé pour suspension buvable Enfant Nourrisson
- SOLACY PÉDIATRIQUE comprimé pour suspension buvable
- SULFURYL MONAL 200 mg comprimé à croquer

Homéopathie

Voir liste p. 276.

Comment réaliser un lavage de nez

Les lavages de nez doivent être pratiqués plusieurs fois par jour pour permettre la désinfection du rhinopharynx.
– Si le nez coule, il faut préalablement moucher l'enfant, si nécessaire, avec un mouche-bébé.
– Lorsqu'il s'agit d'un nourrisson, allongez l'enfant sur le dos, la tête inclinée sur le côté. Maintenez fermement cette position, en vous faisant aider si nécessaire, et instillez dans la narine la plus haute le contenu d'une dosette de solution de lavage. La solution doit ressortir par la narine la plus basse. Inclinez la tête de l'autre côté et renouvelez l'opération dans l'autre narine.
– Lorsque l'enfant est plus âgé, il peut être assis et pencher la tête sur le côté. La solution doit toujours être instillée dans la narine la plus haute.

La toux chez les enfants

La toux est la réaction normale à une irritation des voies respiratoires, en particulier des bronches, le plus souvent en lien avec une infection ou une allergie. Elle permet d'éliminer les sécrétions des bronches et de la trachée. L'usage de médicaments destinés à supprimer la toux (antitussifs) doit se faire de préférence sous contrôle médical.

Symptômes

Il existe de nombreuses formes de toux qui peuvent être regroupées en deux familles : les toux sèches (sans production de glaires) et les toux grasses (avec production de glaires). Les toux grasses sont des toux utiles car elles dégagent les voies respiratoires et contribuent à la guérison.

Causes

La toux n'est pas une maladie mais un symptôme provoqué par une irritation de la gorge, de la trachée, des bronches, ou parfois en réaction à un problème touchant les… oreilles. De nombreuses maladies s'accompagnent de toux : rhinopharyngite (voir p. 183), laryngite, bronchite et bronchiolite (voir p. 134),

Comment réagir en cas de toux ?

15 ou 112

- Si, en plus de la toux, l'enfant éprouve des difficultés pour respirer ou pour avaler.
- Si sa voix se modifie (voix éteinte).
- Si son état général se détériore.
- Si la toux est rauque (comme un aboiement).
- Si l'on pense que la toux est due à un corps étranger dans les voies respiratoires (jouet, cacahuète, etc.).
- Si l'enfant fait des efforts pour respirer (visibles au niveau du cou et des ailes du nez), il ne faut pas attendre un bleuissement pour appeler le 15.

- Si la toux s'accompagne d'une forte fièvre ou d'un mal de gorge.
- Si des sifflements sont associés à la toux.
- Si la toux ne diminue pas après quelques jours de traitement prescrit par un médecin.

- Si la toux persiste et occasionne une gêne pour l'enfant et son entourage.

- Si la toux ne s'accompagne d'aucun signe cité ci-dessus.

pneumonie, asthme, coqueluche, rougeole, grippe, etc. Dans le cas de l'asthme, la toux peut être le premier signe d'une crise qui se traduit alors par des difficultés respiratoires potentiellement graves.
Lorsqu'un corps étranger est inhalé (voir p. 162), il provoque également des accès répétés de toux. Des substances irritantes (gaz, poussière, par exemple) sont de même à l'origine de toux.

Complications éventuelles

Une toux habituelle dans le cadre d'une infection courante n'entraîne guère de complications. Néanmoins, une toux grasse peut entraîner des vomissements. Toux sèche et toux grasse sont incontrôlables et peuvent devenir épuisantes, en particulier lorsque des quintes se déclenchent la nuit et perturbent le sommeil de l'enfant.

Ce que fait le médecin

Il examine l'enfant, inspecte sa gorge et ausculte ses poumons. Le cas échéant, il demande une analyse de sang et une radiographie des poumons.
La toux, en particulier lorsqu'elle est grasse et bien supportée par l'enfant, est utile et bénéfique. La prescription de médicaments destinés à diminuer ou supprimer la toux (antitussifs) ne se fait que lorsque celle-ci représente une gêne pour l'enfant : difficultés à s'endormir ou à passer une bonne nuit, douleurs provoquées par la toux, vomissements répétés, par exemple. Lorsque l'encombrement des bronches est important ou que le médecin suspecte une bronchiolite (voir p. 134), ce dernier peut prescrire des séances de kinésithérapie respiratoire pour faciliter la remontée des glaires.

Ce que vous pouvez faire

– Mettez votre nourrisson en position assise ou semi-assise.
– Évitez de fumer dans la maison.
– Veillez à bien humidifier l'air ambiant (récipients remplis d'eau ou humidificateur).
– Faites inhaler à l'enfant de la vapeur d'eau en plaçant son visage au-dessus d'un bol d'eau chaude et en couvrant sa tête avec un torchon (à partir de l'âge de trois ans).
– S'il le tolère, rincez-lui le nez et l'arrière-gorge avec du soluté physiologique en aérosol ou en dosettes (voir p. 185).
– En cas de toux rauque, enfermez-vous avec lui dans la salle de bains et bouchez l'évacuation d'air. Puis, projetez avec le pommeau de douche de l'eau chaude sur les parois de la baignoire, jusqu'à ce que l'atmosphère de la salle de bains soit bien humide. Prenez votre enfant sur vos genoux en position assise et bercez-le.
– Donnez-lui à boire fréquemment.

Le traitement de la toux chez l'enfant

■ Contre la toux sèche

Les médicaments utilisés pour traiter la toux sèche sont des antitussifs qui diminuent ce réflexe en agissant sur les centres nerveux de la toux. Leur usage doit se limiter au cas où l'enfant a du mal à supporter la toux, et la durée du traitement ne doit pas dépasser trois à cinq jours.
Les antitussifs se divisent en plusieurs catégories.
– Les **antitussifs antihistaminiques** sont plutôt recommandés en cas de toux sèche survenant la nuit, en raison

de leur effet sédatif. Ils ne doivent pas être utilisés chez l'enfant de moins de un an, sauf avis médical contraire.

– Les **antitussifs opiacés** peuvent renfermer de la codéine, du dextrométorphane, de la pholcodine ou de l'éthylmorphine. Ils ne doivent pas être utilisés chez l'enfant de moins de 30 mois et en cas d'asthme. Ils peuvent dans certains cas être mal tolérés (constipation, nausées ou sensation de vertiges, par exemple). Les sirops contenant du dextrométorphane sont à privilégier dans cette catégorie, car cette substance présente moins d'effets indésirables que les autres dérivés opiacés.

– Les **antitussifs non opiacés, non antihistaminiques** présentent généralement moins d'effets gênants.

Les sirops homéopathiques et de phytothérapie ont une efficacité non évaluée.

Contre la toux grasse

En cas de toux grasse, les **fluidifiants bronchiques** contenant de l'acétylcystéine ou de la carbocystéine ou d'autres expectorants sont destinés à diminuer la viscosité des sécrétions et à faciliter leur remontée et leur élimination. Leur usage est rarement indispensable.

Lors de toux grasse, les antitussifs utilisés pour traiter la toux sèche sont bien sûr déconseillés car ils entraîneraient une accumulation des sécrétions dans les bronches.

Les fiches détaillées des médicaments ci-dessous sont consultables sur : www.automedication.fr

Antitussifs antihistaminiques

- BRONCALÈNE sirop Nourrisson
- FLUISÉDAL sirop
- HEXAPNEUMINE sirop Nourrisson
- RHINATHIOL PROMÉTHAZINE sirop
- SIROP TEYSSEDRE sirop
- THÉRALÈNE 0,05 % sirop
- TOPLEXIL sirop

Antitussifs opiacés : codéine

- CAMPHODIONYL sirop
- DINACODE AVEC CODÉINE sirop Enfant
- EUCALYPTINE LE BRUN sirop
- EUPHON sirop
- NÉO-CODION sirop Enfant
- TUSSIPAX sirop

Antitussifs opiacés : dextrométorphane

- DEXIR sirop Enfant
- DEXTROMÉTHORPHANE ARROW 0,1 % sirop Enfant
- DRILL TOUX SÈCHE sans sucre 5 mg/5 ml Enfant
- ERGIX TOUX SÈCHE sirop Enfant
- HUMEX TOUX SÈCHE DEXTROMÉTHORPHANE sirop Enfant
- PULMODEXANE TOUX SÈCHE sans sucre solution buvable
- TUSSIDANE 1,5 mg/ml sirop

Antitussifs opiacés : éthylmorphine

- ÉPHYDION sirop ou solution buvable
- VÉGÉTOSÉRUM sirop Enfant

Antitussifs opiacés : pholcodine

- BIOCALYPTOL sirop
- CLARIX sirop
- CLARIX sans sucre sirop
- DIMÉTANE sans sucre sirop
- HEXAPNEUMINE suppositoire Enfant
- HUMEX TOUX SÈCHE PHOLCODINE sirop Enfant
- PHOLCODYL sirop
- POLERY sirop Enfant
- RESPILÈNE sirop Enfant
- RHINATHIOL TOUX SÈCHE PHOLCODINE 0,06 % sirop Enfant
- TROPHIRÈS sirop Enfant

Antitussifs opiacés avec antihistaminiques

- BRONCALÈNE sirop Enfant
- HEXAPNEUMINE sirop Enfant
- NORTUSSINE sirop Enfant
- TUSSISÉDAL sirop

Antitussifs non opiacés non antihistaminiques

- PAXÉLADINE 10 mg/5 ml sirop
- PECTOSAN TOUX SÈCHE sirop Enfant

Autre antitussif

- HÉLICIDINE 10 % sirop

Phytothérapie

- ACTIVOX LIERRE sirop
- BORIBEL N° 2 PECTORALE tisane
- PECTOFLORINE tisane
- PROSPAN sirop
- TUSSIDORON sirop

Homéopathie

- ABBÉ CHAUPITRE N° 35 solution buvable
- BAUDRY PÂTE PECTORALE pâte à sucer
- DROSERA COMPLEXE N° 64 solution buvable
- DROSERA COMPOSÉ BOIRON comprimé ou granules ou solution buvable
- DROSERA COMPOSÉ DOLISOS solution buvable
- DROSETUX sirop
- HOMÉOGÈNE 14 comprimé
- IPECA COMPLEXE N° 65 solution buvable
- PÂTES PECTORALES BOIRON pâte à sucer (mandarine ou réglisse)
- PERTUDORON solution buvable
- POCONÉOL N° 20 solution buvable
- PULMO-DRAINOL solution buvable
- RÉGLISSE SAMBUCUS BOIRON pâte à sucer
- STODAL granules ou sirop

Fluidifiants bronchiques

- ACÉTYLCYSTÉINE ARROW 200 mg comprimé effervescent
- ACÉTYLCYSTÉINE BIOGARAN 200 mg comprimé effervescent ou poudre pour solution buvable
- ACÉTYLCYSTÉINE EG 200 mg granulé pour solution buvable
- ACÉTYLCYSTÉINE G GAM 100 mg ou 200 mg granulé pour solution buvable
- ACÉTYLCYSTÉINE HEXAL SANTÉ 200 mg granulé pour solution buvable
- ACÉTYLCYSTÉINE MERCK 200 mg comprimé effervescent ou poudre pour solution buvable
- ACÉTYLCYSTÉINE RATIOPHARM 200 mg poudre pour solution buvable
- ACÉTYLCYSTÉINE SANDOZ 200 mg comprimé effervescent ou granulé
- ACÉTYLCYSTÉINE TEVA 200 mg granulé pour solution buvable
- BRONCATHIOL solution buvable Enfant Nourrisson
- BRONCHOKOD sirop Enfant Nourrisson
- BRONCHOKOD sans sucre 2 % solution buvable
- BRONCOCLAR 200 mg granulé pour suspension buvable
- BRONCOCLAR sirop Enfant
- BRONKIREX sans sucre 2 % sirop
- CARBOCISTÉINE 2 % sirop Génériques
- CARBOCISTÉINE sans sucre 2 % solution buvable Génériques
- EXOMUC 100 mg granulé pour solution buvable
- EXOMUC 200 mg comprimé effervescent ou granulé pour solution buvable
- FLUDITEC 2 % sirop
- FLUIMUCIL 100 mg granulé pour solution buvable
- FLUIMUCIL 200 mg comprimé effervescent ou granulé pour solution buvable
- FLUIMUCIL 2 % solution buvable
- FLUVIC 2 % sirop
- MÉDIBRONC sirop Enfant
- MUCICLAR 2 % sirop
- MUCOLATOR 200 mg poudre pour solution buvable
- MUCOMYST 100 mg poudre pour suspension buvable
- MUCOMYST 200 mg comprimé effervescent ou poudre pour suspension buvable
- MUCOSPIRE 200 mg granulé pour solution buvable
- MUCOTHIOL 150 mg poudre orale
- MUCOTHIOL 200 mg comprimé

- PECTOSAN EXPECTORANT 2 % sirop Enfant
- RHINATHIOL 2 % sirop Enfant Nourrisson
- RHINATHIOL sans sucre 2 % sirop Enfant Nourrisson
- SOLMUCOL 100 mg granulé pour solution buvable ou comprimé à sucer
- SOLMUCOL 200 mg granulé pour solution buvable
- SOLMUCOL 2,5 % poudre et sirop pour solution buvable
- TIXAIR 200 mg comprimé
- TUSSILÈNE sirop Enfant Nourrisson

Autres traitements expectorants

- BRONCHODERMINE suppositoire Enfant
- BRONCHODERMINE suppositoire Nourrisson
- BRONCHORECTINE AU CITRAL suppositoire Enfant
- BRONCHORECTINE AU CITRAL suppositoire Nourrisson
- COQUELUSÉDAL suppositoire Enfant
- COQUELUSÉDAL suppositoire Nourrisson
- DINACODE sirop Nourrisson
- EUCALYPTINE LEBRUN suppositoire Nourrisson
- EUCALYPTINE suppositoire Enfant
- FLUISÉDAL SANS PROMETHAZINE sirop
- GOMENOL RECTAL suppositoire Enfant
- GOUTTES AUX ESSENCES solution buvable
- HEXAPNEUMINE suppositoire Nourrisson
- NÉO-CODION sirop Nourrisson
- OZOTHINE sirop
- OZOTHINE 30 mg suppositoire Enfant
- OZOTHINE À LA DIPROPHYLLINE suppositoire Enfant
- PASSÉDYL sirop Enfant Nourrisson
- PHYTOTUX solution buvable
- TERPONE suppositoire Enfant
- TERPONE suppositoire Nourrisson
- TROPHIRÈS suppositoire Enfant
- TROPHIRÈS suppositoire Nourrisson

L'estomac et les intestins

Les brûlures d'estomac

Les sensations de brûlure et les renvois acides sont les troubles de l'estomac les plus fréquents. Au-delà de cinquante ans, près de la moitié de la population en souffre. Lorsqu'elles sont occasionnelles – après un repas copieux par exemple, ces sensations n'ont rien d'alarmant. Mais si elles se produisent régulièrement, elles justifient une consultation médicale.

Symptômes

Les brûlures et régurgitations se manifestent par une sensation douloureuse dans la région de l'estomac, après un repas. Cette sensation irradie parfois derrière le sternum, voire jusque dans la gorge. Les aigreurs sont souvent accompagnées d'un reflux acide ou d'accès de toux, en particulier la nuit. Parfois, les douleurs sont plus fortes lorsque l'on se baisse, se penche en avant, se couche, ou lors d'un effort physique. Les médecins appellent ces symptômes *pyrosis.*

Causes

Lorsqu'il rejoint l'estomac, l'œsophage traverse le diaphragme, un grand muscle en forme de dôme qui sépare les organes de l'abdomen de ceux de l'estomac. Le diaphragme forme à cet endroit une sorte de cravate qui, accompagnée d'un muscle en forme d'anneau, le cardia, empêche le contenu de l'estomac de refluer vers l'œsophage (voir schéma). Lorsque ce mécanisme ne fonctionne plus normalement, les sucs gastriques remontent depuis l'estomac vers l'œsophage, irritant sa paroi.

Il existe plusieurs causes de brûlures d'estomac, parmi lesquelles :

– une perte d'efficacité des attaches du diaphragme qui enserrent le bas de l'œsophage, entraînant une remontée d'une partie de l'estomac dans la cage thoracique (hernie diaphragmatique ou hiatale) ;

– une surproduction de sucs gastriques acides ;

– une augmentation de la pression exercée sur l'estomac (imputable, par exemple, à un excès de poids ou à une grossesse) ;

Comment réagir en cas de brûlures d'estomac ?

- Si les brûlures d'estomac sont accompagnées de difficultés à avaler.
- Si de fréquents accès de toux se produisent en position couchée.
- Si les brûlures d'estomac sont difficiles à supporter.
- Si l'automédication n'apporte pas de soulagement rapide.
- Si les brûlures d'estomac sont récidivantes.

- Si les brûlures surviennent occasionnellement.

– des repas irréguliers, trop gras ou trop copieux ;
– certains aliments (épices, aliments acides, boissons alcoolisées, café...) ;
– le stress.

Mais, souvent, aucune cause n'est décelable, en particulier quand les brûlures d'estomac sont occasionnelles.

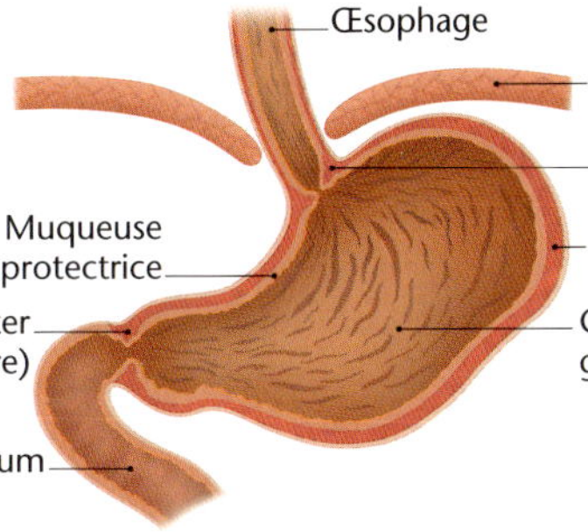

Schéma de la coupe longitudinale de l'estomac

Complications éventuelles

Lorsque les sucs gastriques refluent régulièrement dans l'œsophage, on parle de **reflux gastro-œsophagien**. Dans ce cas, les sucs gastriques risquent de provoquer une inflammation, appelée « œsophagite de reflux », qui rend difficile et douloureuse la déglutition. Cette inflammation peut parfois rétrécir l'œsophage. À la longue, un ulcère de sa paroi peut apparaître. Chez des personnes affaiblies, le reflux peut pénétrer dans les voies respiratoires et provoquer une infection pulmonaire.

Ce que fait le médecin

Le médecin prescrit un traitement destiné à réduire l'acidité et la douleur. Il pratiquera des examens si les symptômes persistent malgré le traitement.

L'examen complémentaire le plus courant est la fibroscopie œsogastrique (ou oesogastroduodénale), qui peut se faire sous anesthésie légère. Après avoir insensibilisé la gorge, le médecin introduit délicatement par la bouche et le long de la gorge un tube très mince, muni à son bout d'une minuscule fibre optique permettant d'obtenir des images précises de l'œsophage, de l'estomac et du duodénum. Elle permet d'observer d'éventuelles lésions occasionnées par les remontées d'acide le long de l'œsophage. Si nécessaire, le médecin peut également prélever un petit fragment d'œsophage pour analyse. Chez certaines personnes, une sonde est laissée en place quelques heures durant, pour enregistrer la fréquence des reflux et mesurer leur acidité.

Comment prévenir les brûlures d'estomac

Quelques mesures simples vous permettront de diminuer la fréquence des brûlures d'estomac.
– Sélectionnez vos aliments. Certains produits ont tendance à favoriser ces troubles : les agrumes, la choucroute, les tomates, les plats épicés, les aliments conservés dans le vinaigre, le miel et les confitures, le chocolat, le café et les colas, la bière, les boissons alcoolisées, etc. Ces aliments diffèrent selon les individus. À chacun d'identifier les aliments qui lui portent préjudice.
– Mangez lentement.
– Fractionnez vos repas. Essayez de prendre plusieurs repas légers et évitez de trop manger le soir.

– Buvez au bon moment. Évitez de trop boire pendant les repas, pour ne pas augmenter le volume contenu dans l'estomac.
– Attendez avant de vous allonger. Après un repas, mieux vaut laisser s'écouler deux à trois heures avant de se coucher.
– Surélevez la tête de votre lit de 10 à 15 cm (sauf si vous avez des problèmes d'insuffisance veineuse, comme des varices par exemple) au moyen de cales ou de briques placées sous ses pieds.
– Arrêtez de fumer.
– Portez des vêtements larges. Les ceintures ou les pantalons serrés compriment le bas du ventre et favorisent le reflux.
– Détendez-vous. Le stress contracte vos muscles, y compris ceux de votre estomac. Essayez diverses méthodes de relaxation pour relâcher votre tension nerveuse.
– Si vous souffrez d'excès de poids, la perte de quelques kilos peut suffire à soulager les brûlures, en diminuant la pression exercée par votre surpoids sur l'estomac.

Remèdes de grand-mère

La tradition populaire préconise de boire du lait, des tisanes (racine de guimauve, de plantain lancéolé ou de mélisse) ou du jus de pommes de terre pour calmer ces troubles. La poudre de caroube est également recommandée, car elle forme un gel dans l'estomac censé protéger les muqueuses.

Ce que vous pouvez faire

– En cas de brûlures d'estomac occasionnelles, boire un peu de lait ou prendre un médicament sans ordonnance pour neutraliser l'acide gastrique ou inhiber sa formation (médicaments antiacides).
– Repérer si un changement alimentaire n'est pas à l'origine des brûlures.

Le traitement des brûlures d'estomac

Lorsque les mesures ci-dessus sont insuffisantes, votre médecin ou votre pharmacien peut vous conseiller plusieurs types de médicaments vendus sans ordonnance. Leur mode d'action diffère selon les catégories :
– **Les antihistaminiques de type H2** diminuent la sécrétion de suc gastrique, en bloquant l'action de l'histamine.
– **Les antiacides d'action locale** permettent de diminuer ou de neutraliser l'acidité du suc gastrique déjà sécrété. Les antiacides associés aux alginates, substance formant un gel visqueux qui surnage dans l'estomac, ont une indication spécifique dans le traitement du reflux gastro-œsophagien. Leur effet est rapide, mais parfois de courte durée. Ils doivent être pris au moment des troubles, ou dans les situations pouvant favoriser les brûlures d'estomac (repas copieux, etc.).
– **Les pansements digestifs** (à base de diosmectite, de kaolin, de diméticone ou de siméticone) protègent l'œsophage des remontées acides en le tapissant d'un film protecteur. Ils sont souvent associés aux antiacides d'action locale.

Des complexes homéopathiques sont également traditionnellement proposés en cas de douleurs d'estomac.

Les fiches détaillées des médicaments ci-dessous sont consultables sur : www.automedication.fr

Antihistaminiques H2

- PEPCIDAC 10 mg comprimé
- STOMÉDINE comprimé effervescent

Antihistaminique H2 associé à un antiacide d'action locale

- PEPCIDDUO comprimé à croquer

Antiacides d'action locale

- BICARBONATE DE SODIUM GIFRER poudre pour suspension buvable
- DIGESTIF MARGA comprimé à sucer
- DOPS tablette à croquer ou poudre pour suspension buvable
- GASTROPAX poudre pour solution buvable
- HÉPATOUM BRÛLURES D'ESTOMAC comprimé à croquer
- HYDROXYDES ALUMINIUM MAGNÉSIUM HEXAL SANTÉ comprimé à croquer
- ISUDRINE suspension buvable
- MAALOX MAUX D'ESTOMAC comprimé à croquer ou suspension buvable
- MAALOX MAUX D'ESTOMAC sans sucre comprimé à croquer
- MAB MAUX D'ESTOMAC comprimé à sucer
- MAGNÉSIE COMPOSÉE poudre orale
- MOXYDAR comprimé pour suspension buvable ou suspension buvable
- MUPAX comprimé à croquer
- PHOSPHALUGEL comprimé ou suspension buvable
- RENNIE comprimé
- RENNIE ORANGE comprimé à croquer
- RENNIE sans sucre comprimé à croquer
- RIOPAN comprimé à croquer ou suspension buvable
- ROCGEL suspension buvable
- SEROXYDAR comprimé pour suspension buvable
- XOLAAM comprimé à croquer et à sucer ou suspension buvable

Antiacides d'action locale + alginates

- ALGINATE DE SODIUM-BICARBONATE DE SODIUM suspension buvable Génériques
- GAVISCON MENTHE comprimé à croquer
- GAVISCON suspension buvable
- GAVISCONELL suspension buvable
- GAVISCONELL CITRON comprimé à croquer
- GAVISCONELL MENTHE comprimé à croquer ou suspension buvable
- TOPAAL comprimé à croquer ou suspension buvable
- TOPALKAN comprimé à croquer ou suspension buvable

Pansements digestifs

- PEPSANE capsule ou gelée orale
- POLYSILANE UPSA gel oral
- SMECTA poudre pour suspension buvable

Pansements digestifs avec antiacides d'action locale

- CARBOSYMAG gélule
- GASTROPULGITE poudre pour suspension buvable
- GELOX suspension buvable
- KAOBROL comprimé à croquer
- KAOMUTH poudre pour suspension buvable
- MAALOX BALLONNEMENTS comprimé à croquer
- NEUTROSES comprimé à croquer
- POLYSILANE DELALANDE comprimé à croquer et à sucer
- RENNIE DÉFLATINE comprimé
- TRIGLYSAL comprimé à croquer et à sucer

Homéopathie

- ABBÉ CHAUPITRE N° 18 solution buvable
- ARGENTUM COMPLEXE N° 98 comprimé
- BILLEROL comprimé à croquer
- HOMÉOGÈNE 20 comprimé
- POCONÉOL N° 12 solution buvable
- TAMARINDUS COMPLEXE N° 95 solution buvable

Les ballonnements, les flatulences et l'aérophagie

On n'aime guère parler de ces troubles, appelés « flatulences », « météorisme », « ballonnements », ou tout simplement « pets ». Au mieux, ils font rire mais ils peuvent également mettre dans l'embarras les personnes qui en sont affectées. Il suffit parfois de modifier son alimentation pour que ces désagréments disparaissent.

Symptômes

Le météorisme, ou ballonnement intestinal, provoque des borborygmes et des gargouillis dans le tube digestif, et parfois des douleurs. Il est dû à une accumulation de gaz. Si ces gaz sont expulsés, ils répandent une odeur désagréable et gênante. Par contre, si ces gaz ne peuvent être éliminés, ils s'accumulent et provoquent des douleurs.

Causes

L'intestin abrite naturellement de nombreuses bactéries, indispensables à la digestion des aliments. Ces micro-organismes décomposent les aliments en divers éléments, parmi lesquels des gaz. Certains aliments (haricots en grains, choux, féculents en général) sont connus pour augmenter cette production gazeuse. Lorsqu'une personne avale de l'air en mangeant (voir encadré p. 197), elle se prépare également à souffrir de météorisme.

D'autres causes plus graves peuvent occasionner des ballonnements. La persistance de ces symptômes doit donc amener à consulter un médecin.

Complications éventuelles

Les ballonnements n'entraînent généralement pas de complications. S'ils sont importants et douloureux, il est parfois difficile de les distinguer d'autres troubles gastro-intestinaux.

Comment réagir en cas de ballonnements ou de flatulences ?

- Si des ballonnements se déclarent subitement avec des maux de ventre et si aller à la selle ou émettre des gaz devient impossible.
- Si les flatulences sont accompagnées de vomissements ou de malaises, d'un mal au ventre persistant ou de constipation depuis plusieurs jours.
- Si les flatulences s'accompagnent de diarrhée avec fièvre et frissons.
- Si les flatulences s'accompagnent de sang dans les selles.

- Si les flatulences sont habituelles et que vous avez déjà consulté à ce sujet.

Ce que fait le médecin

Il essaie de déterminer la cause des ballonnements et recherche les signes d'une affection à caractère d'urgence, comme une occlusion intestinale ou une infection digestive. Si nécessaire, il prescrit des examens complémentaires.

Comment les prévenir

– Mangez lentement et calmement, mâchez bien afin d'éviter d'avaler trop d'air.
– Si vous avez tendance à souffrir de ballonnements, limitez l'absorption d'aliments tels que les oignons, le chou et la choucroute, les haricots, les lentilles, les radis, le raifort, les poireaux, les fruits à noyau (par exemple les abricots), le son et les édulcorants artificiels. Essayez de déterminer les produits qui génèrent chez vous le plus de flatulences, pour les éliminer systématiquement ou restreindre leur proportion.

Le traitement des ballonnements et des flatulences

Plusieurs types de médicaments peuvent être utilisés en automédication, même si les preuves d'une réelle efficacité font parfois défaut.
– Les **pansements digestifs** contiennent du kaolin (argile), des dérivés de la silicone (siméticone, diméticone) avec un effet anti-mousse qui réduirait la formation des bulles de gaz. Lorsque les ballonnements sont associés à des brûlures d'estomac, les médicaments combinant un antiacide et un pansement digestif sont particulièrement indiqués.
– Le **charbon** absorbe les gaz et permet ainsi de lutter contre leur production.

L'aérophagie

Comme son nom l'indique, ce phénomène se produit lorsqu'une personne « mange de l'air ». Avaler deux à quatre litres d'air par jour est tout à fait normal. Mais un trop gros volume de gaz provoque une dilatation de l'estomac qui, lorsqu'elle est importante, se traduit par des tiraillements dans le ventre. Si une partie de l'air est émise par la bouche, une autre partie suit le même parcours que les aliments et va augmenter le volume des flatulences.

L'aérophagie serait due en partie à la nervosité, provoquant chez certaines personnes des déglutitions fréquentes. Manger ou boire trop vite, ou parler en s'alimentant augmente également la quantité d'air avalé. Enfin, la mastication de chewing-gums, les boissons gazeuses et le grignotage entre les repas favorisent l'aérophagie.

Remèdes de grand-mère

Nos grand-mères recommandent de prendre une demi-cuillerée à thé de graines de cumin, de fenouil ou d'anis, de bien les mâcher et d'avaler afin d'éviter la production de gaz intestinaux. D'autres plantes, telles que la moutarde, auraient un effet similaire.

– Les **antispasmodiques** à visée digestive luttent contre les douleurs dues aux ballonnements. Certains sont associés à un pansement digestif.
– On trouve également des médicaments de phytothérapie traditionnellement utilisés dans le traitement symptomatique de troubles digestifs tels que les ballonnements, les éructations et les flatulences.

Les fiches détaillées des médicaments ci-dessous sont consultables sur : www.automedication.fr

Pansements digestifs

- ACTAPULGITE 3 g poudre pour suspension buvable
- BOLINAN 2 g comprimé sécable
- ÉLUSANES CALMODIGER gélule
- IMONOGAS 240 mg capsule molle
- KAOBROL comprimé à croquer
- KAOMUTH poudre pour suspension buvable
- MAALOX BALLONNEMENTS comprimé à croquer
- NEUTROSES comprimé à croquer
- PEPSANE gelée orale
- POLY-KARAYA granulé
- POLYSILANE DELALANDE comprimé à croquer et à sucer
- POLYSILANE UPSA gel oral
- RENNIE DÉFLATINE comprimé
- SILIGAZ 250 mg capsule

Charbon seul

- ARKOGÉLULES CHARBON VÉGÉTAL gélule
- CARBACTIVE 120 mg gélule
- CARBOPHOS 400 mg comprimé à croquer
- CHARBON DE BELLOC 125 mg capsule molle
- CHARBON VÉGÉTAL BOIRON 200 mg gélule
- COLOCARB 300 mg comprimé
- FORMOCARBINE granulé
- SPLÉNOCARBINE granulé à croquer

Charbon avec pansement digestif

- CARBOSYLANE gélule
- CARBOSYLANE gélule Enfant
- CARBOSYMAG gélule
- NOTGAZ gélule
- NOTGAZ gélule Enfant

Charbon associé à des levures

- CARBOLEVURE gélule
- ÉLUSANES CHARBON VÉGÉTAL gélule

Antispasmodiques seuls

Voir liste p. 221.

Antispasmodiques associés à un antiflatulent

- ACTICARBINE comprimé
- MÉTÉOSPASMYL capsule molle
- MÉTÉOXANE gélule

Phytothérapie

- ARKOGÉLULES ANGÉLIQUE gélule
- ARKOGÉLULES FENOUIL gélule
- ARKOGÉLULES MÉLISSE gélule
- ARKOGÉLULES PAPAYER gélule
- ARKOGÉLULES ROMARIN gélule
- ARKOGÉLULES SAUGE D'ESPAGNE gélule
- BORIBEL TISANE N° 6 DIGESTIVE tisane
- ÉLIXIR BONJEAN solution buvable
- HÉPASANE tisane
- HÉPATOFLORINE tisane
- MÉDIFLOR DIGESTIVE N° 3 tisane
- TISANE PROVENÇALE N° 5 tisane

Homéopathie

- ABBÉ CHAUPITRE N° 18 solution buvable
- HOMÉOGÈNE 20 comprimé
- MOMORDICA COMPLEXE N° 109 solution buvable

La constipation de l'adulte

La constipation se définit comme une difficulté à évacuer les selles. Souvent bénigne, elle peut se compliquer lorsque les matières fécales s'accumulent dans le côlon et le rectum. Une bonne hygiène de vie suffit généralement à résoudre cet inconvénient. Chez les nourrissons et les jeunes enfants, la constipation nécessite des soins particuliers (voir p. 139).

Symptômes

On considère qu'il y a constipation lorsque la fréquence des selles est inférieure à trois par semaine. Mais ce n'est pas une règle absolue ; certaines personnes vont à la selle seulement deux fois par semaine et se sentent parfaitement à l'aise. C'est pourquoi on ne parle de constipation nécessitant un traitement que si celle-ci entraîne une sensation désagréable de lourdeur, des crampes dans le ventre ou des douleurs à la défécation.

En effet, lors de ces épisodes, les selles sont souvent dures, sèches et difficiles à évacuer. La constipation provoque parfois l'émission périodique de selles liquides, peu abondantes, appelées fausses diarrhées. L'eau des selles et les sécrétions intestinales sont évacuées

Comment réagir en cas de constipation ?

- Si la constipation s'accompagne de sang dans les selles.
- Si la constipation s'accompagne de douleurs abdominales persistantes, de nausées ou de vomissements.
- Si la constipation s'accompagne d'une impossibilité d'émettre des gaz et des ballonnements importants.
- Si la constipation s'accompagne de fièvre ou de frissons.

- Si l'émission de selles est accompagnée d'un mucus abondant (glaires).
- Si l'épisode de constipation est inhabituel, survient inopinément et se prolonge au-delà de 48 à 72 heures.
- Si constipation et diarrhée alternent.
- Si la constipation s'est déclarée en même temps que la prise d'un nouveau traitement.

- Si la constipation se déclare occasionnellement et ne s'accompagne d'aucun signe inquiétant, par exemple en voyage.
- Si la constipation a déjà fait l'objet d'un bilan et que des mesures ont été conseillées par le médecin.

sous forme liquide au lieu d'être absorbées par le côlon. S'il y a présence d'hémorroïdes (voir p. 211), les selles sèches peuvent les faire saigner. La présence de sang dans les selles doit être considérée comme un signe d'alerte.

Causes

La constipation est souvent le résultat de plusieurs facteurs associés : l'absence d'activité physique, une alimentation pauvre en fibres et une hydratation insuffisante. Elle peut également être liée à un changement de mode de vie ou d'alimentation, à des problèmes psychiques ou au stress, ou encore survenir lorsque l'on arrête de fumer. La constipation survient plus fréquemment après la soixantaine.

Certains médicaments (contre la douleur, contre les ulcères d'estomac, et les antidépresseurs par exemple) ralentissent l'action intestinale. Même l'absorption régulière de laxatifs peut constiper s'ils sont utilisés sur une trop longue période. Chez les femmes, les changements hormonaux lors des cycles, lors de la grossesse ou de la ménopause peuvent exercer une influence sur le fonctionnement des intestins. Plus rarement, la constipation peut être le symptôme d'une maladie grave. Parfois enfin, elle peut alterner avec des diarrhées. Cette alternance témoigne d'un obstacle dans les intestins (par exemple une accumulation de selles dures) ou d'une inflammation chronique.

Complications éventuelles

Quoique désagréable, la constipation est généralement anodine. Cependant, les difficultés pour aller à la selle peuvent entraîner des crises d'hémorroïdes (voir p. 211). Chez les personnes d'un certain âge, une constipation chronique peut faire redouter une occlusion intestinale.

Ce que fait le médecin

Il interroge son patient sur la fréquence habituelle de ses selles, lui demande depuis combien de temps la constipation se produit, etc. Des examens complémentaires peuvent se révéler nécessaires, comme une radiographie de l'intestin ou une endoscopie, grâce à une fibre optique insérée dans les intestins par le rectum (coloscopie). Le médecin conseille des mesures d'hygiène de vie et donne des indications à suivre sur le plan de l'alimentation. Il prescrit parfois un laxatif, et seulement pour un temps limité.

Comment prévenir la constipation

– Ne repoussez pas à plus tard une envie d'aller aux toilettes.
– Buvez un grand verre d'eau au lever.
– Buvez au moins un à deux litres de liquide par jour, sous forme d'eau, de tisanes, de jus de fruits, de soupe, car la prise de liquide favorise la régularité des selles. N'abusez ni du café ni du thé ni des boissons gazeuses (colas).
– Enrichissez votre alimentation en fibres : fruits, légumes, céréales complètes, noix, pruneaux, etc. Certains produits naturels permettent d'augmenter la teneur en substances de lest des aliments, tels que le son de blé, ou les graines de psyllium ou de lin. Riches en fibres insolubles, ils captent l'eau, augmentent le volume et le poids des selles, facilitant ainsi leur évacuation.

– Faites de l'exercice, sans oublier de boire pendant et après l'effort. L'activité physique stimule le transit intestinal, notamment lorsque les muscles abdominaux sont sollicités. Les personnes alitées pour cause de maladie doivent essayer de se lever et de marcher aussi souvent que le médecin l'autorise, pour faciliter le transit intestinal.

> **Remèdes de grand-mère**
>
> Nos grand-mères recommandent de marcher pieds nus sur un carrelage froid au saut du lit : cette pratique accélérerait le transit.

Ce que vous pouvez faire

– Prenez votre temps lorsque vous allez aux toilettes. L'intestin a parfois besoin d'un certain laps de temps pour se mettre en train.
– Essayez de restaurer le réflexe qui donne envie d'aller à la selle lorsqu'on a mangé le matin : allez aux toilettes tous les jours après le petit-déjeuner, pendant au moins dix minutes, même si vous n'en avez pas envie. Ne forcez pas, laissez simplement se relâcher votre sphincter.
– Aux toilettes, soulevez le plus possible vos pieds à la hauteur de la cuvette, en les posant sur un marchepied ou un coussin. La position accroupie facilite l'évacuation des selles.
– Buvez deux litres d'eau par jour.

Le traitement de la constipation chez l'adulte

Vous pouvez prendre un laxatif, à condition que ce soit occasionnel. La prise régulière d'un tel traitement (même des produits naturels ou à base de plantes) crée une accoutumance de l'intestin et augmente le risque de constipation. Le laxatif devient alors indispensable pour aller à la selle et il est nécessaire d'augmenter les doses pour être efficace.
Les différents traitements ont pour objectif de faciliter le transit et l'émission des selles :
– en les ramollissant par un appel d'eau dans l'intestin (**laxatifs osmotiques**) ;
– en modifiant leur consistance et en facilitant le transit (**laxatifs de lest**) ;
– en facilitant l'émission des selles à l'aide de corps « gras » (**laxatifs lubrifiants**) ;
– en facilitant la vidange du rectum par un réflexe (**laxatifs par voie rectale**) ;
– en stimulant le fonctionnement de l'intestin (**laxatifs stimulants**).

Les laxatifs les plus utilisés sont les laxatifs osmotiques ; ils ont démontré leur efficacité et sont dénués de toxicité. Les laxatifs par voie rectale et les laxatifs stimulants ne doivent en aucun cas être pris au long cours car, à la longue, ils peuvent perturber le transit intestinal.
De même, les laxatifs stimulants (même les tisanes à base de plantes) sont déconseillés, notamment chez les femmes enceintes.
Les médicaments de la constipation chez l'enfant sont traités p. 141.

Les fiches détaillées des médicaments ci-dessous sont consultables sur : www.automedication.fr

Laxatifs osmotiques

- AUXITRANS 5 g poudre pour solution buvable
- CHLORUMAGÈNE poudre pour suspension buvable
- DUPHALAC 10 g/5 ml solution buvable
- DUPHALAC 66 % solution buvable
- FORLAX 10 g poudre pour solution buvable
- HÉPAGRUME solution buvable
- HÉPARGITOL poudre pour solution buvable
- IMPORTAL 10 g poudre pour solution buvable
- LACTULOSE 10 g/5 ml solution buvable
  Génériques
- LACTULOSE 66 % solution buvable
  Génériques
- LAXARON solution buvable
- MAGNÉSIE SAN PELLEGRINO ANISÉE poudre effervescente pour suspension buvable ou poudre pour suspension buvable
- MAGNÉSIE SAN PELLEGRINO SANS ANIS poudre pour suspension buvable
- MANICOL poudre pour solution buvable
- MOVICOL poudre pour solution buvable
- NIVABETOL solution buvable
- SORBITOL DELALANDE poudre pour solution buvable
- TRANSIPEG poudre pour solution buvable

Laxatifs de lest

- ARKOGÉLULES KARAYA gélule
- ÉLUSANES PHYTOFIBRE gélule
- INFIBRAN comprimé à croquer ou granulé
- MUCIPULGITE granulé
- MUCIVITAL 430 mg gélule
- MUCIVITAL 5 g poudre orale (goût nature ou pamplemousse)
- NORMACOL 62 g/100 g granulé
- PSYLIA poudre effervescente pour suspension buvable
- PSYLLIUM LANGLEBERT graine
- SPAGULAX AU CITRATE DE POTASSIUM granulé
- SPAGULAX AU SORBITOL granulé
- SPAGULAX MUCILAGE PUR granulé
- SPAGULAX poudre effervescente pour suspension buvable
- TRANSILANE poudre pour suspension buvable
- TRANSILANE SANS SUCRE poudre pour suspension buvable

Laxatifs lubrifiants

- HUILE DE PARAFFINE COOPER solution buvable
- HUILE DE PARAFFINE GIFRER huile buvable
- HUILE DE PARAFFINE GILBERT huile buvable
- LANSOYL FRAMBOISE gel oral
- LANSOYL ORANGE gel oral
- LANSOYL SANS SUCRE gel oral
- LUBENTYL À LA MAGNÉSIE gelée orale
- LUBENTYL gelée orale
- PARAPSYLLIUM poudre pour suspension buvable
- PARLAX huile buvable
- RESTRICAL ESTRAGON solution buvable
- RESTRICAL NOISETTE solution buvable
- TRANSITOL gelée orale

Laxatifs osmotiques avec laxatifs lubrifiants

- MELAXOSE gelée orale
- TRANSULOSE gelée orale

Laxatifs par voie rectale

- BÉBÉGEL gel rectal
- CRISTAL suppositoire Adulte
- DULCOLAX 10 mg suppositoire
- ÉDUCTYL suppositoire Adulte
- MICROLAX solution rectale
- NORGALAX gel rectal
- NORMACOL LAVEMENT solution rectale Adulte
- RECTOPANBILINE gel rectal
- RECTOPANBILINE suppositoire Adulte
- SUPPOSITOIRES À LA GLYCÉRINE CENTRAPHARM suppositoire Adulte

- SUPPOSITOIRES À LA GLYCÉRINE GIFRER suppositoire Adulte
- SUPPOSITOIRES À LA GLYCÉRINE MONOT suppositoire Adulte
- SUPPOSITOIRES À LA GLYCÉRINE SARBACH suppositoire Adulte

Laxatifs stimulants

- AFRA tisane
- AGIOLAX granulé
- ARKOGÉLULES BOURDAINE gélule
- ARKOGÉLULES SÉNÉ gélule
- BOLDOFLORINE comprimé ou tisane
- BORIBEL TISANE N° 13 PURGATIVE tisane
- BORIPHARM N° 48 comprimé
- BOURDAINE BOIRON gélule
- CONTALAX 5 mg comprimé gastrorésistant
- DÉPURATIF DES ALPES comprimé Adulte
- DRAGÉES FUCA comprimé
- DRAGÉES VÉGÉTALES REX comprimé
- DULCOLAX 5 mg comprimé gastrorésistant
- ÉLUSANES ALGUES BRUNES ALOÈS gélule
- FRUCTINES AU PICOSULFATE DE SODIUM 5 mg comprimé à sucer
- GRAINS DE VALS comprimé
- HERBESAN tisane
- HUILE DE RICIN COOPER solution buvable
- IDÉOLAXYL comprimé
- IMEGUL gélule
- JAMYLÈNE 50 mg comprimé
- LAXILO gélule
- MÉDIFLOR CONTRE LA CONSTIPATION PASSAGÈRE N° 7 tisane
- MODANE comprimé
- MUCINUM À L'EXTRAIT DE CASCARA comprimé
- OLIVALAX capsule
- OPOBYL comprimé
- PÉRISTALTINE 100 mg comprimé
- PETITES PILULES CARTERS comprimé
- PURSENNIDE 20 mg comprimé
- SANTANE C6 tisane
- SÉNOKOT comprimé ou granulé
- SPÉVIN gélule
- TAMARINE gélule
- TISANE BORKOU tisane
- TISANE DES FAMILLES tisane
- TISANE FRANKLIN tisane
- TISANE GARFIELD tisane
- TISANE PROVENCALE N° 1 tisane
- TISANE SAINT-URBAIN tisane
- TONILAX comprimé
- VULCASE 9 mg comprimé
- YERBALAXA tisane

Cholérétique

- FLUBILAR 200 mg/5 ml solution buvable

Homéopathie

- ABBÉ CHAUPITRE N° 21 solution buvable
- ABBÉ CHAUPITRE N° 22 solution buvable
- POCONÉOL N° 67 solution buvable

La diarrhée de l'adulte

La diarrhée se manifeste par des selles liquides plus de trois fois par jour. La plupart du temps, il s'agit d'un mauvais moment à passer qu'il ne faut pourtant pas négliger pour éviter le risque de déshydratation. Chez les nourrissons et les enfants, elle nécessite des soins particuliers (voir p. 143).

Symptômes

La diarrhée aiguë provoque l'évacuation fréquente de selles liquides, parfois mêlées de sang ou de glaires, et peut aller de pair avec des crampes, de la fièvre et une faiblesse générale. Elle survient d'ordinaire brusquement et prend fin spontanément au bout de deux ou trois jours. Dans certains cas, la diarrhée est chronique et s'installe pendant des semaines, voire des mois.

Causes

La diarrhée aiguë est fréquemment due à une infection des intestins par des virus (comme la gastro-entérite). Au cours de la maladie, les intestins sécrètent de l'eau qui se mélange aux aliments en cours de digestion. La plupart des infections causant des diarrhées se révèlent anodines. Toutefois, certains germes ou parasites peuvent entraîner des formes graves. Hormis les maladies parasitaires ou infectieuses, le stress et la nervosité, certains médicaments ou une allergie alimentaire peuvent provoquer une diarrhée. Les intestins se contractent anormalement, accélérant le transit, et l'eau contenue dans les selles n'a pas le temps d'être réabsorbée comme c'est le cas habituellement. Le même phénomène se produit quelquefois lors de la pratique d'un sport. Le sang, irriguant en priorité les muscles, ne permet pas

Comment réagir en cas de diarrhée ?

- Si la diarrhée s'accompagne d'une forte fièvre, de vomissements intenses, de maux de tête ou de confusion des idées.
- Si les selles contiennent du sang, du pus ou des glaires.

- Si la diarrhée récidive et s'accompagne d'un amaigrissement ou de douleurs au ventre.
- Si diarrhée et constipation alternent.
- Si la diarrhée s'est déclarée en même temps que la prise d'un nouveau traitement.
- Si les mesures prises contre la diarrhée restent sans effets au-delà de 48 heures.
- Si la diarrhée s'est déclarée au retour d'un pays tropical.

- Si la diarrhée est ponctuelle et ne s'accompagne d'aucun signe grave.

aux intestins d'absorber correctement l'eau des aliments digérés.
La diarrhée est plus rarement la conséquence d'une inflammation chronique de l'intestin, de troubles hormonaux, d'une incapacité de l'intestin à absorber certaines substances ou d'un transit trop actif.

Complications éventuelles

Une diarrhée abondante peut provoquer une déshydratation, surtout chez les enfants et les personnes âgées.
Lorsque la diarrhée est chronique, elle peut provoquer une dénutrition, les éléments nutritifs n'ayant pas le temps d'être absorbés par les intestins. Les troubles peuvent provoquer selon les cas un amaigrissement, une faiblesse générale, la sécheresse des cheveux, des ongles et de la peau, ainsi qu'une rétention d'eau.

Ce que fait le médecin

Il tente de déterminer la cause de la diarrhée et prescrit, si nécessaire, une analyse de sang et un examen des selles. Le traitement dépend de la cause et du degré de gravité. Dans un cas grave, une hospitalisation peut se révéler nécessaire pour corriger la déshydratation, surtout chez les personnes âgées.

Comment prévenir la diarrhée

– Respectez les règles d'hygiène de base : se laver les mains plusieurs fois par jour, avant de préparer un repas, avant de passer à table et après être allé aux toilettes ; nettoyer régulièrement les lieux de stockage des aliments (réfrigérateur, garde-manger, cave, etc.).
– Dans un pays où le niveau d'hygiène est faible, consommez de l'eau en bouteille et assurez-vous que viande et légumes sont bien cuits. Si vous ne disposez que d'eau courante, traitez-la contre les germes à l'aide de produits spéciaux.

Ce que vous pouvez faire

– Absorbez beaucoup de liquide légèrement salé et sucré (une demi-cuillerée à café de sel et quatre de sucre pour un litre d'eau) pour compenser les pertes et prévenir une déshydratation. Buvez du thé sucré, du bouillon, des jus de fruits ou certains sodas (colas).
– Pendant la phase aiguë de la diarrhée, ménagez vos intestins et prenez des aliments faciles à digérer, biscottes, soupes, riz, etc.
– Ne prolongez pas la prise de médicaments qui ralentissent ou diminuent l'activité de l'intestin, erreur souvent commise au cours d'un voyage. Vous risqueriez d'être très constipé.

Le traitement de la diarrhée chez l'adulte

En cas de diarrhée, la réhydratation par voie orale est primordiale. Chez les personnes âgées, comme chez les nourrissons, les sachets de réhydratation permettent d'enrayer la déshydratation.
Il existe par ailleurs plusieurs catégories d'antidiarrhéiques pour adultes vendus sans ordonnance.
– Certains ralentissent le transit et réduisent les sécrétions des parois intestinales (**ralentisseurs du transit**). Respectez la posologie recommandée par votre pharmacien, et ne poursuivez pas le traitement pendant plus de deux jours sans

avis médical. Ces médicaments sont déconseillés si la diarrhée s'accompagne de fièvre.

– D'autres agissent localement sur les bactéries responsables de la diarrhée (**antibactériens intestinaux**) ; ils ne conviennent pas aux diarrhées provoquées par des virus, qui sont les plus courantes.

– Les **antidiarrhéiques** d'origine microbienne visent à restaurer la flore intestinale.

– Enfin, les **pansements digestifs** contiennent des argiles et sont particulièrement utiles en cas de douleurs associées à la diarrhée.

– Certains médicaments à base de plantes, ainsi que des médicaments homéopathiques, peuvent aussi être pris.

Les fiches détaillées des médicaments ci-dessous sont consultables sur : www.automedication.fr

Ralentisseurs du transit

- DIARÉTYL 2 mg gélule
- DYSPAGON 2 mg gélule
- ERCESTOP 2 mg gélule
- IMODIUMLINGUAL 2 mg lyophilisat oral
- IMOSSEL 2 mg gélule
- IMOSSELDUO comprimé à croquer
- IMOSSELLINGUAL 2 mg lyophilisat oral
- INDIARAL 2 mg gélule
- LOPÉRAMIDE ARROW CONSEIL 2 mg gélule
- LOPÉRAMIDE HEXAL SANTÉ 2 mg gélule
- LOPÉRAMIDE LYOC 2 mg lyophilisat oral
- NABUTIL 2 mg gélule
- PÉRACEL 2 mg gélule

Antibactériens intestinaux

- BACTÉRIX 200 mg gélule
- BIFIX 200 mg gélule
- DIAFURYL 200 mg gélule
- EDISTON 200 mg gélule
- ERCÉRYL 200 mg gélule
- SEPTIDIARYL 200 mg gélule

Antibactérien intestinal : sulfamide

- ENTÉROPATHYL 500 mg comprimé

Antidiarrhéiques d'origine microbienne

- BACILOR gélule ou poudre pour suspension buvable
- LACTÉOL 170 mg gélule
- LACTÉOL 340 mg gélule ou poudre pour suspension buvable
- LYO-BIFIDUS poudre pour suspension buvable
- ULTRA-LEVURE 50 mg gélule
- ULTRA-LEVURE 100 mg poudre pour suspension buvable
- ULTRA-LEVURE 200 mg gélule

Antidiarrhéiques d'origine microbienne associés à du charbon

- CARBOLEVURE gélule Adulte
- ÉLUSANES CHARBON VÉGÉTAL gélule

Pansement digestif

- SMECTA poudre pour suspension buvable

Autres antidiarrhéiques

- SACOLÈNE 2 g granulé pour suspension buvable
- SALICAIRINE solution buvable

Homéopathie

- ABBÉ CHAUPITRE N° 43 solution buvable
- ALOE COMPOSÉ BOIRON granules
- ALOE COMPOSÉ DOLISOS comprimé ou solution buvable
- BORIPHARM N° 46 granules
- DIARALIA comprimé
- GÉRANIUM COMPLEXE N° 108 solution buvable
- MOMORDICA COMPLEXE N° 109 solution buvable
- NUX VOMICA COMPLEXE N° 49 solution buvable
- POCONÉOL N° 11 solution buvable
- POCONÉOL N° 18 solution buvable
- POCONÉOL N° 61 solution buvable

La digestion difficile

De nombreux facteurs peuvent être à l'origine d'une digestion difficile : mauvaises habitudes alimentaires, maladies, etc. Chacun peut prendre les mesures qui conviennent pour améliorer l'hygiène de son alimentation. Cependant, en cas de maladie du système digestif, la prise de médicaments adaptés se révèle parfois nécessaire.

Symptômes

Les symptômes les plus fréquents sont une sensation de lourdeur, des ballonnements, des éructations, des brûlures d'estomac (voir p. 192), des nausées ou même des vomissements, des maux de ventre et parfois des maux de tête.

Causes

Les problèmes de digestion sont causés le plus souvent par des facteurs externes : mauvaises habitudes alimentaires, repas copieux ou excès d'alcool. L'aérophagie (ingestion trop importante d'air lors d'un repas, voir p. 197) peut également créer un grand inconfort et des éructations. Tout dérangement gastro-intestinal peut créer des sensations de digestion difficile. De plus, le foie, la vésicule biliaire et le pancréas participant au processus de digestion, toute maladie contractée par ces organes peut s'accompagner de troubles digestifs.

Les troubles digestifs peuvent également être entretenus par des problèmes psychiques tels que l'anxiété par exemple.

Complications éventuelles

Si les troubles digestifs sont déclenchés par une maladie des organes de la digestion, ils peuvent parfois donner lieu à des complications, telles qu'un affaiblissement général et un épuisement par perte de poids ou malnutrition.

Ce que fait le médecin

Il cherche à déterminer les causes de ces troubles, en demandant si nécessaire et selon les cas une analyse de sang, un examen des selles, une fibroscopie

Comment réagir en cas de digestion difficile ?

- Si aucune cause évidente (comme un repas trop copieux) n'explique ces troubles et que ceux-ci sont intenses.
- Si les problèmes de digestion se sont déclarés en même temps que la prise d'un nouveau traitement.
- Si les mesures prises pour améliorer la digestion restent sans effets au-delà de 48 heures.

- Si les problèmes de digestion surviennent après un excès de table, ou sont occasionnels et ne sont accompagnés d'aucun autre signe.

(examen de l'estomac ou de l'intestin par un tube optique), une radiographie ou une échographie. Si la cause des difficultés de digestion lui semble bénigne, le médecin peut prescrire, selon les cas, un médicament pour neutraliser l'acidité de l'estomac ou pour faciliter l'évacuation de l'estomac.

Comment prévenir les troubles digestifs

– En cas de troubles digestifs fréquents, essayez d'arrêter la cigarette si vous êtes fumeur, et réduisez votre consommation d'alcool et de café.

– Modifiez vos habitudes alimentaires :
  - ne mangez pas trop rapidement et prenez le temps de bien mâcher ;
  - prenez régulièrement des petits repas légers plutôt que des festins trop copieux ;
  - abstenez-vous de manger des aliments trop gras ou épicés ;
  - évitez les boissons gazeuses ou alcoolisées.

Les causes graves de troubles digestifs

Parmi ces causes figurent :
– une inflammation de l'œsophage et de l'estomac ;
– une maladie gastro-intestinale ou pancréatique ;
– une tumeur gastro-intestinale, du foie ou des voies biliaires.
Lorsque les problèmes de digestion s'accompagnent de selles noires, de vomissements abondants, de fièvre ou d'une perte de poids, une consultation médicale s'impose.

Ce que vous pouvez faire

Appliquez les mesures citées ci-dessus. Sinon, demandez conseil à votre pharmacien pour qu'il vous indique quel médicament utiliser en automédication.

Le traitement de la digestion difficile

En France – ce n'est pas le cas dans tous les pays – les troubles de la digestion sont traditionnellement attribués à des problèmes hépatiques ou biliaires (la traditionnelle « crise de foie »). Aucune donnée scientifique n'étaye cette croyance.

Les traitements proposés :
– agissent sur le foie (action hépatotrope) en facilitant la production de la bile (action cholérétique) et sa sécrétion dans l'intestin (action cholagogue) ;
– apportent des enzymes indispensables à la digestion ;
– combattent la production des gaz qui participent aux troubles digestifs (charbon) ;
– neutralisent les acides sécrétés par l'estomac et facilitent la sécrétion de bile (sels alcalins et apparentés).

Il existe également :
– de nombreux médicaments de phytothérapie qui contiennent des extraits de plantes (artichaut, boldo, fumeterre, pissenlit, etc.) se réclamant de propriétés cholérétiques et cholagogues ;
– des complexes homéopathiques ;
– des oligoéléments utilisés comme modificateurs de terrain, au cours des troubles de la digestion.

Les fiches détaillées des médicaments ci-dessous sont consultables sur : www.automedication.fr

Cholérétiques et hépatotropes

- ACTIGESS solution buvable
- ARGININE VEYRON solution buvable
- CANTABILINE 400 mg comprimé
- CITRARGININE solution buvable
- CITRATE DE BÉTAÏNE DEXO 1,89 g comprimé effervescent
- CITRATE DE BÉTAÏNE DEXO 2 g poudre pour solution buvable
- CITRATE DE BÉTAÏNE HEXAL SANTÉ 1,89 g comprimé effervescent
- CITRATE DE BÉTAÏNE IVAX 1,89 g comprimé effervescent
- CITRATE DE BÉTAÏNE UPSA 2 g comprimé effervescent
- CITROCHOLINE poudre orale ou solution buvable
- CYSTICHOL gélule
- FLUBILAR 200 mg/5 ml solution buvable
- HÉPADIAL 50 mg comprimé
- HÉPAGRUME solution buvable
- HÉPARGITOL poudre pour solution buvable
- HEPATOUM solution buvable
- JÉCOPEPTOL poudre pour suspension buvable
- LEGALON 70 mg comprimé
- NIVABÉTOL solution buvable
- ORNITAÏNE solution buvable
- SORBITOL DELALANDE 5 g poudre pour solution buvable
- SULFARLEM 12,5 mg comprimé
- TIADILON 100 mg gélule
- VANILONE INFANTILE granulé

Enzymes

- AMYLODIASTASE comprimé à croquer
- ENTECET comprimé gastrorésistant
- FLAVIASTASE comprimé sécable
- PANCRÉLASE comprimé
- PAPAÏNE TROUETTE-PERRET sirop ou solution buvable
- ZYMOPLEX capsule molle gastrorésistante

Charbon

- CARBOSYLANE gélule
- CARBOSYLANE gélule Enfant
- NOTGAZ gélule
- NOTGAZ gélule Enfant

Sels alcalins

- BI-CITROL granulé
- DÉSINTEX comprimé ou solution buvable
- DÉSINTEX INFANTILE granulé
- DÉSINTEX-CHOLINE solution buvable
- DIGÉDRYL comprimé effervescent
- MAALOX DIGESTION DIFFICILE comprimé effervescent
- OXYBOLDINE comprimé effervescent

Divers

- GÉNÉSÉRINE 3 solution buvable
- GÉNÉSÉRINE 4,5 mg comprimé

Phytothérapie à visée cholérétique ou cholagogue

- ACTIBIL gélule
- ARKOGÉLULES ANGÉLIQUE gélule
- ARKOGÉLULES ARTICHAUT gélule
- ARKOGÉLULES BOLDO gélule
- ARKOGÉLULES CHARDON MARIE gélule
- ARKOGÉLULES FENOUIL gélule
- ARKOGÉLULES FUMETERRE gélule
- ARKOGÉLULES MÉLISSE gélule
- ARKOGÉLULES PAPAYER gélule
- ARKOGÉLULES PISSENLIT gélule
- ARKOGÉLULES ROMARIN gélule
- ARKOGÉLULES SAUGE D'ESPAGNE gélule
- ARTICHAUT BOIRON gélule
- AZÉMA tisane
- BOLCITOL solution buvable
- BORIBEL TISANE N° 6 DIGESTIVE tisane
- BORIBEL TISANE N° 7 BILIAIRE tisane
- CANOL comprimé
- CHOPHYTOL comprimé ou solution buvable
- DÉPURATIF PARNEL Sirop
- DEPURATUM gélule
- DIGESTODORON solution buvable
- ÉLIXIR BONJEAN solution buvable

- ÉLIXIR SPARK solution buvable
- ÉLUSANES ARTICHAUT gélule
- ÉLUSANES BOLDO gélule
- ÉLUSANES FUMETERRE gélule
- EXTRAIT AQUEUX DE PISSENLIT SUPER DIET solution buvable
- GASTROTISANE tisane
- HÉPACLEM comprimé
- HÉPANÉPHROL solution buvable
- HÉPASANE tisane
- HÉPATOFLORINE tisane
- HÉPATO SOLUTINES solution buvable
- MÉDIFLOR DIGESTIVE N° 3 tisane
- MÉDIFLOR HÉPATIQUE N° 5 tisane
- ODDIBIL 250 mg comprimé
- PHYTELIA DIGESTION comprimé
- PISSENLIT BOIRON gélule
- RAPHANUS S. POTIER solution buvable
- ROMARÈNE granulé
- ROMARINEX solution buvable
- SANTANE D5 tisane
- SANTANE F10 tisane
- SOLUTION STAGO DILUÉE solution buvable
- TISANE HÉPATIQUE DE HOERDT tisane
- TISANE PROVENÇALE N° 5 tisane
- VIBTIL 250 mg comprimé

Oligoéléments

- GRANIONS D'URANIUM solution buvable
- OLIGOGRANUL NICKEL-COBALT comprimé
- OLIGOSOL NICKEL-COBALT solution buvable
- SUBOLIGO NICKEL-COBALT comprimé sublingual

Homéopathie

- ABBÉ CHAUPITRE N° 19 solution buvable
- ABBÉ CHAUPITRE N° 88 solution buvable
- ADÉNOCYNÉSINE solution buvable
- BASILICUM COMPLEXE N° 96 solution buvable
- BILINUM COMPLEXE N° 113 comprimé
- BILLEROL comprimé à croquer
- BORIPHARM N° 15 granules
- BORIPHARM N° 17 granules
- BORIPHARM N° 45 granules
- CAROMINTHE solution buvable
- CHELIDONIUM COMPOSÉ BOIRON comprimé ou granules ou solution buvable
- CHELIDONIUM COMPOSÉ DOLISOS solution buvable
- CHOLÉODORON solution buvable
- GASTROCYNÉSINE comprimé
- GASTRODRAINOL solution buvable
- HÉPATOCYNÉSINE comprimé
- HÉPATODRAINOL solution buvable
- HÉPATOPAN solution buvable
- HOMÉOGÈNE 20 comprimé
- HOMEOGÈNE 22 comprimé
- HYDRASTIS COMPOSÉ BOIRON comprimé ou granules ou solution buvable
- HYDRASTIS COMPOSÉ DOLISOS comprimé
- KALIUM MURIATICUM COMPLEXE N° 41 solution buvable
- L 114 solution buvable
- NUX VOMICA COMPLEXE N° 49 solution buvable
- NUX VOMICA COMPOSÉ BOIRON comprimé ou granules ou solution buvable
- NUX VOMICA COMPOSÉ DOLISOS solution buvable
- POCONÉOL N° 17 solution buvable
- POCONÉOL N° 27 solution buvable
- POCONÉOL N° 37 solution buvable
- POCONÉOL N° 7 solution buvable
- RICINUS COMPOSÉ BOIRON comprimé ou granules solution buvable
- RICINUS COMPOSÉ DOLISOS solution buvable
- SOREAL solution buvable
- TAMARINDUS COMPLEXE N° 95 solution buvable
- YUCCA COMPLEXE N° 110 solution buvable

Les hémorroïdes

Les veines hémorroïdaires font partie de l'anatomie naturelle de la région anale. Leur inflammation et leur dilatation excessive peuvent causer des crises douloureuses. Une bonne hygiène de vie limite les risques d'inflammation et lorsqu'une crise survient, des médicaments permettent de la traiter. Dans certains cas, la chirurgie se révèle nécessaire.

Symptômes

Les hémorroïdes font partie de l'anatomie du canal anal et de l'anus (voir schéma ci-contre). Elles contribuent à la continence (le fait de retenir les selles et les gaz).

Les hémorroïdes internes, situées en haut du canal anal, sont sensibles à la pression des gaz et des selles. Elles ne sont généralement pas douloureuses, même lorsqu'elles sont dilatées.

Les hémorroïdes externes sont situées sous la peau de l'anus, qui est très sensible à la douleur.

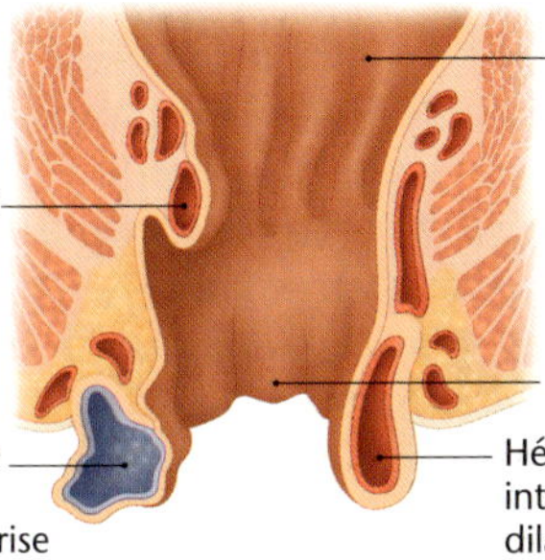

Hémorroïdes internes et externes (coupe)

Les crises d'hémorroïdes internes provoquent parfois des saignements discrets, généralement visibles uniquement sur le papier toilette, pendant ou après les selles. Ces crises ne sont habituellement pas douloureuses. Certaines personnes victimes de ce genre de problème ressentent toutefois des irritations, des démangeaisons ou une envie fréquente d'aller à la selle, sans résultat. Lorsque les hémorroïdes internes sont très dilatées, elles peuvent apparaître hors de l'anus notamment lors des poussées.

Comment réagir en cas d'hémorroïdes ?

- Si des saignements se produisent lorsque l'on va à la selle.
- Si des démangeaisons anales chroniques se manifestent.
- Si les douleurs deviennent insupportables.
- Si la douleur persiste au-delà de 48 heures d'automédication.

- Si la nature hémorroïdaire de la douleur a déjà été diagnostiquée et a fait l'objet d'une prescription.

Les crises d'hémorroïdes externes se traduisent par l'apparition d'une petite boule juste au bord de l'anus, de la même couleur que la peau. Parfois, cette veine dilatée se bouche, c'est la thrombose hémorroïdaire. Le sang accumulé dans cette hémorroïde dilatée coagule et forme un caillot qui donne alors à la boule une couleur bleutée. La formation d'un caillot occasionne souvent de vives douleurs, car cette muqueuse très irriguée et innervée est extrêmement sensible. Cette crise nécessite la consultation du médecin. Parfois, une crise d'hémorroïdes externes laisse une petite excroissance de chair molle et sans gravité sur le bord de l'anus, appelée « marisque ».

Causes

La constipation est la principale cause des crises hémorroïdaires, car elle entraîne des efforts de poussée répétés pour l'évacuation des selles. Par ailleurs, une alimentation pauvre en fibres et une hydratation insuffisante provoquent le durcissement des selles, rendent leur évacuation problématique et peuvent contribuer à la survenue d'une crise. Certains aliments semblent également favoriser les crises, notamment les viandes, les plats épicés, le café, le thé, les colas et divers alcools.

On observe par ailleurs que les crises hémorroïdaires se produisent plus fréquemment dans certaines familles.

Certains facteurs augmentent la pression abdominale et, par conséquent, la dilatation des veines situées près de l'anus : un excès de poids, la position assise prolongée ou la constipation chronique. Pendant la grossesse, la tendance à souffrir de crises d'hémorroïdes augmente aussi.

Le manque d'exercice, la position assise prolongée ainsi que des efforts physiques violents ou spécifiques (cyclisme, équitation par exemple) peuvent également favoriser les crises.

Enfin, il arrive qu'une insuffisance cardiaque et certaines maladies du foie ou de l'appareil digestif provoquent une dilatation des veines et favorise la survenue de crises.

Sang rouge et sang noir

Le sang dans les selles peut se présenter sous deux formes. S'il est rouge, l'affection est nécessairement située dans le bas des intestins.
En effet, lorsque le sang est noir, cela signifie qu'il a été « digéré ». Il provient donc d'une partie du tube digestif située plus en amont. Le sang noir est rarement visible parmi les selles, sauf lorsqu'une hémorragie importante provoque l'apparition de selles noires et particulièrement malodorantes. Habituellement, seul un test en laboratoire d'analyses peut le mettre en évidence avec certitude.

Complications éventuelles

Les hémorroïdes entraînent des saignements, mais rarement au point de causer une sérieuse perte de sang. La véritable complication est l'étranglement des hémorroïdes à l'anus, source de douleurs vives et durables, notamment si un caillot se forme (thrombose hémorroïdaire).

Ce que fait le médecin

Il examine le patient pour voir si les saignements sont dus à des hémorroïdes et non pas à une autre maladie. Il procède si nécessaire à un toucher rectal, à une analyse des selles ou à une endoscopie (visualisation de l'intestin grâce à une fibre optique passée par l'anus). Il questionne aussi le patient sur ses habitudes de vie et lui propose de prendre des mesures susceptibles d'éviter les récidives.

Pour le traitement, il dispose de divers moyens : des médicaments, dont certains s'obtiennent sans ordonnance, une ligature ou une sclérose des vaisseaux distendus. Dans certains cas, une opération se révèle nécessaire. Le traitement dépend du degré de gravité et de la taille des hémorroïdes.

Comment prévenir les hémorroïdes

– Prenez l'habitude de pratiquer une activité physique quelle qu'elle soit, en évitant toutefois le cyclisme et l'équitation. Le mouvement, les exercices physiques réguliers activent la circulation et la digestion et préviennent ainsi la formation d'hémorroïdes.

– Veillez à ce que les selles soient régulières et molles, en adoptant par exemple une nourriture riche en fibres alimentaires (fruits, légumes, céréales complètes) et en buvant beaucoup.

– Suivez la règle valable pour toutes les affections veineuses : plutôt marcher ou se coucher que rester debout sans bouger, ou assis de manière prolongée.

– Évitez de prendre des aliments favorisant les crises. Pour cela, faites une liste de ce que vous avez ingéré dans les heures qui ont précédé celles-ci. Avec le temps, vous devriez pouvoir faire des recoupements et identifier les aliments incriminés.

– Surveillez vos médicaments. Certains d'entre eux favorisent la constipation, et donc les crises hémorroïdaires. Lorsque le médecin vous prescrit un nouveau médicament, n'hésitez pas à en parler avec lui.

– Pratiquez une hygiène anale raisonnable : procédez à des lavages réguliers à l'eau tiède avec un linge en coton ou une lingette humide, sans abuser du savon.

Ce que vous pouvez faire

– Les personnes sujettes aux crises d'hémorroïdes ont tendance à réprimer, par peur de la douleur, le besoin d'aller à la selle. La constipation (voir p. 199) entraînée par un tel comportement aggrave les hémorroïdes, ce qui engendre un cercle vicieux.

– Évitez si possible les séances prolongées aux toilettes, et surtout les efforts

Remèdes de grand-mère

Pour calmer les troubles en cas de crises d'hémorroïdes, la tradition préconise des bains de siège tièdes, éventuellement additionnés d'une décoction d'écorce de chêne ou de feuilles d'hamamélis. Pour réguler la digestion et éviter la constipation, elle recommande l'ingestion de graines de psyllium ou de lin, ou encore de la farine de guar.

de poussée. Mieux vaut y retourner plus tard que s'obstiner.

– Utilisez un papier de toilette neutre, sans colorants ni parfum. Ceux-ci peuvent contenir des substances irritantes. En cas d'hémorroïdes externes difficiles à nettoyer, mouillez le papier ou utilisez une lingette humide pour minimiser l'irritation, et séchez doucement.

Le traitement des hémorroïdes

Le traitement médicamenteux a pour but de traiter les crises hémorroïdaires douloureuses. Sont traditionnellement utilisées des substances à prendre par voie orale et qui ont un effet protecteur sur les vaisseaux (rutine et flavonoïdes, par exemple) et des traitements locaux pour atténuer les symptômes. Ces préparations à usage local sont de composition variable : toniques veineux, vasoconstricteurs, camphre, menthol, extraits végétaux, anesthésiques locaux, etc. Elles ne contiennent pas toutes un anesthésique local. Les pommades sont plus adaptées au traitement des affections de la région anale.

Il existe également des médicaments de phytothérapie traditionnellement utilisés dans le traitement des crises d'hémorroïdes. Ils contiennent des extraits de plantes réputées avoir un effet protecteur sur les vaisseaux sanguins : fragon, hamamélis, marron d'Inde, mélilot, vigne rouge.

Les fiches détaillées des médicaments ci-dessous sont consultables sur : www.automedication.fr

Traitements par voie orale

- ADÉNYL 60 mg comprimé
- AMPECYCLAL 300 mg gélule
- CAMPEL 200 mg gélule
- CÉMAFLAVONE solution buvable
- CIRKAN comprimé
- CYCLO 3 FORT gélule ou solution buvable
- DAFLON 375 mg comprimé
- DAFLON 500 mg comprimé
- DIO 300 mg comprimé
- DIO 600 mg comprimé dispersible
- DIOSMIL 300 mg comprimé
- DIOSMINE 300 mg comprimé Génériques
- DIOSMINE 600 mg comprimé ou poudre pour suspension buvable Génériques
- DIOVENOR 300 mg comprimé
- DIOVENOR 600 mg comprimé ou poudre pour suspension buvable
- ENDIUM 300 mg poudre pour suspension buvable
- ENDIUM 600 mg comprimé
- ESBÉRIVEN FORT comprimé ou solution buvable
- FLAVAN 60 mg comprimé
- FLÉBOSMIL 300 mg comprimé ou poudre pour suspension buvable
- FLÉBOSMIL 600 mg comprimé
- FLUON comprimé
- GINKOR FORT gélule ou poudre pour solution buvable
- HISTO-FLUINE P solution buvable
- INTERCYTON 200 mg gélule
- INTRAIT DE MARRON D'INDE P solution buvable
- MÉDIVEINE 300 mg comprimé
- MÉDIVEINE 600 mg comprimé sécable ou poudre pour suspension buvable
- OPO-VEINOGÈNE solution buvable
- PRÉPARATION H VEINOTONIC 300 mg comprimé
- RHÉOFLUX 3 500 mg poudre pour solution buvable
- RHÉOFLUX 3 500 mg/7 ml solution buvable
- TITANORAL 600 mg comprimé
- TROXÉRUTINE 3,5 g poudre pour solution buvable Génériques
- TROXÉRUTINE 3 500 mg/7 ml solution buvable Génériques
- VEINAMITOL 3 500 mg poudre pour solution buvable

- VEINAMITOL 3 500 mg/7 ml solution buvable
- VEINEVA 600 mg comprimé
- VEINOBIASE comprimé effervescent
- VEINOSTASE solution buvable
- VÉLITEN comprimé
- VÉNIRÈNE 300 mg comprimé
- VÉNIRÈNE 600 mg comprimé
- VIVÈNE comprimé

Traitements locaux sans anesthésique

- ANORÉÏNE suppositoire
- ANUSOL pommade rectale ou suppositoire
- H.E.C. pommade rectale
- HÉMORROGEL gel rectal
- HIRUCRÈME crème
- PRÉPARATION H crème rectale
- TITANORÉÏNE crème rectale ou suppositoire

Traitements locaux avec anesthésique

- PHLÉBOCRÈME crème rectale
- PHLÉBOSUP suppositoire
- PRÉPARATION H suppositoire
- RECTOQUOTANE crème rectale
- SÉDORRHOÏDE crème rectale ou suppositoire
- TITANORÉÏNE à la lidocaïne crème
- TRONOTHANE 1 % gel pour application locale

Phytothérapie

- ANTHYLLINE tisane
- APHLOÏNE P solution buvable
- ARKOGÉLULES CYPRÈS gélule
- ARKOGÉLULES FRAGON gélule
- ARKOGÉLULES HAMAMÉLIS gélule
- ARKOGÉLULES MARRONNIER D'INDE gélule
- ARKOGÉLULES MÉLILOT gélule
- ARKOGÉLULES MYRTILLE FEUILLE gélule
- ARKOGÉLULES VIGNE ROUGE gélule
- BORIBEL TISANE N° 12 JAMBES LOURDES tisane
- ÉLUSANES CASSIS gélule
- ÉLUSANES FRAGON gélule
- ÉLUSANES HAMAMÉLIS gélule
- ÉLUSANES MARRONNIER D'INDE gélule
- ÉLUSANES MÉLILOT gélule
- ÉLUSANES VIGNE ROUGE gélule
- MARRON D'INDE BOIRON gélule
- MÉDIFLOR CIRCULATION DU SANG N° 12 tisane
- PETIT HOUX BOIRON gélule
- PHLÉBOSÉDOL tisane
- PHYTOMÉLIS solution buvable
- SANTANE V3 tisane
- TISANE PROVENCALE N° 3 tisane
- VEINOFIT solution buvable
- VEINOPHYTUM gélule
- VIGNE ROUGE BOIRON gélule

Homéopathie

- ABBÉ CHAUPITRE N° 15 solution buvable
- AESCULUS BOIRON pommade
- AESCULUS COMPLEXE N° 103 solution buvable
- AESCULUS COMPOSÉ BOIRON comprimé ou granules ou solution buvable ou suppositoire
- AESCULUS COMPOSÉ BOIRON pommade
- AESCULUS COMPOSÉ DOLISOS solution buvable
- AVENOC pommade ou suppositoire
- BORIPHARM N° 40 granules
- BORIPHARM POMMADE N° 7 pommade
- L 28 solution buvable
- PAEONIA COMPLEXE N° 104 solution buvable
- POCONÉOL N° 71 solution buvable
- RATANHIA BOIRON pommade
- VEINODRAINOL solution buvable

Le mal des transports

Le mal de mer, de l'air ou de la route est un trouble lié aux déplacements, qui provoque nausées et vomissements. Mais il ne survient pas uniquement lors d'un transport : les pratiquants de planche à voile, de voile et même de plongée peuvent eux aussi souffrir de cette perturbation du centre de l'équilibre.

Symptômes

Les troubles commencent par une sensation de malaise et un manque d'appétit. Puis surviennent des nausées, souvent accompagnées d'une transpiration abondante, de vertiges et d'une salivation plus ou moins importante. Des vomissements surviennent jusqu'à ce que l'estomac soit vide, et même au-delà. À ce stade, le mal des transports ne disparaît pas forcément, et l'on peut continuer à ressentir des nausées. Dans les cas plus graves, c'est l'épuisement total avec apathie et hébétude. Heureusement pour ceux qui aiment les croisières, l'organisme finit par s'habituer au bout de quelques jours.

Causes

Les causes de ce mal sont complexes. L'organe de l'équilibre dans l'oreille interne perçoit très rapidement les balancements, les roulis, les ralentissements et les accélérations du moyen de transport ; il transmet ces excitations au centre de l'équilibre du cerveau. De même, les yeux et les récepteurs sensoriels des muscles et des articulations renvoient leurs informations sur la position du corps dans l'espace, mais moins rapidement que l'oreille interne. Le centre de l'équilibre reçoit donc en peu de temps des messages divers en partie contradictoires, qu'il ne peut traiter correctement. Le cerveau est pour ainsi dire « déconcerté », et réagit en conséquence en provoquant les troubles du mal des transports.

Complications éventuelles

En général, aucune complication n'est à craindre, car les symptômes disparaissent dès le retour sur la terre ferme. Toutefois, l'état des jeunes enfants est à sur-

Comment réagir en cas de mal des transports ?

- Si les nausées et les vomissements continuent, plusieurs heures après la fin du voyage.
- Si les nausées et les vomissements sont systématiques, empêchant un déplacement nécessaire.

- Si le mal des transports a été diagnostiqué et qu'il se manifeste à chaque déplacement.

veiller de près en cas de vomissements. En effet, s'ils n'arrivent pas à garder des aliments liquides dans l'estomac, ils risquent une déshydratation (voir p. 144).

Ce que fait le médecin

Il examine et interroge le malade pour déterminer la cause des vomissements persistants. Si les vomissements ont été particulièrement abondants et répétés, il contrôle l'état d'hydratation du patient. Il prescrit, le cas échéant, un médicament contre l'envie de vomir.

Comment prévenir le mal des transports

– Évitez les repas copieux avant le voyage, mais ne partez pas pour autant à jeun. Privilégiez une nourriture solide plutôt que liquide.
– Renoncez à l'alcool, au tabac et au café, avant et pendant le voyage. Choisissez une section non-fumeurs dans les trains où la cigarette est encore permise et abstenez-vous de fumer en voiture.
– Maintenez la tête droite, sans faire de mouvements brusques pendant le voyage.
– En voiture, installez-vous à l'avant à côté du conducteur, et regardez loin devant vous.
– Dans le train ou sur le bateau, asseyez-vous dans le sens de la marche. Certaines personnes se sentent mal quand elles sont installées dans le sens contraire.
– Choisissez une place près de la fenêtre et regardez le paysage au loin. Tant que les yeux perçoivent le déplacement, le mal se manifeste moins rapidement.
– En bateau, évitez de rester à l'intérieur, les espaces confinés favorisent l'apparition des symptômes.
– Si vous êtes sujets au mal des transports abstenez-vous de lire, d'écrire ou d'entreprendre une activité qui réclame votre attention visuelle.
– Prévoyez un médicament contre le mal des transports. Il est important de le prendre avant de se mettre en route, car certains de ces médicaments n'agissent qu'au bout de quelques heures. Consultez attentivement la notice d'emballage.

Ce que vous pouvez faire

– Appliquez les mesures préventives, valables même lorsque vous êtes déjà en route.
– Si possible, allongez-vous, les jambes surélevées, pour calmer les nausées.
– Des techniques de relaxation peuvent soulager le mal.

Le traitement préventif du mal des transports

Avant le départ, vous pouvez prendre un médicament de la famille des antihistaminiques H1 pour prévenir le mal des transports. La prise doit s'effectuer une demi-heure à une heure avant le départ. Si les troubles persistent, la prise peut être renouvelée six heures après. Ces médicaments sont contre-indiqués en cas de risque de glaucome à angle fermé ou de risque de rétention urinaire (adénome de la prostate). Ils peuvent être à l'origine d'une somnolence, plus ou moins intense selon les personnes.
Des produits homéopathiques existent également. Ils revendiquent une action à la fois préventive et curative.

Les fiches détaillées des médicaments ci-dessous sont consultables sur : www.automedication.fr

Antihistaminiques H1

- AGYRAX 25 mg comprimé
- APHILAN 25 mg comprimé sécable
- DRAMAMINE 50 mg comprimé sécable
- MERCALM comprimé sécable
- NAUSICALM sirop
- NAUSICALM 50 mg gélule Adulte
- NAUTAMINE 90 mg comprimé sécable
- TRANSMER comprimé

Homéopathie

- BORIPHARM N° 15 granules
- COCCULINE comprimé ou globules
- COCCULUS COMPLEXE N° 73 solution buvable
- DOLITRAVEL comprimé sublingual
- HOMÉOGÈNE 21 comprimé
- NAUSETUM comprimé sublingual
- TABACUM COMPOSÉ BOIRON comprimé ou granules ou solution buvable
- TABACUM COMPOSÉ DOLISOS solution buvable

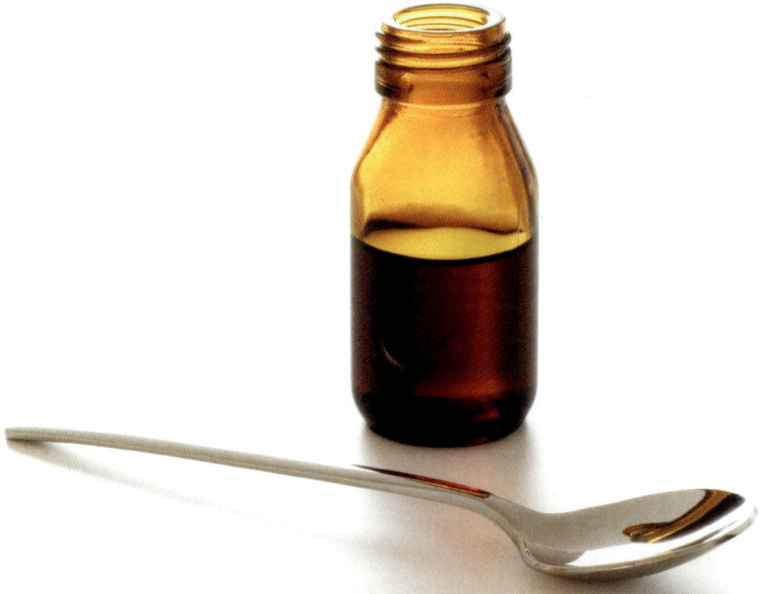

Les maux de ventre chez l'adulte

Une diarrhée aiguë, ou simplement un repas trop copieux, peut être à l'origine de maux de ventre. Il est parfois difficile de savoir si ces douleurs sont anodines ou si elles relèvent d'une maladie plus grave. Lorsqu'elles semblent intenses, il ne faut pas hésiter à consulter le médecin.

Symptômes

Les douleurs abdominales se manifestent de multiples façons : des gargouillements, des tiraillements, une lourdeur, une douleur violente et localisée, etc. Ces douleurs peuvent être aiguës (de courte durée), ou chroniques (se répétant ou évoluant sur une longue durée). Aiguës, elles sont souvent violentes et il faut consulter un médecin si elles ne disparaissent pas rapidement. Les maux de ventre chroniques sont généralement moins violents. S'ils n'ont pas de cause connue, il est préférable de demander l'avis du médecin.

Comment réagir en cas de maux de ventre ?

- Si les selles sont sanguinolentes ou noires comme du charbon, et très malodorantes.
- Si la personne ressent une douleur en « coup de poignard ».
- Si les maux de ventre font suite à un traumatisme tel qu'une chute ou un accident de circulation.

- Si les douleurs au ventre s'accompagnent d'une impossibilité d'aller à la selle, d'émettre des gaz ou d'uriner.
- Si les douleurs s'accompagnent de fièvre et de brûlures en urinant.
- Si la personne vomit du sang.
- Si les maux de ventre s'accompagnent d'un retard de règles.
- Si de violents maux de ventre sont accompagnés d'une forte fièvre, de diarrhée et de vomissements abondants.

- S'il n'y a pas de cause évidente aux maux de ventre (comme un repas trop copieux).
- Si les maux de ventre reviennent fréquemment ou deviennent insupportables.
- Si les maux de ventre sont apparus en même temps que la prise d'un nouveau médicament.
- Si les maux ne régressent pas après 48 heures d'automédication.

- Si le mal de ventre a une cause connue et ne s'accompagne d'aucun signe grave.

Causes

Presque toutes les maladies touchant un organe situé entre le thorax et les organes génitaux peuvent provoquer des maux de ventre (voir schéma). Nous vous indiquons les plus fréquentes.

– Les troubles de la digestion (voir p. 207).
– Les infections gastro-intestinales, diarrhée (voir p. 204), nausées et vomissements (voir p. 222).
– Les gastrites, les ulcères gastriques et les ulcères duodénaux.
– L'étranglement de l'intestin en cas de hernie.
– Une inflammation du pancréas ou du foie.
– L'appendicite (voir p. 169).
– Une occlusion intestinale (le plus souvent après une opération abdominale).
– L'infection du péritoine (péritonite).
– Les calculs rénaux ou biliaires.
– La cystite (voir p. 322).
– Les règles douloureuses (voir p. 231).
– L'inflammation des organes génitaux chez la femme.
– La grossesse extra-utérine.
– L'infarctus du myocarde (beaucoup plus rare et surtout chez les personnes âgées).

De nombreuses personnes souffrent régulièrement de maux de ventre sans cause connue, en dehors de celles citées ci-dessus. On parle alors de troubles fonctionnels intestinaux. Cette affection récidivante, parfois abusivement appelée « colite », ne s'aggrave généralement pas et n'entraîne pas de complications.

Complications éventuelles

L'aggravation des symptômes et la survenue de complications sont liées aux affections provoquant les maux de ventre. Certaines d'entre elles exigent une intervention d'urgence.

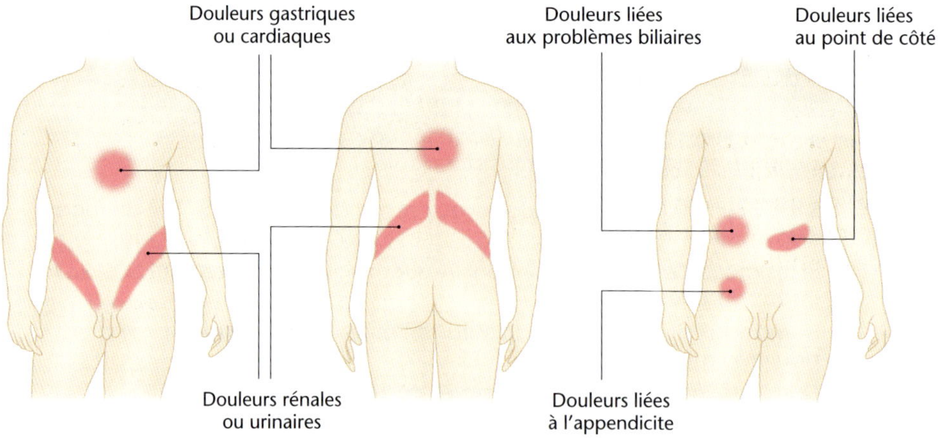

Zones abdominales douloureuses

> **Remèdes de grand-mère**
> Nos grand-mères préparent des tisanes de millefeuille, d'acore vrai ou d'artichaut pour soulager les douleurs abdominales. Elles se posent également une bouillotte chaude sur le ventre, pour tenter de calmer les douleurs.

Ce que fait le médecin

Il examine le malade et l'interroge de façon approfondie pour déceler la cause des maux de ventre. Souvent, celle-ci est rapidement mise en évidence et il prescrit le traitement approprié. Parfois, il fait pratiquer des examens complémentaires : une analyse de sang et des examens d'urines, une radiographie de l'abdomen, une échographie ou une endoscopie intestinale. Si les maux de ventre se révèlent comme les symptômes d'une maladie grave, une hospitalisation, ou même une intervention chirurgicale peuvent s'imposer.

Comment prévenir les maux de ventre

– Si vos maux de ventre sont dus à une alimentation inadéquate ou trop grasse, adoptez un régime plus digeste.
– Pour la plupart des maladies déclenchant des maux de ventre aigus, il est difficile de préconiser des mesures préventives.

Ce que vous pouvez faire

– En cas de violents maux de ventre, abstenez-vous de manger pendant quelques heures.
– Si la cause de douleurs abdominales violentes aiguës n'est pas évidente, évitez de prendre des antalgiques avant de consulter, sinon cela pourrait rendre le diagnostic plus difficile.

Le traitement des spasmes douloureux d'origine digestive

Lorsque les douleurs situées dans l'abdomen sont dues à des spasmes du tube digestif, il est possible de les soulager à l'aide de médicaments antispasmodiques. Seuls ceux qui contiennent du phloroglucinol sont disponibles sans ordonnance.
Des médicaments de phytothérapie ou d'homéopathie sont traditionnellement utilisés dans le traitement d'appoint des douleurs digestives.

Les fiches détaillées des médicaments ci-dessous sont consultables sur : www.automedication.fr

Antispasmodiques à visée digestive

- MÉTÉOXANE gélule
- PHLOROGLUCINOL 80 mg comprimé orodispersible Génériques
- SPASFON comprimé ou suppositoire
- SPASFON LYOC 80 mg lyophilisat oral
- SPASSIREX 80 mg comprimé

Phytothérapie

- ARKOGÉLULES ANGÉLIQUE gélule
- ARKOGÉLULES BOUILLON BLANC gélule
- ARKOGÉLULES FENOUIL gélule
- ARKOGÉLULES MÉLISSE gélule
- ARKOGÉLULES MYRTILLE BAIE gélule
- COLITISANE tisane

Homéopathie

- NERVOPAX comprimé

Les nausées et les vomissements de l'adulte

Les nausées et les vomissements peuvent se produire indépendamment les uns des autres, mais ils sont souvent associés. Dans la plupart des cas, ils sont anodins. Difficiles à prévenir, ils disparaissent lorsqu'on a pu traiter le mal qui en est la cause.

Symptômes

La nausée se manifeste par une sensation désagréable située dans l'abdomen. Elle est souvent accompagnée de manque d'appétit, d'abattement, voire de faiblesse. Le vomissement est le rejet spasmodique du contenu gastrique après une contraction violente des muscles de l'abdomen et de l'estomac. Dans la plupart des cas, il est précédé de nausées, d'une salivation soudaine, de sueurs et d'un serrement de gorge. Bien que ce phénomène soit très désagréable au moment où il se produit, on se sent mieux après avoir vomi. Dès que l'estomac est vide, les nausées disparaissent.

Comment réagir en cas de nausées ou de vomissements ?

- Si les vomissements s'accompagnent d'un état confusionnel et de maux de tête.
- Si la personne vomit du sang.
- Si les vomissements surviennent moins de 48 heures après un traumatisme crânien.
- Si les nausées sont accompagnées de douleurs dans la poitrine.
- Si les vomissements sont en jet et surviennent le matin plusieurs jours de suite, avec des maux de tête et une gêne à la lumière.

- Si les vomissements sont accompagnés d'une constipation depuis plus de 48 heures ou d'une diarrhée depuis plus de 24 heures.
- Si une personne âgée souffre de vomissements et de diarrhées à répétition.
- Si de fortes douleurs ou de la fièvre apparaissent simultanément.
- Si le vomissement est provoqué par un vertige soudain et violent.
- Si les nausées sont accompagnées de maux de tête, ou au ventre, de somnolence ou de torpeur.

- Si les nausées ne cèdent pas.
- Si des nausées apparaissent suite à la prise de médicaments.

- Si la cause des nausées ou des vomissements est identifiée.

Causes

Les origines des nausées et des vomissements se révèlent multiples.
- La grossesse.
- Un air vicié ou des mauvaises odeurs.
- La nervosité et le trac (avant un examen par exemple).
- Le dégoût.
- Les vertiges (voir p. 258) en cas de problèmes d'oreille interne.
- Le mal des transports (voir p. 216).
- Une gastro-entérite.
- Une intoxication alimentaire.
- Les effets indésirables de médicaments.
- De fortes douleurs.
- La migraine (voir encadré p. 127).
- Une maladie du tube digestif (par exemple l'appendicite, l'occlusion intestinale, la pancréatite, les calculs biliaires, etc.).
- L'abus d'alcool.
- La prise à jeun de café ou de thé trop fort.
- Une hépatite.
- La méningite.
- Une intoxication au monoxyde de carbone.

Complications éventuelles

Chez les jeunes enfants, les personnes fragilisées ou âgées, les vomissures peuvent pénétrer dans les voies respiratoires (on parle alors de « fausse route ») et provoquer une infection pulmonaire. Cela survient lorsque ces personnes ne peuvent pas vomir dans une position permettant l'évacuation optimale du contenu gastrique. Aussi faut-il veiller à ce qu'elles vomissent penchées en avant et qu'elles crachent immédiatement ce qu'elles ont dans la bouche.

Des vomissements répétés accompagnés de diarrhée génèrent un risque de déshydratation, surtout chez les nourrissons, les enfants en bas âge (voir p. 144) et les personnes âgées.

Ce que fait le médecin

Il examine et interroge le malade pour déterminer la cause des troubles. Éventuellement, il prescrit des examens complémentaires pour éliminer des causes graves. Le traitement dépend de cette cause. Il prescrit, le cas échéant, un médicament contre l'envie de vomir.

Comment prévenir les nausées et vomissements

- En dehors du traitement de la cause, il n'existe guère de mesures préventives contre les nausées et les vomissements. Toutefois, si vous connaissez des situations où vous aurez tendance à avoir des nausées et à vomir, tâchez de les éviter.
- Il existe en revanche des médicaments préventifs contre les nausées et les vomissements du mal des transports (voir p. 218).

Ce que vous pouvez faire

- Allongez-vous un peu ou allez vous promener.
- Dans certains cas, en respirant à fond et rapidement une dizaine de fois à la suite, la nausée peut s'atténuer, voire disparaître et éviter que le vomissement ne survienne.
- Après avoir vomi, ménagez votre estomac ; n'absorbez rien pendant quelques heures.
- Vous pouvez boire de l'eau, une boisson gazeuse ou de l'eau citronnée bien fraîche à petites gorgées. La prise

d'une grande quantité de liquide en une seule fois risque en revanche de provoquer un nouveau vomissement.

– Par la suite, veillez à un apport suffisant de liquide et de sels minéraux, car les vomissements provoquent des pertes de liquide et même, dans certains cas, une déshydratation. Évitez de boire en grande quantité juste après un repas. Cela peut constituer un bon remède de prendre une boisson sucrée (jus de fruit dilué) avec des biscuits salés.

– Prenez des repas légers et rapprochés ; mangez plutôt froid que chaud.

– Évitez les aliments gras ou épicés, l'alcool, le café et le tabac.

– Ne vous couchez pas immédiatement après avoir mangé.

Le traitement des nausées et vomissements

La plupart des médicaments indiqués dans le traitement des nausées et des vomissements ne peuvent être obtenus qu'au moyen d'une ordonnance.

– Il existe un **antiémétique** (médicament contre les vomissements) de la famille des phénothiazines, destiné au traitement de courte durée des nausées et des vomissements, chez l'adulte et l'enfant de plus de six ans. Ce médicament vendu sans ordonnance doit être utilisé sur les conseils de votre pharmacien : il ne doit pas être utilisé lorsque les vomissements s'accompagnent de fortes douleurs ou de fièvre.

– Les **antihistaminiques H1** sont utilisés dans le traitement préventif des nausées et vomissements liés au mal des transports (voir liste p. 218). De plus, l'un d'entre eux est indiqué dans les autres cas de nausées et de vomissements sans fièvre.

– Des médicaments associant des préparations homéopathiques traditionnellement utilisées dans les états nauséeux transitoires et légers sont également disponibles en pharmacie.

Remèdes de grand-mère

Le gingembre se révèle un excellent remède contre les nausées, quelles que soient leurs causes. Il s'utilise frais ou séché, ou sous forme de jus dilué (avec une centrifugeuse ménagère). On peut mâcher une tranche de gingembre frais ou faire une infusion (une tranche dans une tasse d'eau bouillante).

Les fiches détaillées des médicaments ci-dessous sont consultables sur : www.automedication.fr

Phénothiazine

- VOGALIB 7,5 mg lyophilisat oral

Antihistaminiques H1

- NAUSICALM sirop
- NAUSICALM 50 mg gélule Adulte

Homéopathie

- APOMORPHINUM COMPLEXE N° 97 solution buvable
- HOMÉOGÈNE 21 comprimé
- NAUSETUM comprimé sublingual
- NUX VOMICA COMPLEXE N° 49 solution buvable

Les vers intestinaux

Les vers intestinaux sont des parasites, c'est-à-dire des organismes qui vivent aux dépens d'autres organismes. Les plus connus et les plus bénins sont les oxyures, fréquents chez les enfants. Une bonne hygiène permet de les éviter facilement.

Comment les reconnaître ?

Nous ne citerons ici que les parasites des pays tempérés.

Les oxyures

Extrêmement contagieux, ces petits vers blancs (10 mm pour la femelle, 5 mm pour le mâle) colonisent le côlon (partie inférieure de l'intestin). Le soir, la femelle vient pondre ses œufs sur le pourtour de l'anus. La personne se gratte et se contamine à nouveau en portant plus tard les doigts à sa bouche. Ce faisant, il dépose également des œufs – qui peuvent survivre neuf jours durant à l'air libre – sur tous les objets qu'il touche. Ces vers parasitent plus particulièrement les enfants, car ceux-ci n'ont pas encore pris l'habitude de bien se laver les mains, et surtout ne peuvent pas se retenir de se gratter.

Le tænia, ou ver solitaire

Ce long parasite, qui vit dans l'intestin grêle, peut mesurer de six à huit mètres de long. Il s'accroche à la paroi intestinale grâce à sa tête munie de ventouses et de crochets. Son corps est constitué de segments plats (ou anneaux) de 3 mm de large pour 1 à 2 cm de long. Ces anneaux se détachent et tombent avec les selles ; on les trouve parfois dans les sous-vêtements. Les œufs contaminent divers animaux, comme les poissons d'eau douce, les bœufs ou les cochons. Les larves issues des œufs s'enkystent dans les muscles des animaux, et passent dans le tube digestif de l'homme lorsque celui-ci consomme des viandes qui n'ont pas été assez cuites.

L'ascaris

Ce ver de couleur rose peut mesurer jusqu'à 10 cm de long et loge dans

Comment réagir en cas d'infestation par les vers ?

- Si la personne présente l'un des symptômes décrits page suivante concernant le tænia, l'ascaris ou la douve.
- Si la personne perd du poids, malgré un apport régulier et normal de nourriture.
- Si des douleurs abdominales persistent plusieurs jours de suite.
- Si des nausées ou des diarrhées se produisent durant plusieurs jours.
- Si un traitement d'automédication contre une supposée infestation par les vers n'apporte pas d'amélioration.

- Si des petits vers blancs se trouvent dans les selles.

l'intestin grêle, où il se nourrit des liquides de la digestion. La femelle pond des œufs, évacués par les selles, qui peuvent, par manque d'hygiène, se retrouver sur d'autres aliments et perpétuer le cycle.

La douve du foie

Ce petit ver d'une vingtaine de millimètres de long, à la forme d'amphore, s'attrape lors de la consommation de cresson ou d'autres salades sauvages. Il s'installe dans le foie, mais l'homme est un hôte accidentel, l'animal infestant plutôt le bétail et certains mollusques. En effet, le cycle de vie complexe de la douve passe par le parasitage de ces autres animaux.

Symptômes

Les oxyures

Ils provoquent d'abord des démangeaisons anales, surtout nocturnes lorsque la femelle pond ses œufs. Mais ils peuvent aussi être la cause d'un sommeil perturbé, d'agitation et de fatigue. On peut, parfois, observer les vers sur les selles et au fond des sous-vêtements.

Le tænia

Il ne provoque pas de symptômes vraiment caractéristiques. On observe parfois quelques douleurs abdominales, accompagnées ou non d'un amaigrissement, alors que la personne se nourrit correctement. On peut trouver, dans les selles ou dans les sous-vêtements, des segments blancs ressemblant à des sortes de nouilles mobiles.

L'ascaris

Rare en France, il est nettement plus néfaste, car il provoque de la toux, des douleurs abdominales et des vomissements. Il peut aussi être à l'origine de diarrhées, d'irritabilité, de fatigue et d'amaigrissement. On a également pu observer des réactions allergiques.

La douve

Rare en France, elle provoque une augmentation du volume du foie, accompagnée de douleurs sous les côtes, du côté droit. On observe parfois une jaunisse avec de la fièvre.

Complications éventuelles

Les principales complications provoquées par une infestation de vers sont une altération de l'état général, si le problème n'est pas traité. La douve du foie peut entraîner des complications plus graves, en particulier une maladie des voies biliaires.

Ce que fait le médecin

Il tente d'établir un diagnostic en fonction des symptômes. Mais la plupart du temps, il doit s'aider d'un examen. Pour les oxyures, il suffit de faire un « scotch-test » : une bande adhésive appliquée sur l'anus et sur laquelle se collent les œufs, ensuite observés au microscope. Pour les autres types de vers, il faut généralement pratiquer un examen des selles avec une recherche d'œufs.

Comment prévenir les vers intestinaux

Le maître mot est l'hygiène : se laver les mains avant de préparer un repas, avant de passer à table et après être passé aux toilettes.

– Lavez bien les légumes ou les fruits que vous allez préparer ou manger. Ne consommez jamais de cresson sauvage.

– Faites bien cuire les viandes. Contrairement à la croyance populaire, de nos jours ce n'est plus tant le tænia du porc qui est en cause que celui du bœuf. Mais dans les pays industrialisés, les mesures d'hygiène alimentaire prises depuis de nombreuses années ont provoqué le recul de ces maladies.

Ce que vous pouvez faire

– En cas d'infestation par des oxyures, traitez toute la famille.
– Lavez à part les vêtements, le linge de lit et de toilette, et observez une hygiène stricte.
– Faites en sorte que votre enfant ne puisse pas se gratter directement l'anus. La nuit notamment, mettez-lui des vêtements de type grenouillère, dans lesquels il ne pourra pas glisser sa main pour soulager ses démangeaisons. Coupez-lui les ongles à ras.
– En attendant la consultation médicale, si votre enfant souffre de démangeaisons très intenses dues à des vers, vous pouvez le calmer en lui administrant un petit lavement d'une cuillerée à dessert d'eau tiède. L'élimination de l'eau permet au moins d'évacuer les vers responsables des démangeaisons.

Les traitements vermifuges

Les vermifuges destinés à éliminer les oxyures et les ascaris sont presque tous en vente libre alors que les traitements contre le tænia et la douve du foie sont délivrés sur ordonnance. Les suspensions buvables sont adaptées aux jeunes enfants.
En raison du cycle de vie du parasite, il faut renouveler le traitement au bout de deux ou trois semaines, pour éviter une nouvelle infestation par les œufs qui n'ont pas encore été détruits par le médicament. Il est recommandé de traiter toute la famille.
Des complexes homéopathiques sont également proposés.

Les fiches détaillées des médicaments ci-dessous sont consultables sur : www.automedication.fr

Vermifuges

- COMBANTRIN 125 mg comprimé
- COMBANTRIN 125 mg/2,5 ml suspension buvable
- FLUVERMAL 100 mg comprimé
- FLUVERMAL 20 mg/ml suspension buvable
- HELMINTOX 125 mg comprimé sécable
- HELMINTOX 125 mg/2,5 ml suspension buvable
- HELMINTOX 250 mg comprimé sécable
- POVANYL 1 % suspension buvable
- POVANYL 50 mg comprimé
- VERMIFUGE SORIN 10 % sirop

Homéopathie

- ABBÉ CHAUPITRE N° 44 solution buvable
- BORIPHARM N° 16 granule
- CINA COMPLEXE N° 55 solution buvable
- CINA COMPOSÉ DOLISOS solution buvable
- ENTEROKINASUM COMPOSÉ BOIRON suppositoire

Gynécologie

La contraception féminine d'urgence

C'est une méthode d'exception qui s'applique aussitôt après un rapport non protégé. Elle ne doit pas se substituer aux méthodes contraceptives habituelles. Elle peut être hormonale (la pilule dite « du lendemain ») ou nécessiter la pose d'un stérilet au cuivre.

Quand est-elle utilisée ?

Ce type de contraception est utilisé notamment dans les cas suivants :
– oubli ou rupture d'un préservatif ;
– retard de la prise du comprimé contraceptif habituel au-delà du délai acceptable (voir ce délai dans la notice de votre pilule contraceptive) ;
– perte d'un stérilet expulsé spontanément ;
– déplacement ou retrait trop précoce d'un diaphragme vaginal ou d'une cape cervicale ;
– rapport sexuel non protégé, en l'absence d'autres moyens de contraception.

Définitions

– **La contraception hormonale d'urgence** consiste en l'administration unique d'un comprimé de Norlevo, qui contient un progestatif de synthèse, le lévonorgestrel. La prise doit intervenir idéalement dans les 12 heures suivant le rapport sexuel, et au maximum dans les 72 heures (trois jours) après celui-ci. Son efficacité varie selon le délai entre le rapport sexuel et la prise du progestatif : plus cette contraception est mise en place tôt, plus elle est efficace. Le lévonorgestrel est une substance qui perturbe la nidation de l'œuf éventuel. Une contraception mécanique (préservatif, diaphragme, cape) doit être mise en place jusqu'aux règles suivantes. En l'absence de règles cinq à sept jours après la date attendue, il est indispensable d'effectuer un test de grossesse.

La prise de Norlevo s'accompagne souvent de nausées et de vomissements (il est préférable de prendre le comprimé avec un repas). On observe parfois des maux de tête, des douleurs aux seins, des vertiges, de la fatigue et des règles précoces.

Le Norlevo est vendu sans ordonnance. Pour les jeunes filles mineures, il est disponible gratuitement dans les pharmacies et dans les centres du planning familial ; il est également disponible auprès du personnel infirmier des collèges et des lycées.

La contraception hormonale d'urgence ne peut toutefois être utilisée souvent, car elle perturbe le cycle féminin. Destinée à un usage exceptionnel, elle ne constitue pas une méthode de contraception régulière. Pour mettre en place une contraception régulière, demandez conseil à votre médecin.

– **La pose d'un stérilet au cuivre** par un médecin peut constituer une contraception d'urgence lorsqu'elle est effectuée dans les cinq jours suivant le rapport sexuel. Cette méthode est plus efficace que le lévonorgestrel.

La fiche détaillée du médicament ci-dessous est consultable sur : www.automedication.fr

Contraceptif d'urgence

• NORLEVO 1,5 mg comprimé

Les règles douloureuses

Une femme sur deux se plaint de douleurs dans le ventre ou dans les reins au moment des règles. On parle de dysménorrhée (règles douloureuses). Souvent sans conséquences, ces maux peuvent quelquefois être le signe d'un problème de santé qu'il convient de traiter. Des gestes simples ou des médicaments peuvent toutefois soulager ces douleurs.

Symptômes

Les règles douloureuses – ou dysménorrhée – constituent un problème fréquent durant le cycle menstruel.

Chez de nombreuses femmes, les règles s'annoncent par un léger malaise ou des tensions dans le bas-ventre. Pour certaines, des troubles notables peuvent survenir avant et pendant les règles, rendant celles-ci très pénibles et constituant un handicap sérieux dans la vie quotidienne. La plupart du temps, il s'agit de crampes douloureuses survenant dès le début des règles et pouvant irradier dans les reins et les cuisses. Dans des cas plus prononcés, ces douleurs s'accompagnent parfois de maux de tête, de nausées et de vomissements.

Causes

La dysménorrhée apparaît soit à l'adolescence (dysménorrhée primaire), soit au cours de la vie adulte (dysménorrhée secondaire).

Comment réagir en cas de règles douloureuses ?

- Si les règles sont très importantes et obligent à changer de protection plus de six fois par jour.
- Si on observe de la pâleur, une sensation de malaise, de fatigue et une soif intense.
- S'il se peut que vous soyez enceinte.

- Si la présence de douleurs avant ou pendant les règles est inhabituelle.
- Si les règles deviennent difficiles à supporter.
- Si les règles surviennent à un moment inattendu ou si des douleurs les précèdent de façon inhabituelle.
- Si les règles surviennent avec du retard.
- Si les règles sont de couleur ou de consistance inhabituelle (caillots).

- Si les douleurs ne s'accompagnent d'aucun autre signe et restent supportables.
- Si les douleurs sont identiques à celles du cycle précédent et que vous avez déjà consulté.

Dans le premier cas, la douleur peut provenir de contractions utérines pendant les règles, d'une anomalie congénitale (hymen non perforé, malformation du col ou de l'utérus par exemple) ou de troubles hormonaux d'origine ovarienne (sécrétion de progestérone insuffisante).
Les dysménorrhées de l'adulte peuvent être dues à une endométriose (développement de fragments de muqueuse utérine dans un organe où elle ne devrait pas se trouver : trompes de Fallope, ovaires, vagin, vessie, cavité abdominale, etc.), une infection génitale chronique, des troubles ovariens, des polypes de l'utérus, etc.
De ce fait, elles justifient un examen médical soigneux.

Complications éventuelles

Les douleurs des règles sont sans complications. Toutefois, comme elles peuvent être le signe d'une maladie des organes génitaux, par exemple de polypes à l'utérus ou d'une endométriose, elles doivent amener à consulter un médecin, car ces maladies peuvent entraîner des problèmes de stérilité.

Ce que fait le médecin

Il questionne et examine la patiente pour tenter de déterminer la cause des troubles. Il vérifie ainsi que les saignements sont bien dus aux règles et non à une autre affection plus grave, comme une grossesse extra-utérine. Dans certains cas, il prescrit des médicaments tels que des anti-inflammatoires spécifiquement indiqués pour traiter les règles douloureuses, ou des antispasmodiques contre les contractions utérines.

Comment prévenir les règles douloureuses

Votre médecin peut proposer un traitement préventif (prescription de certaines pilules estroprogestatives ou d'hormones proches de la progestérone).

Ce que vous pouvez faire

– Prenez suffisamment de repos et de sommeil, avant et pendant les règles.
– L'activité sexuelle peut entraîner la suppression ou la diminution de ces troubles.
– Bougez ou pratiquez un sport doux. Cela permet souvent de soulager les douleurs.
– Renoncez à l'alcool, au café et au tabac, avant et pendant les règles.
– Le repos au lit avec une bouillotte sur l'abdomen ou un bain chaud contribue à détendre le bas-ventre contracté.
– En cas de douleurs modérées, prenez si nécessaire un médicament antalgique disponible sans ordonnance, **en évitant absolument l'aspirine** (voir liste p. 118).

Le traitement des règles douloureuses

Pour soulager ponctuellement les douleurs des règles, les antalgiques vendus sans ordonnance généralement recommandés sont le paracétamol et les anti-inflammatoires non stéroïdiens, ibuprofène ou kétoprofène. L'aspirine est déconseillée, car elle fluidifie le sang et pourrait contribuer à augmenter les pertes de sang ou la durée des règles.
En cas de douleurs liées aux contractions de l'utérus, les antispasmodiques peuvent se révéler utiles.

Les fiches détaillées des médicaments ci-dessous sont consultables sur : www.automedication.fr

Anti-inflammatoires non stéroïdiens

Voir liste p. 118.

Antalgiques contenant du paracétamol

Voir liste p. 118.

Antalgique contenant un opiacé

- SUPPOMALINE suppositoire

Antispasmodiques

- PHLOROGLUCINOL 80 mg comprimé orodispersible Génériques
- SPASFON comprimé ou suppositoire
- SPASFON-LYOC 80 mg lyophilisat oral
- SPASSIREX 80 mg comprimé Gé

Phytothérapie

- ARKOGÉLULES ARMOISE gélule
- DOLOGYNE gélule
- ÉLUSANES GATILLIER gélule
- ÉLUSANES GRANDE CAMOMILLE gélule

Homéopathie

- ABBÉ CHAUPITRE N° 83 solution buvable
- CIMICIFUGA COMPLEXE N° 21 solution buvable
- HELONIAS COMPOSÉ BOIRON comprimé ou granulés ou solution buvable
- HELONIAS COMPOSÉ DOLISOS solution buvable
- L 25 solution buvable
- PULSATILLA COMPLEXE N° 60 solution buvable
- ROSMARINUS COMPLEXE N° 24 solution buvable

Les troubles de la ménopause

Résultant de l'arrêt progressif de la production des hormones sexuelles par les ovaires, la ménopause peut occasionner des manifestations parfois très gênantes. Des traitements peuvent aider à passer ce cap parfois difficile, mais ils présentent certains inconvénients. D'autres mesures pour préserver son bien-être sont alors utiles.

Symptômes

La ménopause entraîne une grande variété de troubles. Heureusement, la plupart des femmes ne connaissent que quelques-uns d'entre eux. Lorsque l'intensité de ces manifestations interfère avec la vie quotidienne, on peut mettre en place des traitements destinés à atténuer ces manifestations jusqu'à les faire disparaître.

Les bouffées de chaleur

Subies par 75 % des femmes, les bouffées de chaleur s'accompagnent parfois de rougeurs du visage et d'une accélération du pouls. Elles durent de trente secondes à deux minutes. Elles peuvent être spontanées ou déclenchées par des aliments épicés, des boissons chaudes, l'alcool, le café – ou encore une émotion. Elles apparaissent plutôt la nuit, mais se manifestent aussi pendant la journée. La nuit, elles s'accompagnent parfois d'une forte transpiration – les sueurs nocturnes – qui perturbe le sommeil. Les bouffées de chaleur s'estompent en général au bout de quelques mois.

Les changements du cycle menstruel

Ils débutent avant la ménopause proprement dite. Les règles deviennent plus ou moins abondantes et leur fréquence irrégulière.

Les troubles du sommeil

Les modifications hormonales de la ménopause peuvent être à l'origine d'insomnies, avec des conséquences négatives sur la vigilance et sur la mémoire.

Les troubles de l'humeur

Les troubles du sommeil, comme les changements hormonaux, peuvent générer des sautes d'humeur et une certaine irritabilité avant et pendant la ménopause. Dans certains cas surviennent des épisodes dépressifs.

Comment réagir en cas de troubles liés à la ménopause ?

- Si les troubles de la ménopause sont intenses et interfèrent avec la qualité de la vie quotidienne.
- S'il existe des antécédents familiaux d'ostéoporose : fracture du poignet, du col du fémur, tassements vertébraux, arrondissement de la colonne vertébrale et réduction de la taille.

- Si les troubles se limitent à des bouffées de chaleur modérées ou à des problèmes de sécheresse vaginale.

La sécheresse vaginale

La chute du taux d'estrogènes dans le sang entraîne une baisse de la lubrification vaginale, ainsi qu'un amincissement et une perte d'élasticité des parois du vagin. Ces changements peuvent avoir un impact sur la vie sexuelle, aggravé parfois par une diminution du désir lié aux modifications hormonales de la ménopause.

Les troubles urinaires

Une incontinence urinaire survient parfois au cours de la ménopause, imputable à la perte de tonus des muscles du périnée. Des traitements existent, il ne faut pas hésiter à en parler à son médecin.

Les autres signes

Maux de tête, fatigue, douleurs musculaires, sécheresse de la peau et des cheveux peuvent également se déclarer à la ménopause.

Causes

La ménopause est la période de la vie au cours de laquelle les ovaires réduisent leur production d'hormones sexuelles (estrogènes). Les règles s'arrêtent progressivement. Les femmes sont considérées comme ménopausées lorsqu'elles n'ont pas eu de règles depuis un an. Même si, pour la majorité d'entre elles, la ménopause arrive vers l'âge de cinquante ans, elle peut survenir de façon naturelle entre quarante et cinquante-cinq ans. Certains organes et systèmes d'organes, directement influencés par les estrogènes, présentent alors des troubles, ou même des affections : le vagin, les os, les vaisseaux sanguins, les seins, la peau, les voies urinaires et l'appareil digestif.

Des problèmes psychiques liés au manque d'estrogènes et aux troubles du sommeil peuvent également survenir. Certains indices permettent de penser que les manifestations des troubles de la ménopause dépendent en partie de la façon dont les femmes abordent psychologiquement cette période de leur vie.

Complications éventuelles

L'abaissement du taux d'estrogènes a des conséquences à long terme sur les os, les vaisseaux sanguins et le cœur. Après la ménopause, le risque de déminéralisation des os augmente, entraînant leur fragilisation et leur fracture en cas de chute : c'est l'ostéoporose.

Les dérivés du soja

Depuis la remise en question du traitement hormonal de la ménopause (THM), de nombreuses femmes ont choisi de prendre des compléments alimentaires à base de soja pour atténuer les effets de la ménopause. Le soja renferme en effet des phytoestrogènes, ou estrogènes végétaux. Récemment, les autorités sanitaires ont mis en garde les consommatrices, car ces produits n'ont pas fait l'objet d'études cliniques et pourraient entraîner les mêmes risques que les estrogènes du THM, pour une efficacité moindre, en particulier sur le squelette.
En France, les recommandations officielles déconseillent aux femmes qui ont des antécédents de cancer du sein ou de l'utérus de prendre ce type de produit.

Si les risques de maladies cardiovasculaires (hypertension, maladie coronarienne, athérosclérose, infarctus, accident vasculaire cérébral) sont plus faibles chez les femmes que chez les hommes, ils augmentent néanmoins après la ménopause.

Ce que fait le médecin

Le médecin peut proposer un traitement hormonal substitutif de la ménopause (THM) qui vise à corriger les symptômes liés au déficit en estrogènes. La décision de prescrire un THM est individuelle. Elle est prise par le médecin et la patiente, après une évaluation des bénéfices et des risques, adaptée à chaque cas. En cas de contre-indication à ce traitement, les femmes ayant des antécédents d'ostéoporose peuvent néanmoins bénéficier de traitements spécifiques, sans effet sur les autres troubles de la ménopause.

Comment prévenir les troubles liés à la ménopause

La ménopause est un phénomène naturel qui ne peut être évité. Néanmoins, quelques mesures liées au mode de vie peuvent atténuer les troubles qui lui sont associés.

– Conservez une vie active.

– Autant que possible, maintenez votre activité sexuelle.

– Démarrez ou continuez une activité physique (marche, natation, vélo, etc.).

– Adoptez une alimentation équilibrée, riche en calcium (lait et produits laitiers, eaux minérales riches en calcium, éventuellement préparations à base de calcium).

Ces deux dernières mesures diminuent non seulement les risques cardiovasculaires et d'ostéoporose, mais également les risques de prise de poids.

Ce que vous pouvez faire

Quelques mesures peuvent aider à passer le cap de la ménopause, même si elles n'ont pas fait l'objet d'études scientifiques :

– Mangez de manière équilibrée et évitez les aliments épicés, la caféine (café, thé, chocolat, cola) et les boissons chaudes ou alcoolisées génératrices de bouffées de chaleur.

– Faites du sport pour régulariser votre sommeil et lutter contre la dépression, le surpoids, le cholestérol et les maladies cardiovasculaires.

– Relaxez-vous en pratiquant le yoga, la méditation, le tai-chi, le stretching, etc.

– Prenez le temps de vous occuper de votre corps : massages, hydratation, soins de la peau, etc.

– Tâchez de trouver de nouvelles activités, de nouveaux intérêts et maintenez un cercle d'amis pour vous aider à franchir ce cap sans encombre.

Le traitement des troubles de la ménopause

Le traitement des troubles liés à la ménopause ne relève pas de l'automédication : il repose sur la prescription par un médecin d'hormones sexuelles, les estrogènes et la progestérone.

Pour les femmes qui ne prennent pas de traitement hormonal, des médicaments vendus sans ordonnance ou des produits d'hygiène peuvent soulager les bouffées de chaleur ou les problèmes de sécheresse vaginale :

– La bêta-alanine, un acide aminé, est indiquée dans le traitement des bouffées de chaleur.

– Des produits d'hygiène, vendus en pharmacie ou dans les grandes surfaces, tels que gels et liquides lubrifiants peuvent être placés à l'entrée du vagin avant chaque rapport et jouent le même rôle que les sécrétions physiologiques. On préférera les gels à base d'eau et non de corps gras.

– Certains oligoéléments et complexes homéopathiques sont également proposés dans les troubles liés à la ménopause.

Les fiches détaillées des médicaments ci-dessous sont consultables sur : www.automedication.fr

Bêta-alanine

- ABUFÈNE 400 mg comprimé

Oligoéléments

- FEMIPLEXE LEHNING gélule
- OLIGOGRANUL ZINC-CUIVRE comprimé
- OLIGOSOL ZINC-CUIVRE solution buvable
- OLIGOSTIM ZINC-CUIVRE comprimé

Homéopathie

- ABBÉ CHAUPITRE N° 83 solution buvable
- BORIPHARM N° 32 granules
- CARDIOCYNÉSINE comprimé
- L 25 solution buvable
- LACHESIS COMPLEXE N° 122 solution buvable
- POCONÉOL N° 5 solution buvable
- POCONÉOL N° 14 solution buvable

Les mycoses vaginales

Les mycoses vaginales sont dues à des champignons, la plupart du temps des levures du type *Candida albicans*, d'où leur nom de candidoses. Provoquant des symptômes gênants, elles nécessitent toujours un traitement.

Symptômes

La candidose vaginale entraîne des démangeaisons ainsi que l'inflammation de la vulve et du vagin. Parfois, on observe également des écoulements épais et blanchâtres.

Causes

Les levures vivent habituellement sur les muqueuses génitales sans provoquer de symptômes. Toutefois, diverses circonstances peuvent provoquer leur multiplication et l'apparition d'une candidose vaginale.
Ainsi, un traitement antibiotique éliminant les bactéries (qui contrôlent la prolifération des levures) peut induire la survenue d'une candidose, de même qu'un affaiblissement momentané ou permanent du système immunitaire. Les modifications hormonales lors de la grossesse ainsi que la prise de la pilule contraceptive peuvent produire le même effet. Des affections comme le diabète favorisent également l'apparition de candidoses.
Enfin, les candidoses génitales sont favorisées par l'utilisation de certains savons, la pratique abusive de douches vaginales, le port de vêtements et de sous-vêtements synthétiques absorbant moins l'humidité que le coton, les bains dans les jacuzzis et les piscines mal désinfectés. Une hygiène défectueuse peut également provoquer ce type d'infections.

Comment réagir en cas de mycose génitale ?

- Si la personne souffre de démangeaisons importantes de la vulve accompagnées :
  - d'une inflammation ;
  - ou d'écoulements blanchâtres ;
  - ou de pertes malodorantes ;
  - ou de pertes jaunes et visqueuses ;
  - ou de brûlures en urinant ;
  - ou de douleurs dans le bas-ventre.
- Si la personne a déjà été traitée pour cette affection et qu'elle présente les mêmes signes.

Complications éventuelles

Les candidoses vaginales sont rarement à l'origine de complications.

Ce que fait le médecin

Il examine les muqueuses génitales pour essayer de confirmer le diagnostic. Au besoin, il fait pratiquer un prélèvement pour déterminer le type de champignon en cause. Ce prélèvement peut aussi avoir pour but de rechercher une maladie sexuellement transmissible qui serait masquée par la mycose.
Il prescrit un traitement adapté, la plupart du temps un antifongique local. Les traitements oraux sont réservés aux cas récalcitrants ou sévères. Il préconise également une consultation du partenaire sexuel.

Comment prévenir les mycoses vaginales

– Évitez les endroits humides et les bains prolongés en piscine ou dans les jacuzzis. Préférez la douche au bain. Séchez-vous soigneusement les muqueuses génitales.
– Portez des vêtements amples, en coton ou en matière naturelle.
– Évitez les savons acides ou trop détergents pour la toilette intime. Préférez les gels ou savons adaptés.
– Utilisez des préservatifs tant que vous avez des pertes provoquant des démangeaisons.

Ce que vous pouvez faire

– Essayez d'établir un lien entre un événement récent et la survenue de la mycose (emploi d'un nouveau produit de toilette, port d'un certain vêtement, etc.).
– Suivez bien le traitement prescrit par votre médecin pendant la durée préconisée.

Le traitement de la candidose vaginale

Il est préférable que le diagnostic soit fait par un médecin.
En cas de candidose vaginale, on privilégie les produits antifongiques vendus sous forme d'ovules ou de capsules à introduire dans le vagin. Parmi les antifongiques de la famille des imidazolés actifs sur les champignons Candida, seuls les produits contenant de l'éconazole, du fenticonazole, de l'isoconazole et du sertaconazole sont vendus sans ordonnance. Ils sont d'efficacité équivalente.

Les fiches détaillées des médicaments ci-dessous sont consultables sur : www.automedication.fr

Éconazole

- ÉCONAZOLE 150 mg ovule LP Génériques
- GYNO-PEVARYL 150 mg ovule
- GYNO-PEVARYL LP 150 mg ovule LP

Fenticonazole

- LOMEXIN 600 mg capsule vaginale
- TERLOMEXIN 200 mg capsule vaginale

Isoconazole

- FAZOL G 300 mg ovule

Sertaconazole

- MONAZOL 300 mg ovule

Les nerfs et le psychisme

L'anxiété

L'anxiété peut se présenter sous différentes formes, toutes potentiellement invalidantes. Lorsque c'est le cas, elles justifient une prise en charge médicale et ne relèvent pas de l'automédication. Il existe néanmoins des traitements propres à soulager les épisodes d'anxiété modérée qui peuvent surgir dans la vie de chacun de nous.

Symptômes

Les troubles liés à l'anxiété peuvent se présenter de manières très diverses. Les symptômes dépendent de facteurs tels que l'histoire familiale et personnelle du patient, son propre imaginaire, les causes des premiers signes d'anxiété et leurs occurrences.

Ces manifestations sont généralement d'ordre psychologique (inquiétude, peur, difficultés de concentration, troubles du sommeil, irritabilité, etc.), parfois accompagnées de signes physiologiques (palpitations, tensions musculaires, sensations d'étouffement, sueurs, bouffées de chaleur, frissons, sensation de boule dans la gorge ou l'estomac, insomnies, nausées, vomissements ou diarrhées, etc.). Ces symptômes ne sont pas toujours identifiés comme liés à l'anxiété et peuvent faire craindre – à tort – d'autres maladies.

– **L'anxiété généralisée** est le trouble anxieux le plus commun, elle touche entre 5 et 8 % de la population et se caractérise par une préoccupation

Comment réagir en cas d'anxiété ?

- Si l'anxiété a des répercussions importantes sur la vie sociale ou professionnelle.
- Si la personne craint de perdre le contrôle de ses émotions.
- Si l'anxiété s'accompagne d'idées noires, d'insomnies ou de lassitude dès le matin.
- Si l'anxiété dure plus de quatre à cinq jours, ou si elle revient fréquemment.
- Si cette anxiété mène à un abus d'alcool, de drogues ou de médicaments.
- Si les symptômes physiques (palpitations, insomnies, nausées, etc.) deviennent insupportables.
- Si la personne ressent le besoin de parler de son anxiété.

- Si l'anxiété est passagère, provoquée par une raison identifiable et ponctuelle.
- Si l'anxiété est connue et ancienne.

persistante, irrationnelle, excessive et incontrôlable. Ce souci n'est pas focalisé sur un objet ou une situation en particulier, mais touche la plupart des situations de la vie quotidienne. Quand cette forme d'anxiété généralisée devient incontrôlable, elle provoque une détresse amplifiant à son tour les symptômes. Les femmes sont deux fois plus touchées que les hommes, surtout au-delà de la quarantaine. À partir de cet âge, une femme sur dix est concernée.

– **Dans le cas de troubles phobiques**, l'anxiété est provoquée par un ou plusieurs motifs précis, ou se fixe sur certaines situations. Chaque fois que se présente une conjoncture semblable (par exemple, présence d'un animal, utilisation d'un transport en commun), la personne ressent une inquiétude très vive.

– **Lors d'attaques de panique ou de crises d'angoisse**, l'anxiété se manifeste parfois sous la forme d'épisodes longs de quelques minutes, souvent spectaculaires. Ils peuvent provoquer des symptômes comparables à ceux d'une crise aiguë de maladie cardiaque, pulmonaire ou neurologique : sensation de mort imminente, de respiration coupée, impression que le cœur s'arrête de battre, etc.

– **Les troubles obsessionnels compulsifs (TOC).** Dans certains cas, l'anxiété déclenche chez le sujet une action répétitive qui s'accompagne d'un soulagement temporaire, ce sont les TOC. Le rituel adopté se répète de plus en plus souvent et finit par gêner la vie sociale et professionnelle du patient.

La spasmophilie est-elle liée à l'anxiété ?

La spasmophilie est une sensibilité émotionnelle excessive qui se manifeste par une crise subite regroupant un ensemble de symptômes très variés : tressaillements des paupières et des muscles du visage, sensations de vertige et d'évanouissement, fourmillements dans les mains et perte de la sensibilité, paralysie des doigts, sensation d'étouffement, palpitations, etc. Pour les psychiatres, la spasmophilie est une manifestation des troubles anxieux.

Causes

À un degré raisonnable, l'inquiétude et l'anxiété sont des manifestations normales du psychisme. Elles constituent un système d'alerte, face à une situation donnée, qui permet à l'individu de mobiliser les ressources nécessaires pour réagir. L'anxiété devient une maladie lorsqu'elle se transforme en souci persistant, irrationnel, excessif et incontrôlable, perturbant la plupart des situations de la vie quotidienne.

Des facteurs bien identifiés peuvent provoquer des états d'anxiété, parmi lesquels :

– une situation de stress avec épuisement physique ou psychique ;

– une maladie ou un décès dans la famille ou dans le cercle d'amis ;

– une situation professionnelle précaire ;

– une nouvelle étape de la vie (comme un départ à la retraite, un divorce, le départ d'un enfant de la maison) ;

– les changements hormonaux de la ménopause ;
– une expérience négative (une agression physique, par exemple) ;
– des affections psychiques telles que la dépression ou la schizophrénie.

L'anxiété est souvent mal prise en charge, parce que les personnes concernées hésitent à consulter. Elles pensent que leur anxiété exacerbée est un trait de leur personnalité, qu'elles doivent la subir et qu'il n'y a pas de remède. La majorité des personnes souffrant d'anxiété déclare avoir toujours éprouvé cette inquiétude excessive.

Complications éventuelles

Lorsqu'elle dure, l'anxiété généralisée peut être à l'origine de troubles dépressifs (voir p. 251). Ce type de complication génère un cercle vicieux par lequel l'état dépressif aggrave lui-même les symptômes anxieux. Cet engrenage peut, dans des cas extrêmes, mener au suicide.

L'anxiété peut, à la longue, inciter à l'abus d'alcool ou de tabac, à la toxicomanie ou à une consommation non contrôlée de médicaments, ouvrant la voie à une dépendance à des substances nocives.

Ce que fait le médecin

Il cherche à caractériser le mal-être de son patient et à en trouver les causes au cours d'un entretien. Si des symptômes physiques sont à l'origine de la consultation, il élimine les autres causes possibles. Si l'anxiété est liée à des difficultés temporaires (un « mauvais passage »), il peut prescrire des médicaments anxiolytiques pour une courte période, afin d'aider son patient à passer le cap. Si les causes sont plus durables, si la personne est anxieuse depuis longtemps ou si l'anxiété est sévère, il met en relation son patient avec des professionnels du soutien psychothérapeutique.

Comment prévenir l'anxiété

Comme l'anxiété est une réaction normale, les mesures de prévention visent plutôt à éviter qu'une anxiété passagère ne s'installe de manière durable. La parole est un excellent moyen de soulager un sentiment anxieux. Il ne faut pas hésiter à parler à un proche, un médecin ou un professionnel du soutien psychologique. Les inquiétudes non exprimées ont rapidement tendance à devenir difficiles à supporter. Les activités sportives sont souvent d'une aide précieuse pour les personnes qui sont d'un tempérament anxieux : l'activité physique détend, change les idées et permet d'éliminer les tensions physiques.

Ce que vous pouvez faire

– Parlez de vos problèmes avec un proche, un médecin ou un professionnel du soutien psychologique.
– Pratiquez des activités de relaxation (yoga, tai-chi, sophrologie, etc.) susceptibles d'apporter un mieux-être aux personnes sujettes à l'anxiété.
– Essayez de vous coucher tôt et d'avoir un sommeil suffisant.
– Assurez-vous que votre alimentation est équilibrée et satisfaisante.

Le traitement de l'anxiété légère

En cas d'anxiété légère ou d'inquiétude passagère – dont la cause est connue et ponctuelle – on peut prendre un médi-

cament sans ordonnance. Irritabilité, anxiété, fatigue passagère et troubles du sommeil peuvent être le signe d'une carence en magnésium ; dans ce cas, son apport peut se révéler utile. Les autres médicaments utilisés peuvent contenir :
– des sels de brome ;
– des extraits de plantes (aubépine, passiflore, valériane, etc.) connues pour leurs propriétés sédatives ;
– des médicaments homéopathiques ;
– des oligoéléments, notamment en cas d'irritabilité ou de spasmophilie.

Les fiches détaillées des médicaments ci-dessous sont consultables sur : www.automedication.fr

Magnésium

- BEROCCA comprimé et comprimé effervescent
- CHLOROMAGNÉSION solution buvable
- ÉFIMAG poudre pour solution buvable
- MAG 2 100 mg comprimé
- MAG 2 122 mg/10 ml solution buvable
- MAG 2 poudre pour solution buvable
- MAGNÉ B6 100 mg/10 mg comprimé
- MAGNÉ B6 comprimé
- MAGNÉSIUM ARROW 150 mg comprimé effervescent
- MAGNÉSIUM GLYCOCOLLE LAFARGE comprimé
- MAGNÉSPASMYL 1,9 % granulé
- MAGNÉSPASMYL 47,4 mg comprimé
- MAGNOGÈNE 55 mg gélule
- MÉGAMAG 45 mg gélule
- OROMAG comprimé à sucer
- SARGEMAG granulé effervescent
- SPASMAG comprimé pour suspension buvable ou gélule ou solution buvable
- TOP MAG 2,25 g comprimé effervescent
- TOP MAG poudre pour solution buvable
- TRANQUILIMAG gélule
- UVIMAG B6 solution buvable

Sels de brome

- CALCIBRONAT comprimé effervescent
- GALIRÈNE solution buvable
- SÉDATIF TIBER sirop

Phytothérapie

- ANTINERVEUX LESOURD solution buvable
- ARKOGÉLULES AUBÉLINE gélule
- ARKOGÉLULES BALLOTE gélule
- ARKOGÉLULES COQUELICOT gélule
- ARKOGÉLULES ESCHSCHOLTZIA gélule
- ARKOGÉLULES HOUBLON gélule
- ARKOGÉLULES LAVANDE gélule
- ARKOGÉLULES MÉLISSE gélule
- ARKOGÉLULES PASSIFLORE gélule
- ARKOGÉLULES VALÉRIANE gélule
- AUBÉPINE BOIRON gélule
- BIOCARDE solution buvable
- BORIBEL TISANE N° 8 SÉDATIVE tisane
- CALMAFIT TISANE SOMMEIL tisane
- CALMIFLORINE tisane
- CALMOTISAN tisane
- CARDIOCALM comprimé
- CIMIPAX gélule
- ÉLUSANES AUBÉPINE gélule
- ÉLUSANES ESCHSCHOLTZIA gélule
- ÉLUSANES NATUDOR gélule
- ÉLUSANES PASSIFLORE gélule
- ÉLUSANES VALÉRIANE gélule
- EUPHYTOSE comprimé
- EXTRAIT AQUEUX DE PASSIFLORE SUPER DIET solution buvable
- LENICALM comprimé
- MÉDIFLOR CALMANTE TROUBLES DU SOMMEIL N° 14 tisane
- NEUROFLORINE comprimé
- NEUROPAX comprimé
- NOCVALÈNE gélule
- PANXEOL comprimé
- PASSIFLORE BOIRON gélule
- PASSIFLORINE gélule ou solution buvable
- PASSINÉVRYL comprimé
- PHYTELIA SOMMEIL comprimé

- PROVENÇALE N° 4 gélule
- SANTANE N° 9 tisane
- SÉDALOZIA comprimé
- SÉDOPAL gélule
- SPASMINE comprimé ou suppositoire Enfant
- SYMPANEUROL comprimé
- SYMPATHYL comprimé
- SYMPAVAGOL comprimé ou solution buvable
- TISANE PROVENÇALE N° 4 tisane
- TRANQUITAL comprimé
- VAGOSTABYL comprimé
- VALÉRIANE BOIRON gélule

Homéopathie

- ABBÉ CHAUPITRE N° 7 solution buvable
- ANXIETUM comprimé sublingual
- BORIPHARM N° 3 granules
- BORIPHARM N° 41 granules
- DOLIRELAX comprimé sublingual
- GELSEMIUM COMPLEXE N° 70 solution buvable
- HOMÉOGÈNE 46 comprimé
- L72 solution buvable
- NOCTIUM sirop
- ŒNANTHE CROCATA COMPLEXE N° 78 solution buvable
- PASSIFLORA COMPOSÉ BOIRON comprimé ou granules ou solution buvable
- PASSIFLORA COMPOSÉ DOLISOS solution buvable
- POCONÉOL N° 2 solution buvable
- POCONÉOL N° 43 solution buvable
- POCONÉOL N° 69 solution buvable
- POCONÉOL N° 73 solution buvable
- QUIÉTUDE sirop
- SÉDATIF PC comprimé ou granules ou suppositoire
- SLIPEOL solution buvable
- TARENTULA COMPLEXE N° 71 solution buvable
- ZENALIA comprimé sublingual

Oligoéléments

- GRANIONS DE LITHIUM solution buvable
- GRANIONS DE MAGNÉSIUM solution buvable
- MICROSOL LITHIUM solution buvable
- MICROSOL MAGNÉSIUM solution buvable
- OLIGO-ESSENTIELS LITHIUM 0,5 mg/ml solution buvable
- OLIGO-ESSENTIELS MAGNÉSIUM 3 % solution buvable
- OLIGOGRANUL LITHIUM comprimé
- OLIGOGRANUL MAGNÉSIUM comprimé
- OLIGOGRANUL PHOSPHORE comprimé
- OLIGOSOL LITHIUM solution buvable
- OLIGOSOL MAGNÉSIUM solution buvable
- OLIGOSOL PHOSPHORE buvable
- OLIGOSTIM LITHIUM comprimé sublingual
- OLIGOSTIM MAGNÉSIUM comprimé sublingual
- OLIGOSTIM MANGANÈSE-COBALT comprimé sublingual
- OLIGOSTIM PHOSPHORE comprimé sublingual
- SUBOLIGO LITHIUM comprimé sublingual
- SUBOLIGO MAGNÉSIUM comprimé sublingual

La fatigue

Une fatigue ressentie en dehors de tout effort peut être le signe d'un mode de vie perturbé. Mais elle peut également être le signe révélateur d'une maladie. Même si des médicaments peuvent aider à passer le cap, l'amélioration du niveau d'énergie passe généralement par une remise en cause des habitudes.

Symptômes

Les symptômes d'une fatigue générale (asthénie) sont parfois très discrets.

– Même en ayant bien dormi, on se sent fatigué au réveil et on éprouve de la peine à sortir du lit.

– Une activité habituellement facile à accomplir se transforme en corvée.

Causes

Les causes de ce type de fatigue sont diverses :

– une maladie épuisante (forte grippe, rhumatismes chroniques, cancer, etc.) ;

– une affection silencieuse (anémie, par exemple) ;

– un état dépressif (voir p. 251) : la fatigue et le manque de motivation sont des symptômes courants de la dépression ;

– un surmenage dans le travail ou les activités de loisirs ;

– une alimentation déséquilibrée ou insuffisante (lors d'un régime par exemple), ou une mauvaise hydratation de l'organisme.

Complications éventuelles

Une fatigue généralisée est parfois le signe d'une maladie sous-jacente dont il ne faut pas retarder le diagnostic. Il s'agit donc de prendre au sérieux et de traiter à temps un état d'asthénie prolongé.

Dans certains cas, la fatigue peut conduire à l'épuisement.

Comment réagir en cas de fatigue ?

- Si d'autres symptômes se manifestent en même temps que la fatigue (douleurs articulaires, manque d'appétit, nausées, souffle court à l'effort, fièvre modérée, sueurs pendant la nuit, perte de poids, pâleur inhabituelle, malaises à répétition).
- Si la fatigue et la faiblesse s'accompagnent de troubles du sommeil et d'idées noires.
- Si cet état n'a pas de cause précise et dure plus de quelques jours.
- Si les mesures prises pour remédier au problème ne sont pas suivies d'effet au bout de quelques semaines.
- Si la fatigue est due à un mauvais sommeil.

- Si l'état de fatigue est récent et ne s'accompagne d'aucun autre signe.

Ce que fait le médecin

Au moyen d'un entretien et d'un examen approfondis, il détermine si la fatigue peut être due à une maladie. Dans ce but il fait pratiquer la plupart du temps des examens complémentaires. S'il ne décèle aucune cause pathologique, il peut donner des conseils pour surmonter cet épisode de fatigue. Cela peut-être, par exemple, une consultation chez un spécialiste.

Comment prévenir la fatigue

En dehors des cas où la fatigue est le symptôme d'une maladie que l'on peut éviter, une vie régulière et saine peut protéger contre des états de fatigue prononcée. Prenez donc soin de vous et de votre santé, en portant notamment attention aux points suivants :
– Dormez suffisamment. Ne tardez pas à vous coucher et obéissez aux signaux envoyés par votre organisme : bâillements, perte d'attention, etc.
– Pratiquez une activité physique régulière (voir p. 14).
– Pratiquez vos loisirs sans excès, afin de trouver un bon équilibre entre activité professionnelle et détente.
– Adoptez une alimentation équilibrée (voir p. 16), riche en fruits, en légumes et en céréales. Buvez au moins un litre et demi d'eau par jour.
– Limitez votre consommation d'alcool et essayez d'arrêter de fumer.

Ce que vous pouvez faire

– Recherchez les causes de l'état de fatigue en prenant le temps, dans le calme, de vous poser des questions sur votre mode de vie en général, votre travail, votre vie familiale et sociale, vos loisirs, vos abus ou vos manquements.
– Essayez de changer certaines de vos habitudes de vie (voir ci-dessus).

Le traitement de la fatigue passagère

On trouve en pharmacie de nombreux médicaments contre la fatigue (antiasthéniques) qui contiennent des acides aminés, des substances minérales, des vitamines en quantité équilibrée et des substances stimulantes (déanol) ainsi que des reconstituants et fortifiants. Leur intérêt par rapport à une bonne hygiène de vie n'est pas bien défini, et ils ne la remplacent en aucun cas !
Il existe également des extraits de plantes telles que le kola, le maté, le guarana ou le thé vert, riches en caféine (qui a des propriétés excitantes), ainsi que des extraits de ginseng, eux aussi traditionnellement utilisés lorsque la fatigue n'est pas due au mauvais fonctionnement d'un organe (asthénie fonctionnelle).

Les fiches détaillées des médicaments ci-dessous sont consultables sur : www.automedication.fr

Acides aminés

- ACTIVAROL solution buvable
- ARGININE VEYRON solution buvable
- CÉTOGLUTARAN 2 g poudre effervescente pour solution buvable
- DYNAMISAN 3 g poudre pour solution buvable
- DYNAMISAN 3 g/10 ml solution buvable
- ENERGITUM 2,5 g/10 ml solution buvable
- EUCOL 1,5 g comprimé effervescent sécable
- LÉVOCARNITINE TURBODIET 300 mg comprimé à croquer
- PEGA 1 000 mg comprimé à croquer
- PEGA 500 mg comprimé à croquer

- SARGENOR 0,5 g/5 ml solution buvable
- SARGENOR 1 g/5 ml solution buvable
- SARGENOR SANS SUCRE 1 g comprimé à croquer ou comprimé effervescent
- STIMOL solution buvable
- YSE GLUTAMIQUE comprimé

Minéraux

- ARPHOS solution buvable
- STIMUPLEXE solution buvable

Vitamines

- ADENA C comprimé
- ARGINOTRI-B comprimé
- ARKOVITAL C 250 mg Adulte
- ASCORBATE DE CALCIUM RICHARD granulé Adulte
- B CHABRE comprimé
- BÉCOZYME comprimé
- BETASELEN gélule
- CARENCYL capsule
- FASTENYL solution buvable
- GURONSAN comprimé effervescent
- LAROSCORBINE 1 g comprimé effervescent
- LAROSCORBINE sans sucre 500 mg comprimé à croquer
- LAROSCORBINE sans sucre 1 g comprimé effervescent
- MIDY VITAMINE C 1000 poudre pour solution buvable
- MIDY VITAMINE C 1000 sans sucre poudre pour solution buvable
- NARBALEK comprimé
- OSTEOGEN comprimé
- POLYTONYL poudre pour solution buvable Enfant
- PRINCI-B comprimé
- REVITALOSE granulé pour solution buvable
- REVITALOSE solution buvable
- SARGENOR À LA VITAMINE C comprimé à croquer ou comprimé effervescent ou solution buvable
- SARVIT solution buvable
- SURÉLEN solution buvable
- TONICALCIUM solution buvable Adulte
- TONICALCIUM solution buvable Enfant
- VITAMINE B6 B1 BAYER comprimé
- VITAMINE B1 B6 ROCHE comprimé
- VITAMINE C ARROW 1 g comprimé effervescent
- VITAMINE C UPSA 500 mg comprimé à croquer
- VITAMINE C UPSA 1 g comprimé effervescent
- VITASCORBOL sans sucre 500 mg comprimé à croquer
- VITASCORBOL 1 g comprimé effervescent
- VITATHION granulé effervescent
- VIVAMYNE TONIQUE comprimé effervescent

Déanol

- ACTI 5 solution buvable
- CLÉRÉGIL 2 g/5 ml solution buvable
- DÉBRUMYL solution buvable

Autres antiasthéniques

- BIOTONE solution buvable
- CURASTEN solution buvable
- HÉMÉDONINE 5 mg/ml solution buvable
- LEUCO-4 30 mg comprimé
- PHYTÉMAG gélule
- QUINTONINE sirop
- SELS CALCAIRES NUTRITIFS WELEDA poudre orale
- SURFORTAN solution buvable

Phytothérapie

- ARKOGÉLULES CUPALINE gélule
- ARKOGÉLULES ÉLEUTHÉROCOQUE gélule
- ARKOGÉLULES GINSENG gélule
- ARKOGÉLULES KOLA gélule
- ARKOGÉLULES MATÉ gélule
- ARKOGÉLULES THÉ VIERGE CAMILINE gélule
- ÉLUSANES GINSENG gélule
- ÉLUSANES MATÉ gélule
- ÉLUSANES STARPHYT gélule
- ÉLUSANES THÉ VERT gélule
- GINSENG ALPHA 500 mg gélule
- GINSENG BOIRON gélule

- KOLA BOIRON gélule
- THÉ VERT BOIRON gélule
- TONACTIL gélule
- TONIGIN capsule
- YSE comprimé

Oligoéléments

- OLIGOCURE solution buvable
- OLIGOGRANUL CUIVRE-OR-ARGENT comprimé
- OLIGOGRANUL MANGANÈSE-CUIVRE-COBALT comprimé
- OLIGOSOL CUIVRE-OR-ARGENT solution buvable
- OLIGOSOL MANGANÈSE-CUIVRE-COBALT solution buvable
- OLIGOSTIM CUIVRE OR ARGENT comprimé
- OLIGOSTIM MANGANÈSE-CUIVRE-COBALT comprimé sublingual
- SUBOLIGO CUIVRE-OR-ARGENT comprimé sublingual

Homéopathie

- ABBÉ CHAUPITRE N° 48 solution buvable
- ACIDUM PHOSPHORICUM COMPLEXE N° 5 solution buvable
- ACIDUM PHOSPHORICUM COMPOSÉ BOIRON comprimé ou granules ou solution buvable
- ACIDUM PHOSPHORICUM COMPOSÉ DOLISOS solution buvable
- AMPHOSCA ORCHITINE comprimé à croquer
- AMPHOSCA OVARINE comprimé à croquer
- BORIPHARM N° 31 granules
- BORIPHARM N° 43 granules
- CALCAREA COMPOSÉ BOIRON comprimé ou granules ou poudre
- CÉRÉALES GERMÉES BOIRON comprimé ou granules ou solution buvable
- EUDYNE solution buvable
- GRINDELIA COMPLEXE N° 58 solution buvable
- KALIUM PHOSPHORICUM COMPLEXE N° 100 comprimé
- POCONÉOL N° 10 solution buvable
- POCONÉOL N° 15 solution buvable
- POCONÉOL N° 75 solution buvable
- SATIVOL granulé
- SCROFULARIA COMPOSE BOIRON comprimé ou granules ou solution buvable
- SELENIUM COMPLEXE N° 99 comprimé
- SPORTENINE comprimé à croquer
- TONIQUE VÉGÉTAL solution buvable
- TRIPHOSPHATES 1DH poudre orale
- TRIPHOSPHATES BOIRON comprimé

Les états dépressifs

S'il nous arrive tous d'avoir des moments de vague à l'âme sans que cela ne justifie de traitement, la dépression est une maladie sérieuse qui doit être diagnostiquée et traitée rapidement. L'automédication doit être réservée aux états dépressifs passagers, et nécessite certaines précautions.

Symptômes

Il faut distinguer la déprime passagère – qui provoque un état momentané où l'on se sent un peu cafardeux – de la dépression, source d'un état de profonde détresse durable et persistant. La dépression se caractérise d'abord par une modification importante de l'humeur (tristesse permanente), une perte de motivation, une souffrance

Comment réagir en cas d'état dépressif ?

- Si la personne est hantée par la mort ou le suicide.
- Si l'état dépressif dure plus de deux semaines.
- Si les symptômes de dépression s'aggravent.
- Si elle a eu des antécédents de tentative de suicide.

- Si elle manifeste un sentiment d'autodépréciation.
- Si la personne ne sait plus s'en sortir sans aide.
- Si le besoin d'écoute et de conseil avisé se fait ressentir.
- S'il est impossible de communiquer avec la personne car elle se coupe du monde.
- Si la personne a des problèmes relationnels avec son entourage.
- Si la personne connaît une perte de plaisir dans des activités habituellement agréables.
- Si elle ressent un manque d'énergie, une fatigabilité.
- Si elle a des difficultés de concentration.
- Si elle a une perte d'appétit, ou au contraire une augmentation significative de ce dernier.
- Si elle a eu une perte, ou une prise de poids récente.
- Si elle a des troubles du sommeil.
- Si ses absences au travail se répètent.
- Si la personne rechigne à envisager tout projet.

- Si le sentiment dépressif est récent et probablement lié à un événement relativement mineur.

psychique parfois insupportable et un ralentissement des gestes de la vie courante. Toutes les activités, qu'elles soient intellectuelles ou physiques, deviennent pesantes, ce que l'on aimait faire auparavant ne présente plus aucun intérêt. La personne malade ressent un sentiment d'inutilité et d'impuissance, avec parfois des idées morbides, voire suicidaires.

La dépression perturbe le sommeil par des insomnies – surtout en deuxième partie de nuit –, l'alimentation, la concentration ou la sexualité, et a généralement des répercussions sur la vie sociale, familiale et professionnelle. La dépression peut aussi prendre des formes masquées. Les troubles psychiques sont alors très discrets, mais sont en quelque sorte remplacés par des symptômes physiologiques (migraines, douleurs du dos, du ventre, etc.).

Causes

Personne n'est à l'abri de la dépression. Quelqu'un peut, selon toute apparence, disposer de tout pour être heureux et souffrir cependant d'une dépression sévère. Les statistiques montrent toutefois que certaines personnes présentent plus de risques que d'autres d'être atteintes par cette maladie.

La dépression se révèle ainsi plus fréquente chez les jeunes adultes (sept dépressifs sur dix ont moins de quarante-cinq ans). Les personnes âgées sont également plus enclines à connaître cette maladie. Les femmes se trouvent aussi plus exposées que les hommes. Mais cet état de fait ne pourrait être qu'apparent. En effet, le dépistage est peut-être simplement plus facile chez les femmes, grâce à leur plus grande capacité à exprimer leurs émotions et à demander de l'aide. On évoque aussi les différences hormonales pour expliquer cette disparité.

Le mode de vie a également son importance : la solitude affective (veuvage, divorce, séparation) constitue un facteur de risque, surtout pour les hommes. De même, un environnement professionnel générateur de stress (licenciement, chômage, pression dans le travail, surmenage) peut faire le lit d'une dépression. Certains moments de la vie ou certains événements (la période de l'adolescence, la grossesse, l'accouchement ou la survenue d'une maladie grave) fragilisent l'individu, le rendant plus vulnérable. Une forme particulière, la dépression saisonnière, survient en hiver par manque de luminosité naturelle.

Complications éventuelles

La dépression non traitée peut avoir de multiples conséquences sur la santé, mais aussi sur la vie quotidienne. Elle peut provoquer des difficultés professionnelles – voire la perte d'un emploi – des problèmes dans les relations familiales et conjugales, etc. Si un état dépressif n'est pas dangereux en soi, il faut néanmoins le traiter correctement, car il peut conduire à l'épuisement et, dans les cas extrêmes, à une tentative de suicide.

Ce que fait le médecin

La dépression se soigne sur deux registres complémentaires : les médicaments antidépresseurs et la psychothérapie. Face à une dépression légère (avec peu d'impact sur la vie quotidienne), un médecin généraliste recommandera

de préférence un soutien psychothérapeutique. Si l'épisode dépressif est plus gênant (dépression modérée), il prescrira un antidépresseur et, éventuellement, une psychothérapie si le patient connaît des difficultés dans sa vie sociale. Une dépression sévère est traitée par des antidépresseurs et un soutien psychothérapeutique, éventuellement combinés à des médicaments particuliers si la personne présente des troubles associés (hallucinations, idées délirantes).
Si le contexte est compliqué et que la dépression semble résister aux traitements, si la personne malade le désire ou a déjà souffert de troubles psychiatriques, le médecin généraliste peut l'adresser à un psychiatre. L'hospitalisation est réservée aux cas où le risque de suicide est réel, aux formes très sévères avec symptômes physiques importants, ou lorsque le patient est très isolé.

Comment prévenir l'état dépressif

Il n'y a pas vraiment de mesures préventives contre un état dépressif. Même quelqu'un menant une vie équilibrée et satisfaisante, sans souci professionnel ni social, peut traverser un épisode dépressif.

Ce que vous pouvez faire

– Parlez de vos problèmes avec un proche, un médecin ou un professionnel du soutien psychologique. N'essayez pas de refouler à tout prix l'humeur sombre et de prétendre qu'elle n'existe pas.
– Essayez de vous coucher tôt et de dormir suffisamment, mais sans excès.
– Assurez-vous que votre alimentation est équilibrée et suffisante.
– Réservez l'après-midi ou le soir aux activités importantes et, le matin, prenez votre temps sans trop exiger de vous-même, car on se sent généralement mieux le soir que le matin.

Le traitement des manifestations dépressives

L'automédication est réservée aux états dépressifs passagers. Il existe des médicaments de phytothérapie à base de millepertuis, indiqués dans le traitement des dépressions légères. Bien que ces médicaments ne contiennent qu'un extrait de plante, ils sont susceptibles d'interagir avec de nombreux médicaments, notamment avec les anticoagulants oraux, les contraceptifs oraux (la pilule), les antiépileptiques, certains médicaments antidépresseurs, les médicaments contenant de la digoxine ou de la théophylline. Dans tous les cas, si vous décidez d'avoir recours à ces médicaments à base de plantes, signalez à votre pharmacien l'ensemble de vos traitements en cours.

Les fiches détaillées des médicaments ci-dessous sont consultables sur : www.automedication.fr

Millepertuis

- ARKOGÉLULES MILLEPERTUIS gélule
- ÉLUSANES MILLEPERTUIS gélule
- MILDAC 300 mg comprimé
- PROCALMIL comprimé

Les insomnies

Un bon sommeil est nécessaire à une bonne santé. Pourtant, de nombreuses personnes se plaignent de troubles du sommeil et notamment d'insomnie. Dans ce cas, l'automédication doit se pratiquer sur une courte durée. Au-delà, une consultation médicale s'impose.

Symptômes

Un Français sur trois se déclare victime d'insomnie. Mais seuls ceux qui ressentent les conséquences du manque de sommeil (fatigue, difficultés de concentration, irritabilité, troubles de mémoire, etc.) en souffrent réellement. Celui qui est en pleine forme au lendemain d'une courte nuit est probablement un petit dormeur qui s'ignore. L'insomnie chronique touche près de 20 % de la population française. Elle est sévère dans 6 à 9 % des cas.
On peut différencier plusieurs types d'insomnie :

– **L'insomnie d'endormissement :** c'est la plus fréquente. La personne se couche à l'heure habituelle et, trois heures plus tard, elle n'a toujours pas trouvé le sommeil.
– **L'insomnie de milieu de nuit :** la personne se réveille une ou plusieurs fois dans la nuit et a des difficultés à se rendormir.
– **L'insomnie du petit matin :** la personne s'endort sans problème, mais se réveille vers quatre ou cinq heures du matin, et il lui est impossible de se rendormir.
– **L'insomnie totale :** ce type d'insomnie est beaucoup plus rare. La personne reste éveillée toute la nuit.

Comment agir en cas de troubles du sommeil ?

- Si une insomnie régulière s'installe (plus de trois fois par semaine et depuis plus de trois semaines).
- Si la personne se réveille fatiguée tous les matins, ou reste somnolente dans la journée.
- Si elle constate un changement durable dans son rythme ou ses habitudes de sommeil.
- Si ces troubles sont apparus depuis qu'elle prend un nouveau médicament.
- Si les troubles du sommeil deviennent de moins en moins supportables.
- Si ces troubles semblent liés à des problèmes psychiques et que la personne éprouve le besoin d'en parler à quelqu'un.
- Si l'automédication n'apporte pas d'amélioration au bout de quelques jours.

- Si le trouble du sommeil est connu, régulier et que la personne a déjà consulté à ce sujet.

Causes

L'anxiété et le stress sont les premières causes d'un mauvais sommeil, ainsi que la dépression, ou encore des facteurs liés à l'environnement (bruit, déménagement, etc.), mais aussi les ronflements, les douleurs, ou une mauvaise literie.

Des troubles du rythme veille-sommeil peuvent apparaître chez des personnes soumises au décalage horaire, ou qui travaillent de nuit.

Certains médicaments sont également responsables de troubles du sommeil, ainsi que la consommation excessive d'alcool, de tabac ou de café.

La grande majorité des insomnies est liée à des problèmes psychologiques relativement bénins. Toutefois, les troubles du sommeil peuvent être le signal d'une maladie, que ce soit le diabète, l'hyperthyroïdie, une maladie infectieuse, des problèmes cardio-vasculaires, une dépression, des troubles neurologiques ou l'arthrose.

Complications éventuelles

Lorsque les insomnies sont sévères, elles peuvent se révéler gênantes et provoquer des problèmes psychiques. De plus, une fatigue constante augmente les risques des activités quotidiennes, comme ceux de la conduite automobile. Les difficultés de concentration permanentes dues aux insomnies peuvent engendrer des incidents professionnels.

Ce que fait le médecin

Il tente de déterminer la nature des troubles du sommeil. S'il pense qu'une maladie en est l'origine, il fait pratiquer des examens complémentaires et fait appel, le cas échéant, à un spécialiste (neurologue, psychiatre, spécialiste du sommeil). Dans certains cas, il prescrit un médicament anxiolytique (calmant) ou hypnotique (somnifère) pour une durée limitée.

Comment prévenir les insomnies

Suivre des conseils simples et une bonne hygiène de vie favorise un bon sommeil, ou permet de le retrouver.

– Ne buvez pas de boissons stimulantes après 16 heures (café, thé, soda à base de caféine).

– Évitez l'alcool le soir, il désorganise le sommeil et provoque des réveils nocturnes.

– Dînez légèrement.

– Maintenez une température adéquate dans votre chambre (18 à 20 °C, voire moins).

– Choisissez un lit pas trop mou adapté à votre taille, à votre poids et à celui de votre conjoint.

– Pratiquez dans la journée une activité sportive qui facilitera l'endormissement, mais attention, après 20 heures cela risque au contraire de le rendre plus difficile !

– Évitez le surmenage et le stress. Tentez d'identifier tout ce qui peut provoquer chez vous des problèmes de sommeil, afin de les éviter.

– Préparez-vous au sommeil grâce à la lecture, à la musique douce, aux petits rituels du soir, etc.

– Essayez de vous coucher tous les soirs à peu près à la même heure.

– Ne luttez pas contre les signaux que votre organisme vous envoie lorsqu'il est temps d'aller au lit (bâillements, paupières lourdes).

– Il peut être utile de répartir le sommeil au cours de la journée. Mais attention, trop dormir dans la journée n'améliorera pas vos difficultés à vous endormir le soir !

Ce que vous pouvez faire

– Rien ne sert de vous tourner et vous retourner dans votre lit sans trouver le sommeil. Mieux vaut vous lever, vous promener un peu et entreprendre une activité calme, lire par exemple.
– Ne prenez jamais de médicaments sans ordonnance sur une longue période, sans avis médical. Certains peuvent avoir des effets indésirables et dangereux ; ils peuvent induire une accoutumance, voire une dépendance.
– N'hésitez pas à recourir à une aide psychothérapeutique, si vos troubles sont liés à des problèmes personnels.

Le traitement des troubles du sommeil

Les médicaments sédatifs de la famille des antihistaminiques H1 peuvent être utilisés en automédication pour soulager les insomnies. Le traitement doit être de courte durée et réservé aux insomnies occasionnelles chez l'adulte. Lors des premières prises, assurez-vous qu'ils n'induisent pas chez vous une baisse de la vigilance au cours de la journée du lendemain : elle pourrait gêner certaines activités comme la conduite automobile ou l'utilisation de machines.
En cas de troubles mineurs du sommeil, on peut essayer certains médicaments à visée sédative à base de brome, disponibles sans ordonnance, des préparations à base de plantes, d'oligoéléments ou homéopathiques.

Remèdes de grand-mère

La tradition populaire propose plusieurs solutions pour lutter contre les troubles du sommeil :
– Boire un verre de lait chaud ou une tisane calmante (fleur d'oranger, par exemple) avant le coucher.
– Prévenir l'insomnie en plongeant les avant-bras dans l'eau froide, puis en les massant vigoureusement pour les réchauffer.

Les fiches détaillées des médicaments ci-dessous sont consultables sur : www.automedication.fr

Antihistaminiques H1

- DONORMYL 15 mg comprimé sécable ou comprimé effervescent sécable
- LIDÈNE 15 mg comprimé sécable
- NOCTYL 15 mg comprimé sécable
- PHÉNERGAN 25 mg comprimé
- SIROP TEYSSEDRE sirop
- THÉRALÈNE 0,05 % sirop

Sédatifs contenant du brome

- CALCIBRONAT 2 g comprimé effervescent
- GALIRÈNE solution buvable
- SÉDATIF TIBER sirop

Phytothérapie

- ANTINERVEUX LESOURD solution buvable
- ARKOGÉLULES AUBÉLINE gélule
- ARKOGÉLULES BALLOTE gélule
- ARKOGÉLULES COQUELICOT gélule
- ARKOGÉLULES ESCHSCHOLTZIA gélule
- ARKOGÉLULES HOUBLON gélule
- ARKOGÉLULES LAVANDE gélule
- ARKOGÉLULES MÉLISSE gélule

- ARKOGÉLULES PASSIFLORE gélule
- ARKOGÉLULES VALÉRIANE gélule
- AUBÉPINE BOIRON gélule
- BIOCARDE solution buvable
- BORIBEL TISANE No 8 SÉDATIVE tisane
- CALMAFIT TISANE SOMMEIL tisane
- CALMIFLORINE tisane
- CALMOTISAN tisane
- CARDIOCALM comprimé
- CIMIPAX gélule
- ÉLUSANES AUBÉPINE gélule
- ÉLUSANES ESCHSCHOLTZIA gélule
- ÉLUSANES NATUDOR gélule
- ÉLUSANES PASSIFLORE gélule
- ÉLUSANES VALÉRIANE gélule
- EUPHYTOSE comprimé
- EXTRAIT AQUEUX DE PASSIFLORE SUPER DIET solution buvable
- LENICALM comprimé
- MÉDIFLOR CALMANTE TROUBLES DU SOMMEIL N° 14 tisane
- NEUROFLORINE comprimé ou solution buvable
- NEUROPAX comprimé
- NOCVALÈNE gélule Adulte
- PANXEOL comprimé
- PASSIFLORE BOIRON gélule
- PASSIFLORINE gélule ou solution buvable
- PASSINÉVRYL comprimé
- PHYTELIA SOMMEIL comprimé
- PLENESIA comprimé
- PROVENÇALE N° 4 gélule
- SANTANE N° 9 tisane
- SÉDALOZIA comprimé
- SÉDOPAL gélule
- SPASMINE comprimé
- SPASMINE suppositoire Enfant
- SYMPANEUROL comprimé
- SYMPATHYL comprimé
- SYMPAVAGOL comprimé ou solution buvable
- TISANE PROVENÇALE N° 4 tisane
- TRANQUITAL comprimé
- VAGOSTABYL comprimé
- VALÉRIANE BOIRON gélule

Homéopathie

- ABBE CHAUPITRE N° 7 solution buvable
- BORIPHARM GRANULES N° 3 granules
- DOLISÉDAL comprimé sublingual
- HOMÉOGÈNE 46 comprimé
- L72 solution buvable
- NOCTIUM sirop
- PASSIFLORA COMPOSÉ BOIRON comprimé ou granules ou solution buvable
- PASSIFLORA GHL solution buvable
- POCONÉOL N° 2 solution buvable
- POCONÉOL N° 43 solution buvable
- POCONÉOL N° 69 solution buvable
- POCONÉOL N° 73 solution buvable
- QUIÉTUDE sirop Enfant
- SÉDATIF PC comprimé ou granules ou suppositoire
- SLIPEOL solution buvable
- SOMNIDORON solution buvable
- ZINCUM CYANIDUM COMPLEXE N° 101 solution buvable

Oligoéléments

- GRANIONS DE LITHIUM solution buvable
- MICROSOL LITHIUM solution buvable
- OLIGO-ESSENTIELS LITHIUM 0,5 mg/ml solution buvable
- OLIGOGRANUL LITHIUM comprimé
- OLIGOSOL ALUMINIUM solution buvable
- OLIGOSOL LITHIUM solution buvable
- OLIGOSTIM ALUMINIUM comprimé sublingual
- OLIGOSTIM LITHIUM comprimé sublingual
- SUBOLIGO LITHIUM comprimé sublingual

Les vertiges

Il faut distinguer les vertiges des étourdissements ou des malaises. Les vertiges sont de véritables troubles de l'équilibre qui peuvent constituer un signe d'urgence. Leur traitement ne relève pas de l'automédication, si ce n'est dans le cas du mal des transports.

Symptômes

Il existe deux types de vertige.

– **Le « vrai » vertige** procure la sensation que tout se met à tourner (murs, plafond). Il est dit « vrai » car il correspond à un dérèglement des organes de l'équilibre. On parle aussi de **vertige rotatoire**, qui peut s'accompagner de nausées, de vomissements, d'une transpiration abondante, de malaises, etc.

– **Le « faux » vertige** provoque une sensation d'instabilité lorsque l'on se trouve en position debout. Il donne à la personne qui en souffre l'impression que son corps se déplace dans l'espace ou, à l'inverse, que l'environnement bouge autour d'elle, ce qui peut gêner la marche. Les causes ne sont généralement pas liées à un dérèglement des organes de l'équilibre.

Causes

Les vertiges sont dus à un trouble de l'équilibre. Pour maintenir l'équilibre du corps, le cerveau a besoin des informations provenant de quatre systèmes :

– les muscles et les articulations contiennent des capteurs de pression qui informent le cerveau sur la position du corps dans l'espace ;

– les yeux précisent la position de la tête ;

– les organes de l'équilibre se trouvent dans l'oreille interne et informent sur les mouvements du corps dans l'espace ;

Comment réagir en cas de vertige ?

15 ou 112

- Si les vertiges surviennent à la suite d'un traumatisme crânien (depuis moins de 48 heures).
- Si votre installation de chauffage au gaz, au charbon ou au mazout est en mauvais état ou n'a pas été vérifiée régulièrement.
- Si vous êtes diabétique et traité par insuline.

- Si les vertiges s'accompagnent de maux de tête, de bourdonnements d'oreille, de troubles de l'audition, de signes de paralysie, de vomissements intenses ou d'un état confusionnel.

- Si les vertiges durent plusieurs heures ou reviennent régulièrement.
- Si les vertiges se produisent depuis que la personne prend un nouveau médicament.

- Si le mal des transports est la cause des vertiges.

– le cervelet (un organe situé derrière le cerveau) intègre toutes ces données et distribue les ordres pour maintenir l'équilibre.

Si l'un de ces quatre centres d'information donne des informations différentes de celles fournies par les autres centres, il en résulte une sensation de vertige. L'organe le plus souvent en cause est l'oreille interne.

Les causes les plus fréquentes des vertiges sont les suivantes.

Le « vrai » vertige :

– une maladie de l'oreille interne – par exemple le syndrome de Menière – ou une inflammation de l'oreille interne provoquant des vertiges brusques et violents et, rarement, des troubles de l'audition ;

– un traumatisme crânien ;

– une tumeur du cervelet ou du nerf auditif ;

– la sclérose en plaques ;

– un trouble de la circulation dans les vaisseaux du cou ;

– une intoxication par certains médicaments.

Le « faux » vertige :

– le mal des transports (voir p. 216) : le vertige, souvent accompagné de nausées et de vomissements, est dû aux informations contradictoires transmises au cerveau par l'oreille interne et les yeux ;

– une chute soudaine de la pression sanguine (hypotension orthostatique), lorsque la personne passe de la position couchée ou assise à la position debout ;

– des troubles circulatoires (par exemple une hypertension ou une hypotension) ou encore des troubles du rythme cardiaque ;

– l'alcool, les drogues ;

– un taux de sucre trop faible ou trop élevé dans le sang ;

– des crises d'anxiété (voir p. 242) ;

– certains problèmes digestifs ;

– une altération de l'oreille interne due au vieillissement.

Dans certains cas, les vertiges peuvent être le signe avant-coureur d'une maladie qui nécessite une prise en charge en urgence : méningite, accident vasculaire cérébral, hémorragie, intoxication au monoxyde d'azote.

Complications éventuelles

En cas de vertige, la personne affectée peut tomber et se faire mal. Des complications plus ou moins graves peuvent survenir, également en relation avec l'origine du problème – une surdité en cas d'inflammation de l'oreille interne, par exemple.

Ce que fait le médecin

En questionnant et en examinant le patient de façon approfondie, il tente de déterminer la cause des vertiges. Les mesures à prendre dépendent du diagnostic posé. Par exemple, s'il s'agit d'hypertension, d'hypotension orthostatique ou d'une maladie cardiaque, le médecin prescrit les médicaments pour traiter ces maladies. Des examens complémentaires peuvent être nécessaires. Le médecin peut également prescrire ou injecter un médicament antivertigineux. Dans certains cas, il pratiquera ou fera pratiquer par un kinésithérapeute entraîné une manœuvre de bascule violente du corps vers le côté, pour rétablir la circulation dans l'oreille interne (manœuvre de Dix Hallpike).

Comment prévenir les vertiges

– Si vous êtes enclin au mal des transports, vous pouvez prendre des médicaments à titre préventif avant de partir (et utiliser toutes les astuces possibles pour éviter qu'il ne se déclenche, voir p. 217).
– En cas d'hypotension orthostatique, lorsque vous passez de la position couchée ou assise à la position debout, effectuez ce mouvement d'une manière douce et progressive.

Ce que vous pouvez faire

– Si vous êtes sujet aux vertiges, ne grimpez pas sur une échelle ou un échafaudage, ne conduisez pas ou n'utilisez aucune machine dangereuse sans avoir pris l'avis de votre médecin.
– Recherchez avec l'aide de votre médecin si votre vertige n'est pas l'effet indésirable d'un médicament.

Le traitement des vertiges

Le traitement des vertiges dépend du diagnostic posé. Bien que certains médicaments antivertigineux soient vendus sans ordonnance, l'automédication n'est pas recommandée en dehors du traitement préventif du mal des transports (voir p. 217). Trimétazidine et *Gingko biloba* étaient utilisés sur prescription dans les sentations vertigineuses accompagnées parfois des troubles vasculaires du cerveau liés au vieillissement.

Les fiches détaillées des médicaments ci-dessous sont consultables sur : www.automedication.fr

Antihistaminique H1

- AGYRAX 25 mg comprimé

Acétyl-leucine

- TANGANIL 50 mg comprimé

Gingko biloba

- TANAKAN 40 mg/ml solution buvable
- TANAKAN 40 mg comprimé
- TRAMISAL 40 mg/ml solution buvable

Trimétazidine

- CENTROPHÈNE 20 mg/ml solution buvable
- CENTROPHÈNE 20 mg comprimé
- TRIMÉTAZIDINE 20 mg/ml solution buvable Génériques
- TRIMÉTAZIDINE 20 mg comprimé Génériques
- VASTAREL 20 mg/ml solution buvable
- VASTAREL 20 mg comprimé
- VASTAREL 35 mg comprimé LM

Homéopathie

- ABBÉ CHAUPITRE N° 6 solution buvable

Le nez, la gorge et les oreilles

Les bourdonnements d'oreille

On appelle « acouphènes » des bourdonnements d'oreille ou des bruits perçus sans raison physique extérieure, qui affectent plus particulièrement les personnes d'un certain âge. L'origine de ces phénomènes reste parfois inconnue. Ils justifient toujours une consultation médicale.

Symptômes

Les acouphènes se manifestent dans l'oreille ou dans la tête de différentes façons : par des bourdonnements, des tintements, des sifflements, des craquements, des bruissements, des grésillements, etc. Selon leur origine, ils peuvent se produire d'un seul côté ou dans les deux oreilles. Les acouphènes peuvent être permanents ou occasionnels. De courte durée, ils s'avèrent généralement parfaitement anodins. Mais s'ils persistent, ils peuvent devenir gênants, voire pénibles, et à la longue provoquer des troubles du sommeil. Ils sont souvent associés à une baisse de l'audition plus ou moins prononcée.

Causes

L'origine la plus fréquente d'un acouphène est une lésion de certaines cellules sensitives dans l'oreille interne. Ces cellules émettent alors des signaux parasites que le cerveau ne peut distinguer de ceux que produisent les sons extérieurs. Dans de nombreux cas, de telles lésions sont le fait d'une ambiance trop bruyante (comme le sifflement permanent ressenti lorsqu'on sort d'un concert ou d'une boîte de nuit dans laquelle le volume sonore était trop important), ou de processus de vieillissement.

Mais divers facteurs peuvent également en être cause : un bouchon de cérumen (voir p. 167), une infection de l'oreille moyenne, une hypertension, une insuffisance circulatoire dans certaines artères du cou ou une affection de l'oreille interne, par exemple. Toute affection ou maladie qui touche l'organe de l'audition est en fait susceptible de provoquer des acouphènes.

Un acouphène peut également se déclarer suite à la prise de certains médicaments. Il peut arriver, toutefois, que la cause de ces bruits parasites reste indéterminée.

Comment réagir en cas d'acouphènes ?

- Si les bruits s'accompagnent d'une baisse de l'audition, de vertiges, de maux de tête ou d'un état confusionnel.

- Si un acouphène se révèle très pénible à supporter.
- Si les acouphènes s'accompagnent d'une surdité brutale, d'une baisse de l'audition, de maux d'oreille.
- Si le phénomène ne s'améliore pas spontanément en quelques jours.

Complications éventuelles

Hormis la gêne et la perturbation psychique qu'ils occasionnent, les acouphènes créent rarement des complications.

Ce que fait le médecin

Il essaie de déterminer la cause de l'acouphène. Si nécessaire, il procède au nettoyage du conduit auditif et prescrit un examen spécialisé de l'audition et de l'équilibre.

Comment les prévenir

Il est difficile de prévenir l'apparition des acouphènes. Toutefois, protégez autant que possible vos oreilles des sons trop violents.
Par exemple, la fréquentation assidue de concerts pop-rock et l'usage fréquent de lecteurs de musique portables à un volume trop élevé peuvent provoquer des troubles auditifs. Les chiffres sont éloquents : 10 % des Français qui souffrent de troubles auditifs ont moins de dix-huit ans et un tiers des adolescents équipés de lecteurs portables reconnaissent écouter leur musique à fort volume. L'exposition répétée à des volumes trop élevés peut contribuer à un vieillissement prématuré des organes de l'audition et entraîner une surdité chez des adultes encore jeunes. Il est donc préférable d'écouter la musique à un volume raisonnable et de fréquenter les concerts équipés de bouchons d'oreilles (qui devront être portés en permanence).

Ce que vous pouvez faire

– Si les acouphènes vous gênent pour vous endormir, essayez de les couvrir par une musique douce, le tic-tac d'une montre portée au poignet ou d'un réveil posé sur la table de nuit.
– Pour des acouphènes passagers, vous pouvez tenter de diminuer la gêne en vous allongeant dans le noir et au calme.
– Si l'acouphène s'accompagne d'une surdité et que celle-ci est appareillable, la pose d'un appareil auditif peut supprimer l'acouphène.
– Le stress accentue souvent l'acouphène et le rend plus perceptible. Des exercices de relaxation sont alors susceptibles de diminuer la gêne.
– Si, dans votre cas, il n'existe aucune possibilité de traiter ces bruits parasites, tentez de les « apprivoiser ». L'échange d'expériences au sein d'un groupe d'entraide peut constituer un bon soutien. Demandez à votre médecin s'il peut vous orienter vers un tel groupe.

Le traitement des bourdonnements d'oreille

Certains traitements à base de trimétazidine ou d'extrait de *Gingko biloba* sont disponibles sans ordonnance. Néanmoins, leur utilisation nécessite un avis médical.

Les fiches détaillées des médicaments ci-dessous sont consultables sur : www.automedication.fr

Trimétazidine

- CENTROPHÈNE 20 mg comprimé ou solution buvable
- TRIMÉTAZIDINE 20 mg comprimé ou solution buvable Génériques
- VASTAREL 20 mg comprimé ou solution buvable
- VASTAREL 35 mg comprimé LM

Ginkgo biloba

- TANAKAN comprimé ou solution buvable
- TRAMISAL solution buvable

Homéopathie

- BROMUM COMPLEXE n° 119 solution buvable

L'enrouement

L'enrouement constitue un ennui banal et peu gênant, sauf si la voix est un outil professionnel, notamment pour les chanteurs, les enseignants ou les journalistes de la radio et de la télévision. Ceux-ci connaissent généralement les précautions à prendre pour éviter ce genre de tracas.

Symptômes

L'enrouement est une altération du timbre de la voix. Celle-ci devient plus basse, rauque et parfois quasi inaudible (extinction). Souvent, l'enrouement s'accompagne d'une toux plus ou moins forte (voir p. 337) ou de maux de gorge (voir p. 266).

Causes

L'enrouement correspond à un trouble des cordes vocales, qui ne vibrent plus normalement. Ce phénomène peut avoir plusieurs origines.

– Une laryngite (inflammation du larynx) à la suite d'un refroidissement. Dans ce cas, l'enrouement peut s'accompagner d'un mal de gorge (voir p. 266), d'une gêne respiratoire ou de fièvre (voir p. 123). Attention, lorsque la voix devient blanche ou éteinte chez un enfant, il s'agit d'une forme sérieuse de laryngite qui nécessite la consultation d'un médecin en urgence.

– Une irritation des cordes vocales à cause d'une atmosphère enfumée ou trop sèche.

– Une fatigue des cordes vocales après avoir parlé, crié ou chanté trop longtemps. Dans ces cas-là, appelés dysphonies fonctionnelles, il faut parfois recourir à une rééducation orthophonique.

– Des nodosités (épaississements des tissus) bénignes sur les cordes vocales en raison d'une sollicitation trop forte (appelées communément nodules des chanteurs).

Comment réagir en cas d'enrouement ?

15 ou 112

- Si l'enrouement s'accompagne d'une forte fièvre, d'une toux violente ou de difficultés respiratoires.
- S'il s'agit d'une voix blanche ou inaudible chez un jeune enfant.

- Si l'enrouement subsiste pendant plusieurs semaines.
- Si l'enrouement s'est produit après une opération dans la région du cou.
- Si l'enrouement s'accompagne de maux d'oreille, d'une déglutition pénible, ou d'un gonflement du cou.
- Si l'enrouement s'accompagne d'une difficulté à prononcer les voyelles.

- Si l'enrouement est dû à une cause normale bien identifiée (fatigue des cordes vocales, lieux enfumés, suites d'un rhume,etc.).

– Des causes psychiques telles que la nervosité, le trac ou une timidité excessive.
– Une paralysie des nerfs qui actionnent les différents muscles du larynx, après une opération de la thyroïde par exemple. La voix produit alors un double son (diphonie).

Complications éventuelles

S'il s'agit d'un simple refroidissement, l'enrouement provoque généralement peu de complications. Toutefois les cordes vocales, en l'absence de précautions ou de ménagements, peuvent subir des lésions qui retardent la guérison et modifient la voix. Un simple enrouement peut aboutir à une extinction de voix, plus gênante encore et – s'il n'est pas traité – à une lésion durable des cordes vocales.

Ce que fait le médecin

Il pratique une exploration visuelle des cordes vocales (laryngoscopie) ou demande le concours d'un spécialiste ORL. Le traitement passe par celui de l'origine des troubles. Lorsque les cordes vocales sont le siège d'une inflammation importante, le médecin peut prescrire des médicaments anti-inflammatoires pour les aider à retrouver un fonctionnement normal.

Comment prévenir l'enrouement

Prenez les mesures de prévention qui permettent d'éviter un refroidissement (voir p. 335).
– Évitez si possible les locaux enfumés ou surchauffés.
– Cessez de fumer.

Remèdes de grand-mère

La tradition populaire recommande des gargarismes et des inhalations à l'aide de tisane de sauge ou de camomille, ou encore de mâcher de la propolis. Le miel reste un remède classique contre l'enrouement, tel quel ou dissous dans une tisane.

Ce que vous pouvez faire

– Si vous êtes enroué après avoir parlé longtemps ou à voix forte, votre technique d'élocution est sans doute en cause. Certains métiers (enseignant, formateur ou chanteur, par exemple) nécessitent l'apprentissage de nouvelles méthodes basées sur la respiration, chez un phoniatre, un orthophoniste, dans un cours de diction ou auprès d'un professeur de chant.
– Humidifiez l'atmosphère de votre domicile ou de votre lieu de travail (par exemple avec un linge mouillé posé sur un radiateur).
– Buvez beaucoup : l'eau aidera vos cordes vocales à rester humides.
– La principale précaution à prendre lorsqu'on est enroué consiste à ménager ses cordes vocales. Mais attention, parler à voix basse en chuchotant de manière forcée les sollicite plus fortement que parler normalement !

Le traitement de l'enrouement

En cas d'irritation ou de mal de gorge associé à l'enrouement, reportez-vous au traitement du mal de gorge, p. 267.

L'angine et les maux de gorge de l'adulte

La plupart du temps, le mal de gorge est dû à une infection telle qu'une angine. Les symptômes peuvent être si douloureux qu'ils obligent parfois à ne manger que des aliments liquides. Lorsqu'il est sévère ou accompagné d'autres symptômes, le mal de gorge justifie une consultation médicale.

Symptômes

Des irritations et parfois des brûlures peuvent se faire ressentir dans la gorge, au point même d'affecter la capacité de déglutition. Le patient a des difficultés à avaler, particulièrement des aliments solides. Ces douleurs s'accompagnent souvent d'autres symptômes typiques du refroidissement : fièvre, nez qui coule, toux, enrouement. On peut observer un gonflement des ganglions lymphatiques du cou, une haleine désagréable ou des difficultés respiratoires.

Toutefois, il est important de savoir que si tous les maux de gorge ne sont pas des angines, certaines angines peu douloureuses peuvent faire encourir des risques.

Causes

Ces maux de gorge ont diverses origines possibles :

– Une inflammation des amygdales qui prennent une couleur rouge (angine rouge) ou se recouvrent d'un dépôt blanc (angine blanche).

– Une irritation de la gorge imputable à un air trop sec, à des poussières ou à de la fumée de tabac.

– Un mal de gorge après que l'on a trop parlé ou crié.

– Une inflammation due au passage d'un objet inhabituel (arête de poisson, par exemple).

– Une irritation due à un reflux gastro-œsophagien (voir p. 193).

– Un refroidissement accompagné d'un nez qui coule et de quintes de toux (trachéite ou rhinopharyngite).

Comment réagir en cas de maux de gorge ?

➡ Lorsque le mal de gorge est difficilement supportable ou s'accompagne d'autres symptômes (fièvre, maux de tête, difficultés à respirer, vomissements, etc.).

➡ Si ces maux ne s'améliorent pas au-delà de 48 heures d'automédication.

➡ Si les maux de gorge sont peu intenses, avec une température inférieure à 38 °C et sans autres signes.

– Une inflammation du larynx (laryngite) accompagnée d'un enrouement, d'une toux sèche et de fièvre.
– D'autres infections plus rares : mononucléose, rougeole ou diphtérie, par exemple.

Complications éventuelles

C'est la cause du mal de gorge qui détermine les complications possibles. Il peut arriver qu'un mal de gorge dû à un refroidissement ou à une angine évolue respectivement en sinusite ou en abcès lorsqu'il n'a pas été traité. Les angines d'origine bactérienne peuvent provoquer des complications tardives.

Ce que fait le médecin

Il procède à un examen du fond de la gorge pour déterminer la cause de l'affection. Si les amygdales sont enflammées, il peut également procéder à un frottis de leur surface (test de diagnostic rapide de l'angine à streptocoques) pour déterminer quels germes sont en cause et proposer ainsi le traitement le plus adapté. Le traitement médicamenteux dépend de la cause. Ainsi, le médecin peut prescrire des médicaments pour soulager la douleur ainsi que des comprimés à sucer ou des gargarismes et, dans le cas d'une infection bactérienne avérée, un traitement antibiotique.

Comment prévenir les maux de gorge

– Prenez les mesures de prévention réputées prévenir les refroidissements (voir p. 335).
– Évitez si possible les locaux enfumés ou surchauffés.

Remèdes de grand-mère

La tradition populaire préconise les gargarismes et les inhalations de tisane de sauge ou de camomille pour calmer les maux de gorge. Les gargarismes avec de l'eau préalablement bouillie additionnée d'une cuillerée à soupe de gros sel ont également la réputation d'agir sur les maux de gorge.

– Faites votre possible pour cesser de fumer, si cette nécessité s'applique à votre cas.

Ce que vous pouvez faire

– Buvez beaucoup. Les tisanes sucrées avec du miel peuvent se révéler utiles pour calmer les maux de gorge.
– En cas de fortes douleurs en avalant, prenez des aliments liquides, en bouillie ou en purée tels que des soupes, de la semoule, des compotes, etc.
– Évitez les aliments acides (agrumes, tomates, vinaigre, par exemple) et trop salés (chips ou biscuits pour l'apéritif, etc.).
– Sucez des bonbons au miel ou mâchez du chewing-gum. La salive contient en effet beaucoup d'anticorps qui aident à combattre l'infection.
– Si le mal de gorge est intense, la prise d'un antalgique (voir p. 118) pendant un temps limité peut calmer la douleur.

Le traitement des maux de gorge

Chez l'adulte, les traitements locaux des maux de gorge peu intenses et sans fièvre sont nombreux. Ils se présentent sous forme de collutoires, pastilles ou comprimés à sucer. Ils contiennent généralement des antibactériens ou des anesthésiques locaux qui ont une action antalgique. Mais ils n'agissent que superficiellement.

Attention, les anesthésiques locaux sont susceptibles de perturber la déglutition et de provoquer ainsi des « fausses-routes » (passage d'aliments dans les voies respiratoires).

Des suppositoires contenant du bismuth et des médicaments contenant des enzymes à visée anti-inflammatoire sont également indiqués dans les affections de la gorge.

Pour le traitement des maux de gorge chez l'enfant, reportez-vous à la p. 133.

Les fiches détaillées des médicaments ci-dessous sont consultables sur : www.automedication.fr

Antibactériens seuls

- COLLU-HEXTRIL 0,2 % collutoire
- COLLUNOVAR solution pour pulvérisation buccale
- HEXASPRAY collutoire
- HUMEX MAL DE GORGE 20 mg pastille (menthe ou orange)
- HUMEX MAL DE GORGE sans sucre 20 mg pastille (menthe ou fruits rouges)
- SAGADREPS MENTHE 20 mg pastille
- SAGADREPS ORANGE 20 mg pastille
- SAGASPRAY 2,5 % solution pour pulvérisation buccale
- SOLUTRICINE MAUX DE GORGE BICLOTYMOL 20 mg pastille (menthe ou orange)

Antibactériens associés

- BLACKOÏDS DU DOCTEUR MEUR pastille
- GLOSSITHIASE comprimé sublingual
- HEXALYSE comprimé à sucer
- LYSO-6 comprimé sublingual
- LYSOPAÏNE comprimé à sucer
- PASTILLES MONLÉON pâte à sucer
- PASTISÉROL pâte à sucer
- PÂTE SUISSE pâte à sucer
- PULMOLL AU MENTHOL ET À L'EUCALYPTUS pastille
- STREPSILS pastille
- STREPSILS CITRON sans sucre pastille
- STREPSILS FRAISE sans sucre pastille
- STREPSILS MIEL-CITRON pastille
- STREPSILS ORANGE VITAMINE C pastille
- VALDA pâte à sucer
- VALDA sans sucre pastille
- VICKS MENTHOL EUCALYPTUS pastille

Antibactériens associés à un anesthésique local

- ANGI-SPRAY collutoire
- APHTORAL comprimé à sucer
- CANTALÈNE comprimé à sucer
- CODOTUSSYL MAUX DE GORGE pâte à sucer
- CODOTUSSYL MAUX DE GORGE SANS SUCRE pastille
- COLLU-BLACHE collutoire
- COLLUDOL solution pour pulvérisation buccale
- DRILL CITRON MENTHE pastille
- DRILL MAUX DE GORGE collutoire
- DRILL MIEL ROSAT pastille
- DRILL pastille
- DRILL sans sucre pastille
- ELUDRIL collutoire
- ERGIX MAL DE GORGE collutoire
- GIVALEX collutoire
- HUMEX FOURNIER collutoire
- LYSOCALMSPRAY solution pour pulvérisation buccale
- OROMÉDINE MAUX DE GORGE solution pour pulvérisation buccale
- PULMOLL pastille

- SOLUTRICINE MAUX DE GORGE solution pour pulvérisation buccale
- STREPSILSPRAY LIDOCAÏNE collutoire
- STREPSILS LIDOCAÏNE pastille

Anesthésique local seul

- SOLUTRICINE MAUX DE GORGE TÉTRACAÏNE comprimé à sucer

Anesthésique local + autres substances

- VOCADYS pâte à sucer

Phytothérapie

- ACTIVOX SANS SUCRE MENTHE EUCALYPTUS pastille
- ACTIVOX SANS SUCRE MIEL CITRON pastille
- ACTIVOX solution pour pulvérisation buccale
- CANTADRILL 15 mg pastille
- COLLUVOXYL solution pour pulvérisation buccale
- EUPHON pastille
- EUPHON MENTHOL pastille
- EUPHON SANS SUCRE pastille
- LOCABIOTAL 0,25 % solution pour pulvérisation buccale et nasale
- PRIMADRILL solution pour pulvérisation buccale
- VOXYL 15 mg pastille

Bismuth par voie rectale

- BIQUINOL suppositoire Adulte
- PHOLCONES BISMUTH suppositoire Adulte

Enzymes à visée anti-inflammatoire

- MAXILASE comprimé ou sirop
- MÉGAMYLASE comprimé ou sirop
- RIBAMYLASE comprimé ou sirop

Homéopathie

- ARUM TRIPHYLLUM COMPOS BOIRON comprimé ou granules ou solution buvable
- ARUM TRIPHYLLUM DOLISOS solution buvable
- MERCURIUS CYANATUS N° 4 solution buvable
- MERCURIUS SOLUBILIS N° 39 comprimé
- PHYTOGARGARISME bain de bouche
- POCONÉOL N° 25 solution buvable

Les maux d'oreille de l'adulte

Les douleurs dans les oreilles ont souvent pour origine une otite, c'est-à-dire une inflammation ou une infection de l'oreille. Comme chez les enfants, les maux d'oreille de l'adulte justifient toujours une consultation médicale pour en déterminer la cause et le traitement adapté.

Symptômes

Des douleurs vives, lancinantes et fréquemment accompagnées d'un bourdonnement d'oreille, signalent en général une otite, c'est-à-dire soit une infection du conduit auditif externe (otite externe, voir schéma p. 166) soit de l'oreille moyenne (otite moyenne). Ces douleurs peuvent être associées à de la fièvre, à une diminution de l'ouïe et parfois à des maux de tête. Lorsque la douleur se situe dans la partie extérieure de l'oreille (otite externe), le pavillon et la peau environnante sont douloureux.

Causes

Diverses affections sont susceptibles de créer des **otites externes** :

– Un bouchon de cérumen (voir p. 167).

– Une infection du conduit auditif externe, due par exemple à un furoncle ou à la surinfection d'un eczéma du

Comment réagir en cas de maux d'oreille ?

- Si les maux d'oreille s'accompagnent d'une forte fièvre, d'un état confusionnel, de tremblements ou de convulsions (15 ou 112).

- Si les maux d'oreille s'accompagnent d'une diminution de la capacité auditive et de vertiges.
- Si du liquide (du sang ou du pus, par exemple) s'écoule de l'oreille.
- Si les douleurs se révèlent très intenses, ou insupportables.
- Si la personne souffre déjà d'une lésion à l'oreille (par exemple un tympan perforé).

- Si les maux persistent après un voyage en avion ou une séance de plongée.
- Si des maux d'oreille se produisent chez une personne âgée.
- Si les douleurs se répètent fréquemment.
- Si les douleurs ne s'atténuent pas au-delà de 48 heures d'automédication.

- Si les maux d'oreille s'accompagnent des signes d'un refroidissement ou d'une rhinite, sans fièvre.
- Si le médecin vous a prescrit précédemment un traitement pour remédier à la cause des douleurs à l'oreille.

conduit auditif, à la suite de baignades en eau non traitée (lac, piscine de jardin, etc.).
Les **otites moyennes** ont également diverses origines :
– Une différence de pression au niveau du tympan lors d'un voyage en avion, d'un passage en train sous un tunnel ou de séances de plongée, par exemple. On parle d'otite barotraumatique.
– Une infection, succédant généralement à une infection des fosses nasales, ces dernières communiquant avec l'oreille interne par la trompe d'Eustache. Les germes infectieux pénètrent dans l'oreille moyenne, congestionnent la muqueuse et provoquent une accumulation de liquide. Le tympan subit alors une pression à l'origine de la douleur.
– D'autres inflammations ou affections dans la région de la tête et du cou.
– Une lésion de l'oreille, notamment du tympan, suite à choc violent.

Complications éventuelles

Selon leur cause, les maux d'oreille peuvent entraîner de sérieuses complications, depuis la méningite jusqu'à la surdité complète. C'est pourquoi, en cas de douleur inexpliquée et persistante à l'oreille, il est recommandé de consulter un médecin.

Ce que fait le médecin

Il examine l'oreille et apprécie la capacité auditive de son patient. D'autres examens peuvent se révéler nécessaires (une radiographie ou un audiogramme, par exemple). Le médecin prend ensuite les mesures qui permettent de traiter l'origine des douleurs ; il prescrit par exemple un antibiotique contre une infection ou nettoie l'oreille s'il s'agit d'un bouchon de cérumen.

Comment prévenir les maux d'oreille

Afin de prévenir une lésion du tympan et du conduit auditif externe, il est formellement déconseillé de nettoyer ce dernier avec des bâtonnets ouatés ou des objets pointus.
– Si vous souffrez d'un rhume, mouchez-vous bien une narine à la fois, et lavez vos fosses nasales avec du sérum physiologique pour éviter la pénétration de germes dans la trompe d'Eustache et l'oreille.
– Pour éviter les maux d'oreille durant la phase de descente d'un avion, mâchez du chewing-gum ou bâillez fréquemment. La méthode de Valsalva est très efficace : elle consiste à fermer la bouche, à pincer son nez et à essayer d'expirer en forçant doucement. Cela permet de déboucher les oreilles. On peut également avaler sa salive en se bouchant le nez.

Ce que vous pouvez faire

– Essayez de calmer les douleurs de l'oreille avec de la chaleur, en se plaçant un bonnet ou une bouillotte sur l'oreille, par exemple.
– Des gouttes auriculaires peuvent soulager les douleurs (voir page suivante). Toutefois, abstenez-vous-en si l'origine des douleurs est inconnue (elles pourraient être liées à un tympan perforé).

Le traitement des douleurs d'oreille

En cas de douleur violente, la prise d'un antalgique (voir p. 118) vous soulagera en attendant la consultation de votre médecin.

Les solutions auriculaires contenant un anesthésique local ou un vasoconstricteur permettent également de soulager la douleur dans certains cas. Un avis médical est toujours nécessaire avant leur utilisation afin de s'assurer que le tympan n'est pas perforé.

Pour le traitement des maux d'oreille chez l'enfant, reportez-vous à la p. 167.

Les fiches détaillées des médicaments ci-dessous sont consultables sur : www.automedication.fr

Solutions auriculaires avec anesthésique local

- AURIGOUTTE solution auriculaire
- OTIPAX solution pour instillation auriculaire
- OTOMIDE solution pour instillation auriculaire
- OTORALGYL À LA PHÉNYLÉPHRINE solution pour pulvérisation auriculaire
- OTYLOL solution pour instillation auriculaire

Solution auriculaire avec vasoconstricteur

- OSMOTOL solution pour instillation auriculaire

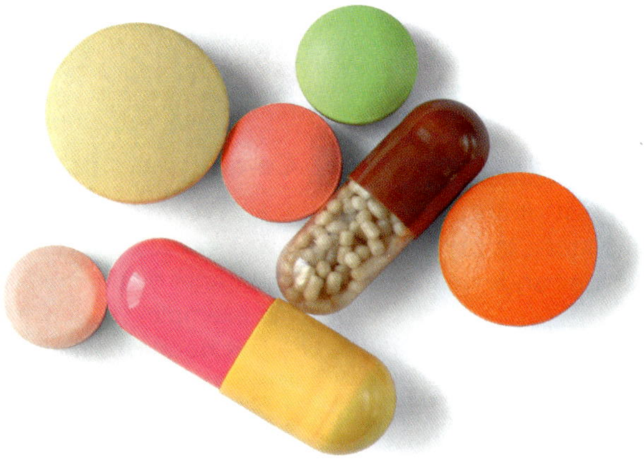

Le rhume, ou rhinite

Pendant les mois d'hiver, les trois quarts de la population souffrent de cette affection bénigne due à un virus. Sauf en cas de surinfection, elle guérit spontanément en une semaine. Le rhume d'origine virale ne doit pas être confondu avec le rhume des foins d'origine allergique (voir p. 277).

Symptômes

Le nez qui coule et qui se bouche, ainsi que les éternuements, constituent les symptômes les plus désagréables et les plus fréquents d'un rhume. Le liquide qui s'écoule est d'abord limpide ; il devient souvent plus épais et purulent au bout de quelques jours. À ce moment-là, le nez se bouche facilement. D'autres symptômes se manifestent fréquemment, un chatouillement ou même une sensation de brûlure dans le nez, une perte de l'odorat et du goût plus ou moins prononcée, voire de la fièvre.

Causes

Les fosses nasales et les sinus sont revêtus d'une muqueuse qui sécrète continuellement un liquide. Ce liquide humidifie l'air inspiré, piège les poussières et contribue à lutter contre les agents infectieux. Lorsque cette muqueuse est irritée, elle gonfle et sa sécrétion augmente, de sorte que le nez coule. C'est le rhume (rhinite ou coryza). Les virus qui en sont responsables se transmettent d'une personne à l'autre, le plus souvent par les mains ou des objets contaminés. Après la contamination, le rhume se déclenche plus facilement en fonction de divers facteurs tels que des défenses immunitaires affaiblies (période de stress ou de fatigue) ou des conditions environnementales (froid, humidité, fumée de tabac).

Complications éventuelles

Le simple rhume évolue en général vers la guérison sans complication. Lorsque la muqueuse est fortement enflammée ou les défenses naturelles amoindries,

Comment réagir en cas de rhume ?

- Si le rhume est associé à une forte fièvre, à des douleurs d'oreille, à de violents maux de tête ou à des problèmes respiratoires.

- Si les sécrétions nasales présentent du sang de manière régulière.
- Si le rhume ne cède pas après une dizaine de jours.
- Si le rhume occasionne une gêne très sérieuse.

- Si les symptômes sont caractéristiques d'un simple rhume, sans complication.

d'autres inflammations peuvent se produire dans les voies respiratoires supérieures, les sinus ou l'oreille moyenne. Des infections peuvent alors s'installer et provoquer diverses maladies, comme une sinusite ou une otite (voir p. 270).

Ce que fait le médecin

Il confirme l'origine des symptômes et peut prescrire un médicament qui les atténue.

Comment prévenir le rhume

– Habillez-vous chaudement pendant la saison froide.
– Aérez régulièrement les chambres (même en hiver) et humidifiez l'air ambiant si nécessaire. Cela peut améliorer la résistance de la muqueuse nasale.
– Faites de l'exercice, la pratique sportive est un élément important pour garder une bonne forme physique.
– Certaines personnes prennent de la vitamine C (jus de fruits, oranges, citrons, kiwis, préparations vitaminées) qui renforcerait les défenses naturelles. Les preuves scientifiques manquent pour confirmer cette hypothèse.

Ce que vous pouvez faire

On prétend qu'un rhume « dure sept jours sans traitement, une semaine avec traitement ». À vrai dire, il n'existe ni vaccin ni médicament contre les très nombreux virus du rhume. Toutefois, certaines mesures peuvent atténuer les symptômes désagréables :
– buvez beaucoup (au moins 1,5 à 2 litres par jour) ;
– dormez suffisamment ;
– humidifiez votre muqueuse nasale avec du sérum physiologique si elle est desséchée ;
– prenez un antipyrétique antalgique pour combattre la fièvre et les maux de tête.

Le traitement du rhume

Dans bien des cas, la prise d'un antalgique peut se révéler suffisante. Sinon, il existe de nombreux médicaments en vente libre agissant sur les symptômes. Certains contiennent :
– un **antipyrétique antalgique** (voir liste p. 124) qui fait baisser la fièvre et soulage les maux de tête associés au rhume ;
– un **antihistaminique H1** qui a un effet asséchant sur la sécrétion du mucus ;
– un **vasoconstricteur** qui a un effet décongestionnant, donnant ainsi la sensation de respirer plus librement.
L'usage de ces médicaments nécessite certaines précautions liées aux effets des diverses substances qu'ils contiennent. Ainsi, les médicaments contenant un antihistaminique peuvent entraîner une somnolence, parfois intense chez certaines personnes. Ceux qui contiennent un vasoconstricteur ne doivent pas être utilisés sans avis médical chez les personnes ayant un glaucome à angle fermé ou souffrant d'un adénome de la prostate. Ils peuvent augmenter la fréquence cardiaque (tachycardie) et provoquer des palpitations. Si ces effets indésirables deviennent trop marqués, le traitement doit être interrompu.
Les traitements locaux permettent également de dégager le nez : **sérum physiologique, solution nasale antibactérienne, inhalations.** L'intérêt de la

présence de substances antibactériennes dans ces produits n'est pas prouvé.

Des médicaments à base de **soufre** se présentent comme ayant une action protectrice sur la muqueuse nasale.

Enfin, des oligoéléments (manganèse-cuivre et soufre) sont parfois utilisés comme modificateurs de terrain au cours des états infectieux de la sphère ORL.

Pour le traitement du rhume chez l'enfant, reportez-vous à la p. 184.

Les fiches détaillées des médicaments ci-dessous sont consultables sur : www.automedication.fr

Antihistaminiques + antipyrétiques

- ALGOTROPYL suppositoire
- FERVEX granulé pour solution buvable
- FERVEX SANS SUCRE granulé pour solution buvable
- RHINOFÉBRAL gélule
- RHINOFÉBRAL VERVEINE MIEL CITRON poudre pour solution buvable

Antihistaminique + vasoconstricteur

- HEXAPNEUMINE comprimé

Vasoconstricteurs seuls

- EFRYL RHUME granulés pour solution buvable
- SUDAFED 60 mg comprimé
- SUDAFED sirop

Vasoconstricteurs + antipyrétiques

- ANADVIL RHUME comprimé
- CÉQUINYL comprimé
- DOLI RHUME comprimé
- NUROFEN RHUME comprimé
- RHINADVIL comprimé
- RHINUREFLEX comprimé
- RHUMAGRIP comprimé

Vasoconstricteurs + antihistaminiques + antipyrétiques

- ACTIFED JOUR ET NUIT comprimé
- ACTIFED RHUME comprimé
- DOLIRHUMEPRO comprimé
- HUMEX RHUME comprimé + gélule

Solutions nasales antibactériennes

- BIOCIDAN solution pour pulvérisation nasale
- DESOMÉDINE 0,1 % solution pour pulvérisation nasale
- EUVANOL solution nasale
- HUMEX FOURNIER 0,04 % solution pour pulvérisation nasale
- LOCABIOTAL 0,25 % S solution pour pulvérisation buccale et nasale
- MUCORHINE solution nasale
- NÉCYRANE solution nasale
- NOSTRIL solution pour pulvérisation nasale
- PRORHINEL solution nasale
- RHINÉDRINE solution pour pulvérisation nasale
- RHINOTROPHYL solution pour pulvérisation nasale
- SOUFRANE 2 % solution pour pulvérisation nasale
- STILLARGOL 2 % solution pour instillation nasale

Inhalations par fumigation

- AROMASOL solution pour inhalation
- BALSOFUMINE MENTHOLÉE 1 % et 4 % solution pour inhalation
- BALSOFUMINE SIMPLE solution pour inhalation
- BALSOLÈNE solution pour inhalation
- CALYPTOL INHALANT émulsion pour inhalation
- ESSENCE ALGÉRIENNE solution pour inhalation
- GOMENOL liquide pour inhalation
- HUMEX FOURNIER tampon imprégné pour inhalation
- MÉDIFLOR N° 16 RHUME solution pour inhalation

- MYRTINE INHALANTE solution pour inhalation
- PÉRUBORE INHALATION comprimé pour inhalation
- SULFURYL INHALANT comprimé effervescent pour inhalation
- VICKS INHALER tampon imprégné pour inhalation

Médicaments à base de soufre

- ACTISOUFRE 4 mg/50 mg suspension buvable et nasale
- ACTISOUFRE suspension pour pulvérisation buvable et nasale
- DESINTEX comprimé
- DESINTEX INANTILE granulé
- DESINTEX solution buvable
- NOTRINO gélule Adulte
- SOLACY gélule Adulte
- SULFURYL MONAL 200 mg comprimé à croquer

Oligoéléments

- BIO-CUIVRE MANGANÈSE capsule
- GRANIONS DE SOUFRE solution buvable
- MICROSOL MANGANÈSE-CUIVRE solution buvable
- OLIGOGRANUL MANGANÈSE-CUIVRE comprimé
- OLIGOGRANUL SOUFRE comprimé
- OLIGOSOL MANGANÈSE-CUIVRE solution buvable
- OLIGOSOL SOUFRE solution buvable
- OLIGOSTIM MANGANÈSE-CUIVRE comprimé sublingual
- OLIGOSTIM SOUFRE comprimé sublingual
- SUBOLIGO MANGANÈSE-CUIVRE comprimé sublingual

Homéopathie

- ABBÉ CHAUPITRE N° 1 solution buvable
- ABBÉ CHAUPITRE N° 10 solution buvable
- ABBÉ CHAUPITRE N° 91 solution buvable
- ALLIUM CEPA COMPOSÉ BOIRON comprimé ou granules ou solution buvable
- ALLIUM CEPA COMPOSÉ DOLISOS solution buvable
- BORIPHARM N° 10 granules
- CORYZALIA comprimé
- HOMÉODOSE 8 solution buvable
- HOMÉOGÈNE 9 comprimé
- PULVIPLASMINE solution nasale

Le rhume des foins, ou rhinite allergique

Le rhume des foins provoque des symptômes quasiment identiques à ceux du rhume classique. Il est très handicapant à certaines périodes de l'année, voire toute l'année s'il s'agit d'une rhinite allergique dite perannuelle. Certains médicaments destinés à soulager les symptômes sont disponibles sans ordonnance.

Symptômes

La rhinite allergique s'annonce par des picotements dans le nez, de fréquents éternuements et un écoulement nasal clair. Ces troubles s'accompagnent souvent d'une conjonctivite : les yeux gonflent, rougissent et larmoient (voir p. 344). Parfois, des maux de tête accompagnés de fatigue accentuent la sensation de malaise. Tous les symptômes du rhume – sauf la fièvre – (voir p. 273) peuvent également se manifester. Dans les cas plus graves, une toux, de légères difficultés respiratoires, voire une crise d'asthme peuvent se manifester.

Causes

Il arrive que le système immunitaire chargé de lutter, entre autres, contre les micro-organismes, considère une substance habituellement anodine comme un corps étranger à éliminer. Lorsque la substance allergisante (par exemple des grains de pollen) entre en contact avec des cellules des muqueuses, certaines cellules voisines libèrent dans le sang de l'histamine, un composé qui provoque les manifestations de l'allergie.
Les pollens peuvent se révéler très allergisants et sont aéroportés, c'est-à-dire qu'ils flottent dans l'air et sont transportés à distance ; d'où la quasi-impossibilité de les éviter. Ils constituent une

Comment réagir en cas de rhinite allergique ?

- Si la langue gonfle.
- S'il y a une gêne respiratoire associée.

- Si un rhume dure plus de dix jours et fait penser à une rhinite allergique (éternuements et larmoiements qui durent plusieurs jours, par exemple).
- Si les symptômes se manifestent en permanence au cours de l'année.
- Si les sécrétions nasales présentent du sang de manière répétée.
- Si des boutons ou des plaques rouges apparaissent avec des démangeaisons.
- Si la personne atteinte souffre d'asthme.

- Si la rhinite allergique a déjà été diagnostiquée et a déjà fait l'objet d'une prescription.

cause fréquente de rhume des foins dont les symptômes apparaissent principalement lors de la floraison : de février à avril pour les pollens d'arbres, de mai à juillet pour ceux des graminées et d'août à octobre pour les herbacées (herbes des fossés, fleurs, etc.).
Cependant, d'autres substances peuvent provoquer des rhinites allergiques, tels les acariens et leurs déchets, les poils d'animaux, ou certaines substances chimiques. L'allergie peut alors se manifester toute l'année, elle est dite perannuelle.

L'allergie aux animaux

En cas d'allergie aux animaux, les symptômes habituels de la rhinite allergique peuvent s'accompagner d'urticaire avec rougeurs et démangeaisons.

Les responsables de l'allergie ne sont pas directement les poils de l'animal. Ce sont les particules de peau, de salive ou d'urine séchée déposées sur les poils.
Les animaux principalement responsables d'allergie sont les chats, les rongeurs (cobaye, hamster, rat, souris) et les lapins. Mais on rencontre également des allergies aux chiens, aux chevaux ou à d'autres animaux domestiques.

Si l'allergie est provoquée par un animal qui vous appartient, il faudra probablement vous en séparer car l'allergie peut s'aggraver jusqu'à provoquer de l'asthme, en particulier lorsqu'il s'agit d'un chat.

Le nombre de personnes allergiques est en augmentation constante en France. Les allergies ont souvent une origine familiale mais d'autres facteurs peuvent favoriser son apparition : alimentation et conditions de vie pendant la petite enfance, pollution, usage professionnel de matières allergisantes, etc.

Complications éventuelles

Les complications de la rhinite allergique sont identiques à celles du rhume (voir p. 273)

Ce que fait le médecin

Après un entretien et un examen approfondis, le médecin cherche, dans les cas sévères, à déterminer quelle substance allergisante peut-être à l'origine de la réaction : il oriente son patient vers un médecin allergologue qui réalise une série de tests.
Lorsque la cause de l'allergie est identifiée, le médecin prescrit des mesures pour éviter les contacts, ce sont les mesures d'éviction. Par exemple lors d'allergie aux acariens, il prescrit des mesures d'hygiène pour diminuer la concentration d'acariens au domicile du patient : housses anti-acariens, élimination des moquettes et des rideaux dans la chambre à coucher, etc.
Lorsqu'il est impossible d'éviter la substance allergisante, notamment dans le cas des acariens ou des pollens, le médecin allergologue peut procéder à une désensibilisation (ou hyposensibilisation), plus ou moins efficace selon la substance à l'origine de l'allergie.
Dans les autres cas, des médicaments sont prescrits pour soulager les symptômes.

Comment prévenir le rhume des foins

Le plus sûr moyen de prévenir le rhume des foins serait d'éviter tout contact avec le pollen. Mais ceci n'est guère réalisable en pratique. Pendant les périodes de production du pollen :
– promenez-vous ou faites du sport pendant, ou juste après la pluie, lorsque l'air contient beaucoup moins de pollen ;
– évitez les balades dans la campagne durant la floraison ;
– portez des lunettes de soleil à l'extérieur pour limiter le contact des pollens avec vos yeux ;
– aérez votre habitation brièvement et en l'absence de vent ;
– dormez en gardant la fenêtre fermée pour éviter l'apport d'air extérieur, surtout à l'aube, vers quatre à cinq heures du matin ;
– essayez de planifiez le calendrier et le lieu de vos vacances, de manière à éviter les périodes de floraison.

L'histamine et les médicaments antihistaminiques

L'histamine a de nombreuses propriétés. Elle intervient dans la sécrétion gastrique, la régulation de la vigilance et joue un rôle majeur dans le déclenchement des réactions allergiques. On la trouve dans tous les tissus de l'organisme, mais plus particulièrement dans les poumons, le foie et la peau.
Il existe deux sortes de médicaments antihistaminiques :
– d'une part les antihistaminiques de type H1 qui sont anti-allergiques ;
– d'autre part les antihistaminiques de type H2 qui diminuent la sécrétion du suc gastrique et sont utilisés pour traiter le reflux gastro-œsophagien (voir p. 193). Ils sont sans action sur les allergies.

Le traitement de la rhinite allergique

Le traitement de l'allergie consiste d'abord à éviter le contact avec les substances allergisantes, lorsque cela est possible.
Les médicaments sans ordonnance utilisés pour traiter les rhinites allergiques sont les antihistaminiques H1 (voir encadré). Les antihistaminiques les plus anciens ont un effet sédatif qui peut induire une somnolence parfois intense, chez certaines personnes. Vous devez en tenir compte, notamment en cas de conduite automobile ou d'utilisation de machines. De plus, ces médicaments sont à éviter, sans avis médical, chez les patients souffrant d'un glaucome à angle fermé ou présentant une hypertrophie de la prostate.
Des antihistaminiques plus récents contenant de la cétirizine sont aussi disponibles sans ordonnance. Ils sont en général beaucoup moins sédatifs aux doses préconisées. Leur utilisation en automédication est toutefois réservée à l'adulte et à l'enfant de plus de douze ans. Ils ne doivent pas être utilisés plus de sept jours sans avis médical.
Les solutions nasales contenant un corticoïde sont efficaces en cas de rhinite allergique, mais présentent un risque de fragilisation de la muqueuse nasale en cas de traitement prolongé. La suspension nasale à base de corticoïde (béclo-

métasone), disponible sans ordonnance, ne doit toutefois être utilisée qu'en cas de réapparition de symptômes déjà diagnostiqués par un médecin.
Les oligoéléments à base de manganèse sont parfois utilisés comme modificateurs de terrain dans le cadre du traitement des allergies.

Les fiches détaillées des médicaments ci-dessous sont consultables sur : www.automedication.fr

Antihistaminiques H1 peu sédatifs : cétirizine

- ALAIRGIX 10 mg comprimé à sucer
- CÉTIRIZINE 10 mg comprimé sécable
  Génériques
- HUMEX RHINITE ALLERGIQUE comprimé sécable
- RÉACTINE 10 mg comprimé sécable
- ZYRTECSET 10 mg comprimé sécable

Antihistaminiques H1 sédatifs

- ALLERGEFON 2 mg comprimé
- APAISYL 12 mg comprimé
- APAISYL 4 mg comprimé Enfant
- APHILAN 25 mg comprimé sécable
- DIMEGAN 12 mg gélule
- DIMEGAN sirop
- PÉRIACTINE 4 mg comprimé
- PHÉNERGAN 0,1 % sirop
- PHÉNERGAN 25 mg comprimé
- POLARAMINE 0,01 % sirop
- POLARAMINE 2 mg comprimé sécable
- POLARAMINE REPETABS 6 mg comprimé
- PRIMALAN 5 mg comprimé sécable
- PRIMALAN 10 mg comprimé sécable
- PRIMALAN sirop
- QUITADRILL 5 mg comprimé sécable
- SIROP TEYSSEDRE sirop
- THÉRALÈNE 0,05 % sirop

Antihistaminiques H1 sédatifs + paracétamol

- FERVEX granulé pour solution buvable
- FERVEX sans sucre granulé pour solution buvable

Traitement local avec corticoïde

- HUMEX RHUME DES FOINS À LA BÉCLOMÉTASONE 50 µ/dose suspension pour pulvérisation nasale

Traitement local avec antiallergique

- RHINAAXIA solution nasale

Traitement local avec antihistaminique

- BIOCIDAN solution pour pulvérisation nasale

Homéopathie

- BORIPHARM N° 8 granules
- DOLISTAMINE comprimé sublingual
- GENCYDO solution nasale
- POCONÉOL N° 16 solution buvable
- POLYRHINIUM comprimé sublingual
- RHINALLERGY comprimé à sucer

Oligoéléments

- BIO-CUIVRE MANGANÈSE capsule
- MICROSOL MANGANÈSE-CUIVRE solution buvable
- OLIGOGRANUL MANGANÈSE-CUIVRE comprimé
- OLIGOSOL MANGANÈSE-CUIVRE solution buvable
- OLIGOSTIM MANGANÈSE-CUIVRE comprimé sublingual
- SUBOLIGO MANGANÈSE-CUIVRE comprimé sublingual

Le saignement de nez

Le saignement de nez (épistaxis) est généralement bénin. La muqueuse des fosses nasales est parcourue de nombreux vaisseaux sanguins très fins, qui saignent facilement mais qui cicatrisent également rapidement. En exerçant une pression sur les cloisons nasales et en utilisant certains produits, on arrête rapidement le saignement.

Symptômes

Du sang s'écoule d'une ou des deux narines. Parfois, il se répand aussi dans la gorge, s'avale ou se crache.

Causes

Il est fréquent de ne trouver aucune cause au saignement de nez, notamment chez les enfants et les femmes enceintes. Parfois, la muqueuse nasale a été lésée par un choc, un grattage un peu vif ou un éternuement violent. Une exposition au soleil, un air trop sec ou un rhume peuvent également déclencher un saignement. Des saignements de nez peuvent également survenir au cours de certaines affections (hypertension et troubles de la coagulation, par exemple).

Complications éventuelles

Normalement, le saignement de nez ne crée aucune complication. Toutefois, si le saignement se prolonge, la perte de sang peut devenir importante.

Ce que fait le médecin

Le médecin détermine l'origine du saignement et dispose de plusieurs méthodes pour l'arrêter : pression locale sur les vaisseaux, application d'un tampon de gaze ou d'un hémostatique (une « mèche »), ou cautérisation. En cas de saignements répétés ou abondants, il vérifie que son patient n'a pas de problème de coagulation sanguine (à l'aide d'une analyse de sang). Si le patient est soumis à un traitement anticoagulant, il peut adapter ce traitement.

Comment réagir en cas de saignement de nez ?

- Si le saignement vous paraît abondant ou se répète fréquemment.
- Si le saignement ne s'arrête pas au bout de dix minutes, malgré diverses tentatives pour le stopper.
- Si le saignement semble lié à un traumatisme au visage ou à la tête.
- Si vous prenez un médicament qui fluidifie le sang (anticoagulant ou aspirine).

- Si le saignement se produit rarement.

Comment prévenir le saignement de nez

Si vous avez tendance à saigner du nez :
– Évitez d'y mettre le doigt.
– Mouchez-vous aussi doucement que possible.
– Veillez à une bonne humidification des locaux, notamment en hiver.
– Humidifiez la muqueuse nasale avec du sérum physiologique.

Ce que vous pouvez faire

– Asseyez-vous, le corps légèrement penché en avant, en laissant couler le sang du nez et en crachant le sang qui aurait pu couler dans la bouche.
– Une méthode simple pour arrêter le saignement consiste à se pencher en avant, à pincer l'extrémité du nez juste au-dessous de l'os, pendant au moins trois minutes, tout en respirant par la bouche.
– Quand le saignement est arrêté, il est fortement conseillé d'éviter de se moucher dans les heures qui suivent pour permettre la coagulation.
– Si le saignement reprend, mouchez-vous pour retirer les caillots qui sont inefficaces, et recommencez la même opération (pincement du nez) pendant cinq minutes.
– Si, lors de la deuxième tentative – et à condition qu'elle ait été correctement menée – le saignement ne cède pas, il faut consulter un médecin.
– Mieux vaut éviter d'introduire quoi que ce soit dans le nez, en particulier coton, gaze imbibée d'eau oxygénée ou de toute autre substance, mèches de tulle gras, etc. En revanche, les mèches de coton hémostatique vendues en pharmacie sont tout à fait indiquées (voir ci-dessous).

Le traitement du saignement de nez

L'utilisation d'une mèche faite d'une éponge de gélatine (Bloxang, par exemple) ou d'une compresse hémostatique à base d'alginate de calcium (Coalgan ou Stop-Hémo, par exemple) ne suffit pas toujours à arrêter le saignement et ne dispense pas d'une pression locale sur le nez.

Les fiches détaillées des médicaments ci-dessous sont consultables sur : www.automedication.fr

Hémostatiques locaux

- ARHÉMAPECTINE ANTIHÉMORRAGIQUE solution buvable et pour application locale
- HEC pommade dermique et nasale

La peau et les ongles

Les ampoules

Les ampoules sont très fréquentes, surtout aux pieds, à cause du frottement des chaussures. La plupart du temps, elles sont plus gênantes que graves. Néanmoins, il est nécessaire de les soigner avant qu'elles ne s'infectent.

Symptômes

Une ampoule, ou phlyctène, est une petite vésicule remplie de liquide qui se forme sous l'épiderme suite à un échauffement excessif de la peau. En général, son apparition est précédée d'une rougeur et d'une douleur localisées.

Causes

Les ampoules sont généralement dues à un frottement répété, celui d'une chaussure sur le talon par exemple. Elles peuvent aussi survenir après un coup de soleil ou une brûlure (voir pp. 293 et 288).

Complications

Souvent bénignes, les ampoules peuvent être douloureuses et gêner certains mouvements, surtout si elles sont volumineuses. Lorsqu'elles se percent, elles peuvent s'infecter et entraîner une ulcération de la peau, voire une crevasse.

Ce que fait le médecin

Si l'ampoule est gênante, le médecin pourra la percer après avoir désinfecté la zone. Ensuite, il nettoie la plaie puis pose un pansement stérile.

Comment prévenir les ampoules

– Équipez-vous de bonnes chaussures à votre pointure.
– Veillez à ne pas porter trop longtemps des chaussures neuves et mettez des chaussettes en coton.
– Sur les zones de frottement avec les chaussures, appliquez du talc, une pommade grasse lubrifiante ou anti-

Comment réagir en cas d'ampoules ?

- Si l'ampoule est étendue (de taille supérieure à la moitié de la paume de la main).
- Si elle présente des signes d'infections (douleur, rougeur, gonflement).
- Si elle ne semble pas avoir été causée par un frottement, un coup de soleil ou une brûlure.

- S'il s'agit d'une petite ampoule.

échauffement, du sparadrap ou un pansement hydrocolloïde spécial pour les ampoules.

Ce que vous pouvez faire

– Évitez de percer une ampoule, au risque de ralentir la guérison ou de favoriser une infection. Pour la protéger, recouvrez-la avec un pansement stérile après l'avoir nettoyée avec un antiseptique.

– Si elle est déjà percée, n'enlevez pas la peau, elle fera office de pansement pendant la cicatrisation.

– Si la chair est à vif, nettoyez la plaie à l'eau savonneuse puis avec un antiseptique incolore (voir p. 313). Vous pouvez la laisser sécher à l'air libre ou poser un pansement stérile, ou encore un pansement hydrocolloïde (voir encadré p. 313) qui remplacera la peau tombée et facilitera la cicatrisation.

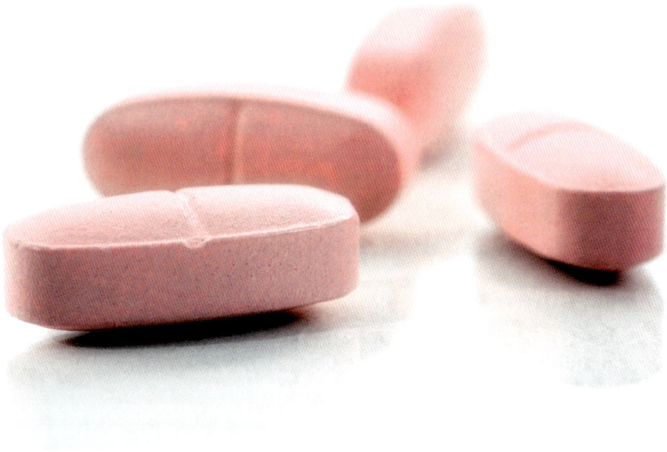

Les boutons de fièvre, ou herpès labial

Douloureux et inesthétiques, les boutons provoqués par le virus de l'herpès reviennent plus ou moins régulièrement sur les lèvres. Ils sont fréquents et le plus souvent sans gravité chez les adultes. Ils guérissent spontanément en quelques jours.

Symptômes

Une démangeaison et une tension se font sentir sur un point de la lèvre, avec parfois des maux de tête et de la fatigue. Après un ou plusieurs jours, des vésicules contenant un liquide clair se forment (des vésicules herpétiques). Puis, rapidement, celles-ci deviennent opaques, s'ouvrent et une croûte apparaît. Au bout de dix à quinze jours, la lésion guérit sans laisser de cicatrice.

Causes

Le bouton de fièvre est dû à un virus de la famille des *Herpes virus*. C'est une maladie contagieuse, transmise par contact direct avec une personne infectée. La première infection a souvent lieu dans l'enfance et passe inaperçue. Le virus reste présent dans les cellules nerveuses et divers facteurs peuvent le réactiver : le stress, une exposition au soleil, les règles, un traumatisme, une infection et, bien sûr, la fièvre – d'où son nom.

L'herpès génital est un virus proche de celui de l'herpès labial mais légèrement différent. Il est exceptionnel qu'un herpès labial soit à l'origine d'un herpès génital, et vice-versa.

Complications éventuelles

Les boutons de fièvre sont en général bénins et ne donnent pas lieu à des complications. Néanmoins, chez les nourrissons, l'herpès peut, dans de rares cas, provoquer une maladie très grave : l'encéphalite herpétique.

Ce que fait le médecin

Le médecin vérifie s'il s'agit vraiment d'un herpès. Dans des cas graves ou si

Comment réagir en cas d'herpès labial ?

- Si l'éruption est accompagnée d'une forte fièvre.
- Si des vésicules apparaissent au voisinage des yeux, sur un autre endroit que les lèvres ou s'étalent au-delà.

- Si les douleurs sont intenses.
- Si le bouton ne disparaît pas après dix jours.
- Si les récidives sont fréquentes (plus de quatre fois par an).

- Si les premiers signes d'un bouton de fièvre sont reconnus (la maladie a, par le passé, déjà été diagnostiquée par un médecin).

les défenses immunitaires sont affaiblies, il prescrit un médicament antiviral par voie orale ou injectable.

Comment prévenir les boutons de fièvre

Si une poussée se répète à chaque exposition prolongée au soleil, protégez vos lèvres avec un produit à haut degré de protection solaire.

Ce que vous pouvez faire

– La contagion est maximale au moment de l'éruption. Pendant une poussée, n'embrassez personne, évitez de toucher les vésicules, évitez un contact rapproché avec des enfants en bas âge ou atteints d'eczéma, lavez-vous bien les mains et le visage.
– Lavez le bouton doucement, séchez-le avec un sèche-cheveux tiède ou une feuille de papier absorbant, puis lavez-vous les mains.
– Ne partagez pas votre linge (serviettes, gants de toilette, oreillers ou autres) avec votre entourage.
– Les porteurs de lentilles de contact ne doivent pas les humidifier avec leur salive.
– En cas de pratique d'un sport de contact (lutte, rugby, judo, etc.), il faut s'abstenir d'entraînement et d'épreuve jusqu'à la guérison.

Le traitement des boutons de fièvre

La douleur peut être soulagée par un antalgique oral (voir p. 118). Une solution antiseptique légère peut être appliquée une ou deux fois par jour sur la lésion.

Des traitements antiviraux locaux (aciclovir) sont disponibles sans ordonnance. Ils sont utilisés pour les poussées d'herpès labial localisé, sur les conseils de votre pharmacien. Ils ne doivent pas être utilisés pour des lésions d'herpès situées ailleurs que sur les lèvres.

Les fiches détaillées des médicaments ci-dessous sont consultables sur : www.automedication.fr

Traitements antiviraux locaux : aciclovir

- ACICLOVIR ARROW CONSEIL 5 % crème
- ACICLOVIR HEXAL SANTÉ 5 % crème
- ACICLOVIR MERCK GÉNÉRIQUES 5 % crème
- ACICLOVIR RATIOPHARM CONSEIL 5 % crème
- ACICLOVIVAX 5 % crème
- ACTIVIR 5 % crème
- KENDIX 5 % crème
- VIRUCALM 5 % crème
- ZOVIRAX 5 % crème (tube de 2 g)

Autres antiherpétiques locaux

- CUTERPÈS 1 % gel pour application locale
- PARKIPAN pommade

Homéopathie

- ABBÉ CHAUPITRE N° 59 solution buvable

Les brûlures

Quel que soit leur degré de gravité, les brûlures nécessitent une prise en charge adaptée pour éviter des complications, une surinfection et la déshydratation de la personne, surtout chez les enfants et les personnes âgées. De simples précautions peuvent éviter les accidents domestiques ou les coups de soleil.

Symptômes

Le diagnostic et la prise en charge d'une brûlure dépendent de trois éléments :

Son degré

– Brûlure du premier degré : la peau est rouge, sans cloques.

– Brûlure du deuxième degré : la peau comporte des cloques remplies de liquide. Selon la profondeur de la couche de peau atteinte, on parle de deuxième degré superficiel ou profond.

– Brûlure du troisième degré : la peau est noire ou blanchâtre et insensible.

Son étendue

On considère en général qu'une brûlure est grave lorsque sa surface est supérieure à la moitié de celle de la paume de la main de la victime.

Sa localisation

Les brûlures situées à des endroits particulièrement sensibles (yeux, nez, mains, près des orifices naturels, organes génitaux, intérieur des cuisses) sont classées parmi les brûlures graves même si la peau ne présente qu'une rougeur, car leur cicatrisation peut être délicate.

Causes

Une brûlure peut être provoquée par la chaleur (air chaud, vapeur, eau bouillante, flamme, soleil, etc.), un frottement, l'électricité ou une substance chimique.

Comment réagir en cas de brûlures ?

- Si la victime est un nourrisson ou un enfant.
- Si la brûlure est considérée comme grave (une ou plusieurs cloques d'une surface totale supérieure à celle de la moitié de la paume de la victime, aspect blanchâtre ou noir de la partie brûlée, insensibilité au toucher).
- Si la brûlure touche les yeux, la bouche (risque de brûlure par inhalation) ou tout autre orifice naturel de l'organisme.
- Si l'accident a été provoqué par l'électricité ou un produit chimique.
- Si la brûlure s'accompagne de fièvre, de frissons ou de troubles du comportement.

- Si la brûlure est une simple rougeur, si elle ne touche aucune zone sensible (voir leur localisation dans « Symptômes ») et ne dépasse pas en surface la moitié de celle de la paume de la main pour un adulte (ou la taille d'une pièce de deux euros pour un enfant).

La prise en charge médicale sera différente selon son origine.

Complications éventuelles

Le risque principal est que la cicatrisation soit de mauvaise qualité, ce qui aura des conséquences esthétiques et parfois fonctionnelles (peau rétractée). En fonction de sa profondeur, la cicatrisation d'une brûlure peut être plus ou moins difficile. Elle peut nécessiter des soins pendant plusieurs semaines, voire la réalisation de greffes cutanées.
Il existe également un risque infectieux important dû à la destruction de la barrière naturelle que représente la peau. C'est pourquoi la désinfection et l'hygiène des brûlures doivent être rigoureuses. En cas de surinfection, la prise d'antibiotiques prescrits par le médecin peut s'avérer nécessaire.
La déshydratation est une autre complication immédiate d'une brûlure étendue, avec un risque de chute grave de la pression artérielle. Cette déshydratation survient d'autant plus que la surface brûlée est importante (à partir de 10 % de la surface du corps chez le nourrisson, 5 à 10 % chez la personne âgée, 15 % chez l'adulte). Elle peut se manifester en quelques heures et conduire à la mort en l'absence de traitement adapté.

Ce que fait le médecin

Le médecin examine la région brûlée et prend les mesures nécessaires en fonction son importance. Si la brûlure ne présente pas de signe de gravité, il peut poser un pansement et prescrire des médicaments contre la douleur. Dans les cas les plus graves, il demande une hospitalisation.

Comment prévenir les brûlures

– Évitez les coups de soleil, surtout chez les enfants (utilisez casquette, chapeau, tee-shirt, crème solaire à indice de protection élevé, etc. Voir p. 293).
– Ne laissez jamais les enfants seuls près d'une source de chaleur (cuisinière, four, bougies, feu de cheminée, grill, barbecue, etc.). Placez les casseroles contenant des aliments chauds hors de leur portée en tournant le manche vers le mur. Munissez la cuisinière d'un dispositif de protection.
– Vérifiez la température de l'eau du bain, notamment pour les très jeunes enfants. Si l'eau du robinet est très chaude, faites-la régler.
– Ne buvez pas de liquide chaud (thé, café, chocolat, soupe, etc.) lorsque vous avez un enfant sur les genoux.
– Ne tentez jamais d'allumer ou de ranimer un feu ou un barbecue avec de l'alcool à brûler ou de l'essence.
– Ne fumez jamais en présence de substances inflammables.
– Respectez les consignes d'utilisation des réchauds, radiateurs, fers à repasser, fers à souder, etc.
– N'effectuez jamais de branchements électriques sans avoir coupé l'arrivée d'électricité.
– Pour éviter les brûlures chimiques, tenez hors de portée des enfants les produits ménagers.

Ce que vous pouvez faire

– N'essayez pas de retirer des vêtements qui adhèrent à une zone brûlée.
– Rafraîchissez les lésions en laissant couler **immédiatement** de l'eau froide sur la partie brûlée pendant dix à quinze minutes. Cette mesure simple est essen-

tielle et doit être pratiquée au plus vite. Couvrez ensuite la brûlure avec un tissu propre pour éviter qu'elle se salisse.
– En cas de brûlure simple et peu étendue, appliquez une crème hydratante type vaseline ou, à défaut, du tulle gras (disponible en pharmacie).
– En cas de coup de soleil assez étendu, prenez la température de la victime pour détecter un éventuel coup de chaleur (voir p. 293). Réhydratez-la en la faisant boire abondamment.
– Ne percez pas les cloques.
– N'appliquez jamais de farine, d'huile, de lait, de beurre ou tout autre produit sur une brûlure.

Le traitement des brûlures légères

En cas de brûlure superficielle et peu étendue, il est possible d'appliquer un médicament protecteur cutané, après avoir bien désinfecté la brûlure (voir p. 313), ou un pansement hydrocolloïde (voir p. 313) qui forme un gel humide favorable à la cicatrisation, ou de la vaseline recouverte d'une compresse. Les médicaments contenant du baume du Pérou ou des sulfamides (sulfadiazine) peuvent être à l'origine d'allergie cutanée.
Sur des brûlures graves, aucun traitement local ne doit être appliqué sans avis médical.

Les fiches détaillées des médicaments ci-dessous sont consultables sur : www.automedication.fr

Protecteurs cutanés

- AGATHOL BAUME pommade
- BIAFINE émulsion pour application cutanée
- BIOGAZE compresse imprégnée
- BRULEX pommade
- CALENDULA OFFICINALIS BOIRON poudre pour application cutanée
- CICADERMA pommade
- CICATRYL pommade
- DEXERYL crème
- FLETAGEX pommade
- H.E.C. pommade dermique et nasale
- JONCTUM 10 % crème
- KÉRATOCYNÉSINE pommade
- LAMIDERM 0,67 % émulsion pour application cutanée
- NISACALM crème
- VERASKIN gel

Traitements antiseptiques

- BÉTADINE 10 % gel pour application cutanée
- BÉTADINE 350 mg compresse imprégnée
- BÉTADINE DERMIQUE 10 % solution pour application cutanée
- BÉTADINE TULLE 10 % pansement médicamenteux
- BETASEPTIC DERMIQUE 10 % solution pour application cutanée
- CETAVLON ALCOOLIQUE solution pour application cutanée
- EAU OXYGÉNÉE GIFRER 10 volumes solution pour application cutanée
- FLAMMAZINE 1 % crème
- HIBITANE 5 % solution pour application cutanée
- MERCURESCÉINE GIFRER solution pour application locale
- NISASOL solution pour application cutanée
- POLIODINE solution pour application cutanée
- POVIDONE IODÉE MERCK 10 % solution pour application cutanée
- SÉDAPLAIE solution pour application locale
- SEPTIAPAISYL 0,05 % solution pour application cutanée
- SICAZINE 1 % crème
- SOLUCHROM 1,5 % solution pour application locale

Homéopathie

- CALENDULA COMPLEXE N° 89 solution buvable

Les cors, les œils-de-perdrix et les durillons

Les cors, œils-de-perdrix et durillons sont de petites formations de peau morte très dures qui apparaissent le plus souvent aux pieds. Ils peuvent être très douloureux et rendre la marche pénible.

Symptômes

Les cors sont des couches de peau morte qui se constituent sur une zone de frottement. L'emplacement typique des cors est le dessus des articulations des orteils. Les œils-de-perdrix ont la même origine mais se forment entre les orteils. Enfin, les durillons apparaissent plutôt sur la plante des pieds.
Les personnes qui sont atteintes de ces callosités ressentent des douleurs à ces emplacements, notamment avec des chaussures serrées.

Causes

Les frottements dus à la marche sont la cause principale des cors, des œils-de-perdrix et des durillons. La peau devenant plus fine et plus sèche avec l'âge, ces problèmes surviennent plus fréquemment. Les cors sont particulièrement fréquents chez les femmes. Ils sont causés par des pressions répétées sur la peau, dues à des chaussures trop étroites. Des troubles circulatoires ou une déformation des orteils peuvent favoriser leur apparition.

Complications éventuelles

Les cors sont en général bénins. Chez les malades atteints de diabète, ils peuvent néanmoins se transformer en plaies difficiles à guérir.

Ce que fait le médecin

Lorsque les cors, les œils-de-perdrix et les durillons sont trop épais, l'intervention d'un pédicure est nécessaire pour les ôter à l'aide d'une lame. Cela ne prend que quelques minutes et s'avère sans douleur. Si l'origine du problème est une bosse apparue sur le gros orteil *(hallux valgus)*, il est possible de l'éliminer grâce à une petite intervention chirurgicale.

Comment réagir en cas de cors, œils-de-perdrix ou durillons ?

- Si la personne souffre de diabète ou de troubles circulatoires des jambes.
- Si les callosités deviennent trop douloureuses ou s'irritent.
- Si l'automédication reste sans effet.

- Si une personne a déjà eu ce type de problème et ne souffre pas de diabète.

Comment les prévenir

– Hydratez la peau de vos pieds avec une crème spéciale tous les jours après la toilette.
– Portez des chaussures adaptées. Investissez dans des paires de chaussures très confortables fabriquées avec des matériaux souples (toile, cuir souple, etc.). Si vous en changez souvent, choisissez des chaussures larges qui ne serrent pas vos pieds.
– Évitez les chaussures à talon allongées et à bout pointu.
– Utilisez des pansements protecteurs. Il existe de nombreux pansements spéciaux, épais et de formes variées visant à créer une zone de protection aux endroits où se forment habituellement cors et durillons.

Ce que vous pouvez faire

– Éliminez les cals. Pour cela, prenez un bain de pieds dans une eau chaude et savonneuse pendant une dizaine de minutes. Puis frottez doucement vos cors et durillons avec une pierre ponce ou un autre instrument abrasif. Enfin, passez une crème hydratante sur vos pieds.
– Consultez rapidement un pédicure ou un podologue en cas de problème.

Le traitement des cors, œils-de-perdrix et durillons

Il existe en pharmacie des solutions coricides qui permettent, dans de nombreux cas, d'éliminer les cors après une application de quelques jours. Elles contiennent de l'acide salicylique destiné à attaquer la kératine dont l'épaississement localisé est à l'origine des cors. Elles contiennent également très souvent du collodion qui, en séchant, forme une couche incolore et souple sur la peau. Cette couche sert à garder l'acide salicylique dissout en contact avec la peau. La solution coricide est irritante pour la peau saine ; il faut éviter de les mettre en contact. Les coricides peuvent également se présenter sous forme d'emplâtre.

Les fiches détaillées des médicaments ci-dessous sont consultables sur : www.automedication.fr

Traitements locaux coricides

- ANTICOR DU MASSIF DE CHARTREUSE solution pour application locale
- CORICIDE LE DIABLE solution pour application locale
- EMPLÂTRE FEUILLE DE SAULE emplâtre
- FEUILLE DE SAULE CORICIDE VERRUCIDE LIQUIDE solution pour application locale
- FEUILLE DE SAULE TOUT PRÊT COR emplâtre
- FEUILLE DE SAULE TOUT PRÊT DURILLON emplâtre
- KÉRAFILM solution pour application locale
- POMMADE M.O. COCHON 50 % pommade
- SANITOS 11 % solution pour application locale
- TRICOSTÉRIL CORIPEL CORS emplâtre
- TRICOSTÉRIL CORIPEL DURILLONS emplâtre
- URGOCOR pansement médicamenteux
- VERRUPAN solution pour application locale

Homéopathie

- ABBÉ CHAUPITRE N° 79 solution buvable

Les coups de soleil, ou érythème solaire

Malgré les nombreux messages de mise en garde, le bronzage est encore considéré comme un idéal de beauté et de bonne santé. Les coups de soleil sont particulièrement fréquents au début de l'été et aux sports d'hiver. Pourtant, il est facile de les éviter en s'exposant progressivement et en appliquant un écran solaire adapté.

Symptômes

Le coup de soleil (érythème solaire) se manifeste par une rougeur et une congestion de la peau. Des cloques apparaissent dans les cas plus graves. La peau fait mal, tire et démange. Au bout de quelques jours, le coup de soleil disparaît et l'épiderme commence à peler.

Une exposition exagérée au soleil peut produire un **coup de chaleur** aux graves conséquences : très forte fièvre (plus de 41 °C), état de choc, convulsions, etc.

Causes

Le coup de soleil ordinaire n'est rien d'autre qu'une brûlure de la peau (voir p. 288) causée par les rayons ultraviolets du soleil, essentiellement ceux de type B (UV B). Ils agressent la peau directement ou par réverbération sur l'eau, la neige, le sable ou une paroi rocheuse. Certains médicaments favorisent les coups de soleil, même lors d'une faible exposition. On parle alors de photosensibilisation due à un médicament.

Complications éventuelles

– Dans les cas plus graves, surtout si des bulles apparaissent, le coup de soleil peut provoquer de la fièvre, des nausées et un œdème de la peau.

– Les coups de soleil répétés accélèrent le vieillissement de la peau. Celle-ci se dessèche et se ride plus rapidement.

– L'exposition excessive au soleil, en particulier pendant l'enfance, favorise l'apparition de cancers de la peau au cours de la vie.

Comment réagir en cas de coup de soleil ?

- Si l'état général se détériore (hébétude, malaise, évanouissement, par exemple).
- Si une fièvre ou des maux de tête intenses se déclarent.
- Si des bulles de grande dimension se forment.

- Si des cloques crevées s'infectent.
- Si les douleurs dans les zones brûlées deviennent trop vives.
- Si l'intensité du coup de soleil est disproportionnée par rapport à l'exposition reçue.

- Si le coup de soleil est modéré.

L'allergie au soleil (ou lucite estivale)

De plus en plus fréquente, cette affection est en fait une réaction locale, vraisemblablement aux UV A. Elle se manifeste sous la forme de petits boutons et de plaques rouges sur les parties exposées, épargnant le visage. Elle peut être accompagnée d'importantes démangeaisons. Si l'on prend soin de rester à l'ombre, elle disparaît spontanément au bout d'une dizaine de jours. Pour éviter la lucite estivale, portez des vêtements qui vous protègeront du soleil ou un écran solaire d'un indice supérieur ou égal à 25.

Remèdes de grand-mère

En cas de coup de soleil, la tradition populaire préconise d'appliquer des compresses mouillées avec du vinaigre dilué, du lait froid ou du yaourt afin de rafraîchir et réhydrater la peau irritée. On peut aussi appliquer une émulsion rafraîchissante à base d'hamamélis, de souci et de mélisse ou prendre un bain frais aux extraits de camomille, de mélisse ou d'écorce de chêne.

Ce que fait le médecin

En cas de coup de chaleur associé, la réhydratation est la première des préoccupations. Si l'état général empire, une surveillance médicale peut s'avérer nécessaire. Selon l'importance du coup de soleil, le médecin peut prescrire une crème adaptée. En cas de transformation d'un grain de beauté, il peut demander l'avis d'un spécialiste.

Comment prévenir les coups de soleil

N'oubliez pas qu'un coup de soleil peut survenir même sans exposition directe : le rayonnement solaire est réfléchi par l'eau, bien sûr, mais surtout par le sable et encore plus la neige. Un ciel nuageux laisse aussi passer les UV B et un coup de soleil est possible. Lorsque vous ressentez la brûlure, il est déjà trop tard et il faudra renoncer au soleil pendant quelques jours. La meilleure prévention consiste donc à prendre quelques précautions :

– Le choix des produits solaires doit se faire selon son type de peau (voir ci-contre), selon l'âge et les conditions d'ensoleillement. Débutez par une protection forte la première semaine. Ensuite, un indice plus faible pourra être utilisé.

– Appliquez un produit solaire dès le début de l'exposition, en respectant les quantités recommandées. N'oubliez pas les zones très exposées que sont le nez, les pommettes, les oreilles, le dos des mains et des pieds.

– Renouvelez régulièrement les applications (toutes les deux ou trois heures), en tenant compte du fait que le temps de protection du produit solaire peut être diminué par les activités sportives, la baignade, la transpiration, les séchages répétés avec une serviette, etc.

– L'exposition doit être progressive, surtout chez les personnes ayant un phototype sensible (voir encadré). L'utilisation d'une crème solaire n'autorise pas une exposition prolongée. Les premiers jours, ne vous exposez pas plus d'un quart d'heure en plein soleil. Puis augmentez progressivement la durée.
– Le rayonnement solaire est le plus intense entre 11 heures et 16 heures ; passez ces heures à l'ombre.
– Portez des vêtements en fibres naturelles. Ils constituent une bonne protection contre le soleil et laissent respirer la peau. Pensez aussi aux lunettes et au chapeau.
– Évitez les produits de beauté et le parfum avant l'exposition au soleil, certains d'entre eux peuvent contenir des substances qui laisseront des traces pigmentées définitives.
– Prévenez votre médecin de vos projets de voyage au soleil, afin qu'il puisse vous conseiller. En cas de traitement médicamenteux exposant à un risque de photosensibilisation, il pourra éventuellement le modifier.

Ce que vous pouvez faire

– Prenez une douche ou un bain froid pour rafraîchir la peau pendant une quinzaine de minutes, à condition de n'avoir ni fièvre ni frissons. Si le coup de soleil ne concerne qu'une partie réduite de l'épiderme, utilisez un linge mouillé.
– Buvez suffisamment pour lutter contre la déshydratation.
– Prenez un antalgique en cas de fortes douleurs (voir p. 118).

Identifiez votre phototype

À chaque type de peau son phototype, autrement dit son aptitude à tolérer les expositions solaires.

Phototype 1
Vous avez une peau très claire, des cheveux blancs (albinos) ou roux, des taches de rousseur qui apparaissent très rapidement en cas d'exposition.
– Ne cherchez jamais à bronzer, protégez-vous en toutes circonstances du soleil (vêtements, chapeaux, lunettes, etc.).
– Crème protectrice : écran total.

Phototype 2
Vous avez une peau très claire, qui peut devenir hâlée, des cheveux blonds ou châtain clair, des taches de rousseurs qui apparaissent au soleil.
– Ne cherchez pas à bronzer. Vous devez utiliser une protection maximale et vous exposer le moins possible.
– Crème protectrice : écran d'un indice de protection supérieur à 30.

Phototype 3
Vous avez une peau claire, mais qui bronze facilement, peu ou pas de taches de rousseur.
– Vous pouvez vous exposer au soleil, mais de manière prudente et progressive.
– Crème protectrice : écran d'un indice de protection supérieur à 15.

Phototype 4
Vous avez une peau mate, qui bronze très facilement, des cheveux châtains ou bruns, aucune tache de rousseur.
– Vous pouvez vous exposer progressivement.
– Crème protectrice : écran d'un indice de protection supérieur à 15 les premiers jours, puis supérieur à 10.

Phototype 5
Vous avez une peau naturellement pigmentée ou une peau noire.
– Vous pouvez vous exposer progressivement.
– Crème protectrice : crème hydratante.

Le traitement des coups de soleil

Des préparations contenant de l'hydrocortisone, un dermocorticoïde d'activité faible, sont en vente libre pour soulager les coups de soleil peu étendus. Efficaces, elles ne doivent pas être utilisées plus de trois jours de suite ni être appliquées sur des surfaces étendues. Les effets indésirables s'observent essentiellement lors d'une utilisation prolongée ou du non-respect des précautions d'emploi.

L'application de topiques protecteurs peut également avoir un effet calmant bénéfique.

Le soulagement apporté par les traitements locaux ne doit pas conduire à de nouvelles expositions intempestives.

Les fiches détaillées des médicaments ci-dessous sont consultables sur : www.automedication.fr

Traitements locaux : hydrocortisone

- APHILAN DÉMANGEAISONS 0,5 % crème
- CALMICORT 0,5 % crème
- CORTAPAISYL 0,5 % crème
- CORTISÉDERMYL 0,5 % crème
- DERMASPRAID DÉMANGEAISON 0,5 % crème
- DERMOFENAC DÉMANGEAISONS 0,5 % crème
- MITOCORTYL DÉMANGEAISONS 0,5 % crème

Protecteurs cutanés

Voir liste p. 290.

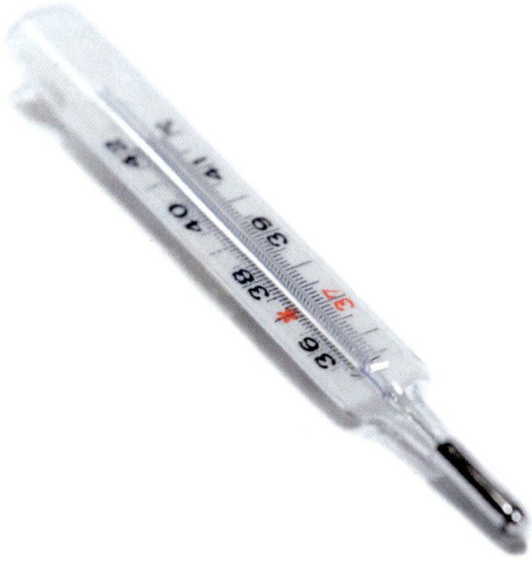

Les démangeaisons, ou prurit

De nombreuses maladies s'accompagnent de démangeaisons de la peau. Hélas, le réflexe de se gratter n'améliore pas la situation, quand elle ne contribue pas à son aggravation ! La solution passe par le traitement de la cause et l'application de médicaments spécialement destinés à soulager ces démangeaisons.

Symptômes

Tout le monde connaît le désagrément causé par une démangeaison contre laquelle on réagit généralement en se grattant. Souvent, le fait de se gratter ne calme le prurit que très passagèrement et risque même de l'aggraver. Dans certains cas, la démangeaison s'accompagne d'une éruption cutanée, de rougeurs et de gonflements.

Causes

Les démangeaisons sont causées par la libération dans la couche superficielle de la peau de certaines substances que celle-ci fabrique. Les origines des démangeaisons s'avèrent extrêmement diverses. Parmi les plus fréquentes, on peut noter :

– les allergies : urticaire, certains eczémas ;
– certaines maladies de peau comme l'ichtyose (peau sèche) ou le psoriasis ;
– les infections de la peau : mycoses (voir p. 302), infections dues à des virus (varicelle par exemple) ou à des parasites (gale), etc. ;
– les piqûres d'animaux ou de végétaux : méduses, insectes (voir p. 307), orties, poux (voir p. 178), puces ou acariens, etc. ;
– certains troubles du métabolisme : troubles rénaux, maladies du foie, etc.

Comment réagir en cas de démangeaisons ?

- Si le prurit survient avec une difficulté respiratoire, ou avec un gonflement de la langue ou du visage, ou un malaise, ou la prise récente d'un aliment ou d'un médicament.

- Si la démangeaison s'accompagne d'une altération de l'état général (par exemple, fatigue, fièvre, perte d'appétit, etc.).
- Si aucune amélioration n'intervient après quelques jours d'automédication.

- Si le prurit a une origine connue et bénigne : piqûre d'insectes, plantes, allergie préalablement identifiée, peau sèche, etc.
- En attendant un avis médical.

La gale
Cette maladie est causée par un petit parasite qui creuse des galeries sous la peau. Elle se manifeste par des démangeaisons de plus en plus fortes, surtout au moment du coucher, et des galeries, visibles en relief sur la peau. Le parasite se transmet par contact direct ou par le linge. Il faut traiter toute la famille et passer des insecticides sur les vêtements et les draps.

Complications éventuelles

De fortes démangeaisons peuvent s'accompagner de lésions de grattage qui risquent de s'infecter.

Ce que fait le médecin

Il tente de déterminer la cause des démangeaisons. En plus d'un entretien et d'un examen approfondi, il fait procéder le cas échéant à des analyses complémentaires telles que dosages sanguins, prélèvement de peau ou test d'allergie. Le traitement dépend des causes.
Pour calmer une vive démangeaison, le médecin peut également prescrire des médicaments destinés à soulager les symptômes indépendamment de leur cause.

Comment prévenir les démangeaisons

Si vous avez une prédisposition à avoir des démangeaisons, essayez de vous prémunir contre le prurit et une peau sèche en hydratant votre peau. On trouve en pharmacie et parapharmacie de nombreux laits, crèmes et pommades destinés au soin quotidien des peaux sèches. Évitez, par exemple, les produits de bain et de douche parfumés et trop détergents.

Ce que vous pouvez faire

– Comme les démangeaisons sont le signe de nombreuses maladies, n'hésitez pas à demander l'avis de votre médecin ou de votre pharmacien, notamment si elles sont intenses, étendues ou persistantes.
– Si vous êtes allergiques évitez, si possible, la substance responsable (aliments, produits cosmétiques, médicaments).
– Si vous avez la peau sèche, ne prenez pas trop souvent de bains prolongés ou de douches, notamment en utilisant du savon. Appliquez quotidiennement une crème hydratante.
– Évitez de vous gratter, surtout si le prurit s'accompagne de boutons. Vous pourriez en garder des cicatrices. De plus, le grattage prolonge et aggrave la réaction locale.
– Pour vous soulager, frottez la partie qui démange avec la paume de la main. Cela a le même effet que le grattage mais n'endommage pas l'épiderme et n'entretient pas les démangeaisons.
– Limitez l'emploi de produits parfumés pour les soins de la peau.
– Coupez-vous les ongles court et limez-les pour éviter que vos ongles provoquent des lésions de grattage.

Le traitement des démangeaisons

– Les **antihistaminiques H1** par voie orale sont fréquemment utilisés pour réduire l'intensité des démangeaisons en cas d'urticaire. Leur efficacité est surtout établie en cas d'urticaire chronique. En cas de démangeaison localisée, causée par une piqûre d'insecte (voir p. 307) ou des végétaux, par exemple, les préparations (crème, gel) contenant un antihistaminique H1 peuvent être utilisées. Elles ont une efficacité variable et peuvent parfois provoquer des réactions allergiques.

– Les **autres antiprurigineux locaux** en vente libre ont des compositions variées : anesthésique local qui insensibilise la peau, menthol ou camphre qui ont un effet calmant et antiseptique.

– En cas d'irritation de la peau (dermite irritative) associée à des démangeaisons, l'application d'un **topique protecteur** peut apporter un soulagement.

Les fiches détaillées des médicaments ci-dessous sont consultables sur : www.automedication.fr

Antihistaminiques H1 peu sédatifs : cétirizine

Voir p. 280.

Antihistaminiques H1 sédatifs

Voir p. 280.

Traitements locaux : antihistaminiques H1

Voir p. 310.

Autres traitements locaux

- EURAX 10 % crème
- NISAPULVOL 5 %poudre pour application cutanée
- NISASEPTOL 1 % crème
- PAPS poudre pour application locale
- QUOTANE 0,5 % crème

Topiques protecteurs des dermites irritatives

- A 313 pommade
- ALOPLASTINE pâte pour application locale
- AVIBON pommade
- BAUME DES PYRÉNÉES pommade
- BEPANTHEN 5 % crème ou pommade
- CAMPHRICE DU CANADA baume
- CRÈME AU CALENDULA BOIRON crème
- CRÈME DE DALIBOUR COOPER crème
- CUTIPHILE poudre pour application locale
- DÉFLAMOL pommade
- DERMÉOL crème
- DERMOCUIVRE pommade
- GEL DE CALAMINE THERICA gel pour application locale
- HOMÉOPLASMINE pommade
- INOTYOL pommade
- LELONG pommade
- MITOSYL IRRITATIONS pommade
- OXYPÉROL pâte pour application locale
- OXYPLASTINE pommade
- OXYTHYOL pâte pour application locale
- PO 12 crème
- SÉNOPHILE pommade
- VASELINE AU CALENDULA BOIRON pommade
- VASELINE OFFICINALE COOPER pommade
- VASELINE OXYDE DE ZINC MONOT 10 % pommade
- VASELINE PURE CODEX pommade
- VASELINE STERILISÉE COOPER pommade
- VITA-DERMACIDE crème

Les morsures et les griffures

Les accidents domestiques liés aux animaux de compagnie sont essentiellement les morsures et les griffures. Ils surviennent fréquemment chez les garçons de trois à neuf ans et, pour la moitié des cas, sont dus à un animal vivant au domicile (ou chez un voisin, une fois sur trois). Une morsure nécessite toujours une consultation médicale.

Symptômes et causes

Les morsures sont souvent graves, surtout chez les enfants : la moitié d'entre elles se produisent au visage et au cou. La plaie est généralement profonde à cause des dents pointues des animaux. Il peut y avoir arrachage de parties de chair.
Généralement, si un chien ou un chat est agacé, il s'en va. Mais un geste brusque, un coup, un pincement ou une étreinte un peu trop forte peuvent provoquer une réaction de défense de l'animal, d'autant plus importante s'il se sent empêché de fuir.
Caresser un animal inconnu ou sauvage peut également être dangereux car on ne connaît pas ses réactions.

Complications

Les morsures peuvent causer de graves dégâts esthétiques à vie et engendrer des problèmes psychologiques graves. Mais le risque immédiat est une infection des tissus car la bouche d'un animal comporte généralement beaucoup de micro-organismes qui entrent profondément dans la peau.

Ce que fait le médecin

Il nettoie et désinfecte la plaie. Il l'examine pour déterminer comment la soigner : chirurgie, points, pansements, etc.

Comment les prévenir

– Ne vous approchez pas d'un animal inconnu.
– Ne vous asseyez ou ne vous couchez jamais devant un chien inconnu et ne lui présentez jamais votre visage en premier.
– Ne dérangez pas un animal lorsqu'il dort, mange ou fait ses besoins.
– N'approchez pas votre visage du museau d'un chien et n'essayez jamais de lui retirer un os ou un jouet de la gueule.
– Ne tentez pas de séparer des chiens qui se battent.

Comment réagir en cas de morsure ou de griffures ?

- Si la morsure est très importante, si des morceaux de peau ont été arrachés et si elle saigne abondamment.

- Si une plaie due à une griffure s'aggrave (suintements, ganglions enflés, fièvre, par exemple).
- Si la morsure est peu profonde, après avoir nettoyé la plaie comme indiqué ci-contre.

– N'empêchez pas un animal de s'enfuir et ne le forcez pas à jouer.
– Ne le taquinez pas ou ne lui tirez pas la queue ou les oreilles.
– Méfiez-vous des vieux animaux perclus de rhumatismes chez qui un geste anodin peut provoquer une vive douleur.
– Prenez garde aux petits chiens ayant pour maîtres des personnes âgées, ils sont souvent très jaloux et agressifs.
– Évitez d'approcher des animaux sauvages paraissant anormalement familiers.
Faites prendre à vos enfants les mêmes précautions que vous et apprenez-leur à reconnaître les signaux que l'animal émet pour exprimer son impatience ou sa colère. Pour les chiens, il s'agit des grognements, des babines retroussées et des oreilles en arrière. Pour les chats, la queue qui bat en coups de fouet, les oreilles en arrière et les feulements.
– Ne laissez jamais un nourrisson sur le sol en présence d'un gros chien, même si celui-ci est d'un tempérament calme.
– Tant qu'il est trop petit pour mesurer le danger, surveillez votre enfant dès qu'il s'approche d'un animal. Expliquez-lui que ce n'est pas un jouet. Apprenez lui la délicatesse envers les animaux.

Ce que vous pouvez faire

– Nettoyez la plaie le plus rapidement possible avec de l'eau savonneuse puis, après l'avoir bien rincée, avec un antiseptique (voir p. 313).
– Les morsures, quelles qu'elles soient, justifient toujours une consultation médicale et, souvent, la prescription d'antibiotiques à titre préventif.
– Vérifiez que la vaccination contre la rage de l'animal et votre vaccination contre le tétanos sont bien à jour.
– Tout chien mordeur doit être soumis à une surveillance vétérinaire pendant deux semaines.

Que faire en cas de morsure de serpent ?

Les symptômes des morsures de serpent sont variables : malaises, vomissements, maux de tête, sueurs froides, pâleur, contractures musculaires, hallucinations ou troubles respiratoires. En France, la vipère est le seul serpent venimeux. La moitié des morsures se font sans injection de venin et elles sont exceptionnellement mortelles (un à trois cas par an en France).
– En cas de morsure par un serpent, appelez immédiatement le 15 ou le 112. En attendant les secours, allongez la victime.
– Nettoyez et désinfectez la plaie sans utiliser ni alcool ni éther. Ne posez pas de garrot et enlevez tout objet (bagues, bracelets, etc.) qui pourrait bloquer la circulation sanguine. Bandez le membre concerné sans le serrer pour limiter la diffusion du venin.
– Il est inutile et dangereux de tenter d'aspirer le venin avec la bouche ou d'inciser la plaie. Utilisez un système de pompe aspirante si vous en disposez : cet appareil peut être efficace pour les morsures superficielles.
– Pour soulager la douleur, vous pouvez appliquer sur la plaie de la glace placée dans un sac plastique entouré d'un linge propre.

Les mycoses de la peau

Les mycoses qui touchent la peau sont très répandues. On estime que 15 % à 30 % de la population est concernée. La forme la plus fréquente est la mycose des pieds (pied d'athlète). Chez les personnes d'un certain âge, on observe des mycoses des plis cutanés et des ongles.

Symptômes

Une mycose de la peau se manifeste le plus souvent entre les orteils ou dans les plis cutanés, par exemple sous les seins ou à l'aine. La maladie commence par une tache rouge, puis la peau pèle et devient gris blanchâtre. Pendant que cette première éruption guérit, le champignon s'étale en cercle ou en guirlande, un peu comme un rond qui s'étale dans l'eau.

Aux pieds, notamment sur la peau très cornée, des gerçures suintantes et douloureuses peuvent apparaître. Une forme particulière est la **mycose des ongles** (onychomycose) qui affecte surtout les pieds. Lorsqu'un ongle est atteint, il devient gris jaunâtre et très épais. Une mycose peut aussi atteindre les muqueuses (par exemple celles du vagin, voir p. 238).

Le pityriasis versicolor est une mycose qui provoque des taches blanches, chamois ou brunes sur la peau du tronc et du cou.

Les **teignes** sont des mycoses qui affectent le cuir chevelu et la barbe : elles se manifestent par des plaques rouges et squameuses sans cheveux ou poils.

Causes

Les mycoses sont dues à des champignons minuscules, des micro-organismes que l'on trouve partout. Certains peuvent pousser sur la couche superficielle de la peau. Leur développement est accéléré par la chaleur humide ; ils affectent donc plus particulièrement les plis de la peau et les pieds, mais aussi les ongles et les organes génitaux. La contagion se fait par contact direct avec des surfaces ou des objets porteurs du

Comment réagir en cas de mycose cutanée ?

- Si la mycose s'étend rapidement.
- Si la mycose crée de plus en plus de désagréments.
- Si la peau est affectée, mais aussi les ongles, la plante des pieds ou le cuir chevelu.
- Si la personne souffre de troubles circulatoires dans les jambes ou de diabète.

- Si la mycose est peu étendue et qu'elle a déjà été diagnostiquée par le passé.

champignon, comme par exemple le sol des salles de gymnastique, des douches ou des piscines, les moquettes des hôtels et les claies en bois des saunas. Les personnes souffrant de troubles circulatoires pourraient être plus vulnérables. De même, certains médicaments qui affaiblissent le système immunitaire sont susceptibles de favoriser les mycoses.

Complications éventuelles

Une mycose persistante peut être un terrain favorable à une surinfection bactérienne.

Ce que fait le médecin

Il examine les lésions pour déterminer le champignon en cause. Éventuellement, il fait un prélèvement et demande un diagnostic à un laboratoire. Il prescrit ensuite un médicament à appliquer localement ou à avaler.

Comment prévenir les mycoses cutanées

– Pour essayer d'éviter la contamination, portez des sandales ou des espadrilles en caoutchouc dans les zones publiques humides (piscine, sauna, douches des salles de sport, etc.).
– Séchez bien vos pieds (entre les orteils) et les plis de votre peau. Aidez-vous, si vous êtes pressé, d'un séchoir en position tiède.
– Utilisez du savon non alcalin, qui protège la couche acide naturelle de la peau.
– Portez des vêtements et des chaussures qui laissent passer l'air et dans lesquels vous ne transpirez pas.

Ce que vous pouvez faire

– Les champignons de la peau sont très résistants, en particulier sous les ongles ou aux pieds, et exigent un traitement continu et de longue durée.
– Préférez les douches brèves aux bains et séchez-vous bien, notamment dans les plis de peau ou entre les orteils.
– Les vêtements en contact direct avec la peau doivent être changés tous les jours. Évitez les vêtements trop serrés.
– Portez des sous-vêtements en coton et des chaussures qui laissent passer l'air (évitez si possible de porter des baskets tous les jours).

Les traitements antimycosiques ou antifongiques

Les traitements locaux délivrés sans ordonnance sont souvent suffisants pour traiter des cas de mycoses cutanées peu étendues et peu profondes. Les substances qu'ils contiennent appartiennent à différentes familles chimiques. Elles sont d'efficacité à peu près équivalente. Les imidazolés ont la propriété d'être actifs sur un grand nombre de champignons et de moisissures : *Candida albicans*, dermatophytes (responsables du pied d'athlète), *Malassezia furfur* (agent du *pityriasis versicolor*), etc. La forme utilisée (crème, émulsion, poudre ou solution) et la durée du traitement varient selon les cas. Demandez conseil à votre pharmacien.
Une crème contenant de la terbinafine, un antifongique d'une autre famille chimique, est réservée en automédication au traitement du pied d'athlète chez l'adulte et l'enfant de plus de douze ans.

Certains antiseptiques (les dérivés de l'iode notamment) sont proposés comme traitement d'appoint des candidoses de la peau ou du pied d'athlète.
En cas de mycoses étendues, rebelles ou de mycoses des ongles, un traitement par voie orale, sur prescription médicale, est nécessaire.

Les fiches détaillées des médicaments ci-dessous sont consultables sur : www.automedication.fr

Traitements locaux : imidazolés

- DAKTARIN 2 % poudre pour application locale
- DERMAZOL 1 % crème ou émulsion pour application locale ou poudre pour application locale ou solution pour application locale
- ÉCONAZOLE 1 % crème ou émulsion pour application locale ou poudre pour application locale ou solution pour application locale Générique
- FAZOL 2 % crème ou émulsion pour application locale ou poudre pour application locale
- FONGÉRYL 1 % crème
- FONGILÉINE 1 % crème
- LOMEXIN 2 % crème
- MONAZOL 2 % crème
- MYCOAPAISYL 1 % crème ou émulsion pour application locale ou poudre pour application locale ou solution pour application locale
- PEVARYL 1 % crème ou émulsion pour application locale ou poudre pour application locale ou solution pour application locale

Traitements locaux : autres antifongiques

- MYCODÉCYL crème ou émulsion pour application locale ou poudre pour application locale ou solution pour application locale
- MYCOSTER 1 % crème ou poudre pour application locale ou solution pour application locale
- MYCOSTER 8 % solution pour application cutanée
- SPORILINE 1 % lotion

Traitement local : terbinafine

- LAMISILATE 1 % crème

Autre traitement local

- CUTISAN poudre pour application cutanée

L'ongle cassé, retourné ou incarné

En faisant du sport ou en bricolant, un ongle peut se casser, se retourner, ou même être coincé ou arraché violemment. Si c'est le cas, il est préférable de consulter un médecin.

Symptômes

Les traumatismes des ongles provoquent généralement une vive douleur. En cas d'écrasement, une tache rouge qui vire au noir apparaît sous l'ongle : une accumulation de sang (hématome). L'os situé en dessous peut avoir subi une petite fracture.
Un ongle incarné (souvent sur le gros orteil) pénètre dans la chair, entraînant une douleur qui bat au rythme du pouls, accompagnée généralement de rougeur, de chaleur et d'un gonflement.

Causes

Les traumatismes des ongles sont généralement provoqués par un coup, une chute ou un écrasement.
Un ongle incarné apparaît lorsqu'il a été coupé trop court, à la suite d'un traumatisme ou à cause de chaussures trop serrées.

Complications

Un ongle très endommagé peut se nécroser et finir par tomber. La chair qu'il recouvrait n'est alors plus protégée et une infection peut se développer.
Un ongle incarné peut gêner la marche et son infection peut se transformer en abcès.

Ce que fait le médecin

Le médecin va désinfecter l'ongle, le retailler au besoin, puis poser un pansement. S'il est bleu, il peut soulager la douleur en évacuant le sang par un trou fait dans l'ongle, après désinfection, à l'aide d'une aiguille stérile ou d'un trombone chauffé à la flamme.
Dans certains cas peu fréquents où l'arrachement est important, il vaut mieux retirer l'ongle en totalité sous anesthésie ; il repoussera parfaitement sain.

Comment réagir en cas de problèmes d'ongles ?

- Si un ongle est douloureux, bleu, retourné ou arraché.
- S'il y a des signes d'infection (rougeur, chaleur, douleur, pus).
- Dès les premiers signes d'ongle incarné.
- Si vous êtes diabétique.

- Si l'ongle est modérément douloureux.

Comment les prévenir

– Taillez vos ongles régulièrement, en suivant le contour incurvé du doigt. Arrondissez les angles.

– Pour prévenir un ongle incarné, chaussez-vous avec de bonnes chaussures, confortables et aérées et qui ne vous serrent pas. Taillez les ongles de vos orteils régulièrement, en ligne droite et de préférence après le bain, lorsqu'ils sont ramollis.

– Si vous êtes diabétique, faites examiner vos pieds régulièrement par votre médecin ou un podologue. Pratiquez également une inspection régulière de vos pieds, en vous aidant éventuellement d'un petit miroir pour observer la plante et le dessous des talons.

Ce que vous pouvez faire

– Si le doigt a été coincé, passez-le sous l'eau froide pendant cinq minutes pour soulager la douleur. Appliquez une pommade contre les coups (de type pommade à l'arnica) et posez un pansement. S'il semble prêt à tomber, n'y touchez pas, mettez un pansement et consultez votre médecin.

– En cas de plaie, nettoyez l'ongle à l'eau savonneuse, rincez, désinfectez avec un antiseptique incolore et non alcoolisé et protégez-le avec un pansement en attendant d'aller chez le médecin.

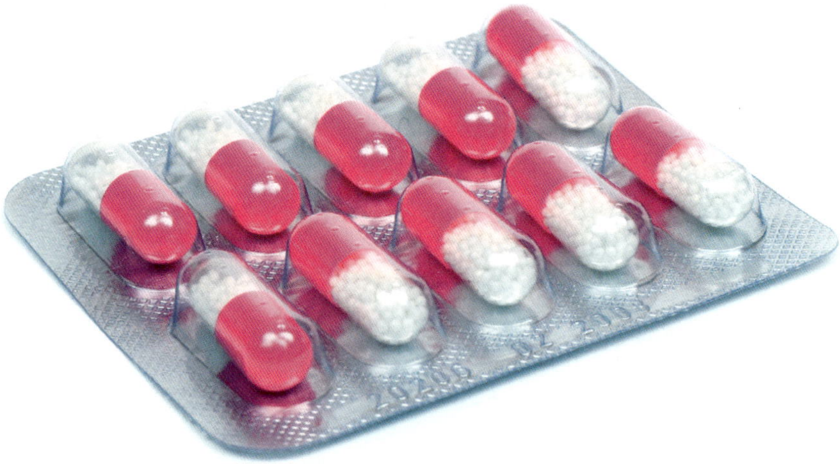

Les piqûres d'insectes et autres animaux

Les piqûres d'insectes (moustiques, guêpes, abeilles, etc.), mais également celles dues à d'autres animaux, peuvent occasionner des démangeaisons désagréables ou même douloureuses. Si la personne est allergique, elle peut développer une réaction grave.

Symptômes

La plupart du temps, on ne sent pas une piqûre de moustique, mais seulement la réaction cutanée qu'elle provoque, causée par la salive de l'insecte qui empêche le sang de coaguler. Une piqûre de guêpe ou d'abeille est en général immédiatement douloureuse à cause du venin de l'insecte. En cas de prédisposition allergique, ces piqûres peuvent même être dangereuses.

La réaction cutanée après une piqûre d'insecte se traduit par la formation d'une rougeur et d'une boursouflure autour de la piqûre avec un diamètre d'un à quinze millimètres selon l'insecte. Les piqûres de moustiques, de taons ou de fourmis sont en général anodines, mais provoquent une forte démangeaison. Chez les enfants, il se forme parfois de petites ampoules remplies d'un liquide jaunâtre. Une abeille ou une guêpe ne pique qu'une seule fois et la piqûre est souvent douloureuse. L'abeille peut laisser dans la peau une partie de son dard, parfois même avec la poche à venin.

Causes

Chez les moustiques, seules les femelles piquent. Elles ont besoin de sang pour fournir les protéines nécessaires au développement de leurs œufs. En piquant, elles sécrètent une substance qui rend les vaisseaux sanguins perméables, pour mieux sucer le sang.

Les abeilles et les guêpes n'utilisent leur dard que pour se défendre. En piquant, elles injectent dans la peau un venin douloureux.

Comment réagir en cas de piqûre d'insectes ?

- Si l'on constate la présence de démangeaisons généralisées, ou de plaques rouges sur la peau, ou d'un gonflement du visage ou de la langue, ou une sensation de malaise ou une gêne pour respirer.
- Si la personne a été piquée dans la gorge.

- Si la piqûre entraîne pour la première fois d'importantes réactions de la peau (rougeur, démangeaisons intenses).
- Si la victime est un bébé ou un enfant.
- Si la personne se sait allergique à certaines piqûres d'animaux.
- Si la personne a été piquée dans la bouche ou au cou.

- Si les piqûres provoquent une réaction localisée d'intensité habituelle.

Les autres piqueurs

Les tiques

Pour retirer une tique plantée dans la peau, il existe des tire-tiques disponibles en pharmacie. On peut également placer de l'éther ou du pétrole sur la tique, puis la retirer délicatement avec une petite pince. En cas de crainte, demandez à un médecin de le faire. Il est important de les retirer dans les 24 heures suivant la piqûre et d'immédiatement désinfecter celle-ci. La principale complication des piqûres de tiques est la maladie de Lyme qu'il faut suspecter si une rougeur étendue suit la piqûre.

Les araignées

Celles du Midi ou de Corse peuvent donner des symptômes assez importants (maux de tête, malaises, contractures musculaires, hallucinations, etc.). Le mieux est de voir un médecin.

Les scorpions

En France, aucun n'est dangereux. Appliquez de la glace sur la piqûre.

Les aoûtats

D'avril à septembre, ces petits acariens microscopiques provoquent des plaques rouges sous la ceinture, l'élastique des chaussettes, du soutien-gorge, du slip ou dans les plis de peau. Prenez une douche chaude. Si vous êtes sûr qu'il s'agit d'aoûtats, vous pouvez appliquer de la poudre Aphtiria.

Complications éventuelles

La majorité des piqûres sont bénignes. Celles d'abeilles et de guêpes peuvent entraîner une réaction allergique. Dans certains cas exceptionnels survient un œdème de Quincke (voir p. 36) ou un choc anaphylactique, la manifestation la plus grave d'une allergie. Il se caractérise par une sensation de malaise, des démangeaisons, des frissons, des sueurs, une pâleur puis une rougeur du visage, une chute de la pression artérielle, parfois des vomissements ou une crise d'asthme.

Une piqûre peut également avoir des conséquences graves si elle atteint un endroit dangereux, par exemple la gorge ou la langue où elle peut gêner la respiration.

Ce que fait le médecin

En présence d'une forte réaction allergique, il intervient avec le médicament adéquat (par exemple de la cortisone ou de l'adrénaline). Contre les démangeaisons douloureuses, les boursouflures et les réactions allergiques légères, il prescrit un médicament approprié.

Comment prévenir les piqûres d'insectes

– Appliquez sur votre peau un gel, un spray ou une solution qui chasse les insectes (insectifuges).
– Installez une moustiquaire au-dessus de votre lit et un grillage aux fenêtres pour tenir les insectes à l'écart. Veillez particulièrement à protéger les bébés.
– Les insectes sont moins nombreux du côté ombragé d'un immeuble. Aérez en ouvrant les fenêtres de ce côté-là et tenez si possible fermées celles de la façade exposée au soleil.

– L'odeur de tomates, de géraniums ou de menthe plantés sur les rebords de fenêtre éloigne les insectes.
– Branchez des appareils insectifuges électriques. Ils diffusent une substance chimique qui tue les insectes et sont efficaces pour un volume donné de la pièce.
– Si des abeilles ou des guêpes arrivent en grand nombre, ne les chassez pas en gesticulant. Les insectes piquent d'autant plus facilement. Restez calme et éloignez-vous sans courir.
– Évitez les situations qui augmentent notablement les risques de se faire piquer :
  - manger ou boire des aliments ou boissons sucrés en plein air. Si des guêpes sont présentes lors d'un pique-nique, mettez de côté un petit récipient rempli d'un aliment très sucré ou de viande, elles seront attirées par son odeur ;
  - se tenir à proximité de fruits tombés à terre ;
  - utiliser des parfums ou des produits cosmétiques parfumés ;
  - se promener pieds nus dans l'herbe.

Ce que vous pouvez faire

– Ne vous grattez pas : cela accentue ensuite la démangeaison, surtout en cas de piqûre de moustique. Pour vous soulager, frottez simplement et doucement la paume de votre main sur les piqûres.
– Humectez l'endroit de la piqûre pour rafraîchir la peau et calmer la démangeaison.
– En cas de piqûre d'abeille, enlevez avec précaution le dard s'il est resté dans la peau. Évitez surtout d'écraser la poche à venin si elle y est encore accrochée.
– Si possible, appliquez de la glace (enveloppée dans un torchon par exemple). Cela soulagera la plupart des douleurs dues à des piqûres. Attention de ne pas laisser la glace plus de quinze à vingt minutes.
– Tant que la réaction de la peau reste limitée, vous pouvez calmer les démangeaisons avec un médicament approprié.

Les piqûres d'animaux marins

Les méduses

Leurs tentacules sont remplis de petites poches urticantes. Certaines peuvent provoquer des douleurs pendant plusieurs jours et laisser des cicatrices. Si des tentacules sont restés sur la peau, retirez-les en prenant soin de ne pas les frotter (cela ferait éclater davantage de poches). Rincez à l'eau très chaude.

Les oursins

Leurs piqûres ne sont pas venimeuses mais les morceaux d'épine qui restent dans la peau peuvent être très douloureux et provoquer des infections. Essayez de les retirer avec une petite pince, ou une aiguille fine désinfectée, et désinfectez la plaie.

Les poissons venimeux (raies, rascasses, vives, etc.)

Faites tremper la partie piquée dans de l'eau très chaude pour détruire les principes actifs des venins. Vous pouvez également approcher le bout incandescent d'une cigarette tout près de la piqûre (sans brûler la peau !). La chaleur détruit le venin.

Le traitement des piqûres d'insectes

En cas de réaction localisée à une piqûre d'insecte, des traitements locaux en vente libre permettent de calmer les démangeaisons. Ils contiennent diverses substances.

– L'**hydrocortisone**, pour la famille des dermocorticoïdes. Ces médicaments sont largement utilisés sur prescription médicale pour traiter de nombreuses maladies de la peau lorsque celles-ci sont associées à une inflammation. Il existe en pharmacie des préparations vendues sans ordonnance à base d'hydrocortisone et réservées aux traitements de moins de trois jours des démangeaisons dues aux piqûres d'insectes et des coups de soleil peu étendus. Elles ne doivent pas être utilisées sans avis médical pour traiter d'autres problèmes médicaux.

– Les **antihistaminiques H1** en crème ou en gel. Les données prouvant leur efficacité sont limitées. Ils exposent à un risque de réaction allergique : si les démangeaisons persistent ou s'aggravent, il se peut qu'elles soient dues à une allergie à l'antihistaminique.

– Des **anesthésiques locaux**.

– Du **parahydroxybenzoate**, des dérivés terpéniques, etc.

Les fiches détaillées des médicaments ci-dessous sont consultables sur : www.automedication.fr

Traitements locaux : hydrocortisone

Voir p. 296.

Traitements locaux : antihistaminiques H1

- APAISYL 0,75 % gel pour application locale
- BUTIX 2 % gel pour ap17plication locale
- ISTAMYL 0,75 % gel pour application locale
- ONCTOSE crème
- ONCTOSE HYDROCORTISONE crème
- PHENERGAN 2 % crème
- SÉDERMYL 0,75 % crème

Traitements locaux : anesthésiques locaux

- NESTOSYL pommade
- QUOTANE 0,5 % crème

Traitements locaux : autres

- BOROSTYROL solution pour application locale
- CICADERMA pommade
- EURAX 10 % crème
- KÉRATOCYNÉSINE pommade
- NISASEPTOL 1 % crème
- PIPIOL solution pour application cutanée
- POMMADE AU CALENDULA PAR DIGESTION BOIRON pommade
- SYNTHOL solution pour application cutanée et bain de bouche
- VERASKIN gel pour application cutanée

Les plaies

La gravité des plaies dépend à la fois de leur profondeur et de leur localisation. Il faut savoir distinguer les plaies bénignes des atteintes plus graves qui imposent une prise en charge médicale urgente.

Symptômes

Une plaie est une effraction plus ou moins profonde de la peau.

Une excoriation cutanée (ou égratignure) touche seulement les couches superficielles de la peau. Les bords de la plaie sont alors souvent irréguliers, le saignement de faible abondance et de courte durée. Une excoriation étendue peut toutefois provoquer une douleur ressemblant à une brûlure. En général, les soins locaux suffisent.

Les plaies plus profondes (ou entailles) ont des bords, appelés aussi berges, découpés plus nettement. Les saignements sont parfois importants et la plaie souvent douloureuse. Les berges doivent, dans certains cas, être rapprochées l'une de l'autre (suture ou colle biologique) par un médecin, afin d'éviter une cicatrice inesthétique.

Une plaie peut donner lieu à d'importants saignements, notamment sur le cuir chevelu (parfois spectaculaires), au visage et aux mains. Ces saignements peuvent être d'origine veineuse, artérielle ou mixte. Les premiers sont généralement réguliers, en nappes. Les saignements artériels, plus rares, se caractérisent au contraire par une très forte pression et un débit pulsatile (le sang sort par à-coups et parfois en jet, au rythme du pouls). Ils peuvent provoquer des hémorragies importantes.

Comment réagir en cas de plaie ?

- Si la plaie provoque un saignement qui semble abondant ou pulsatile.
- Si elle est profonde et béante, ou au contraire petite mais provoquée par un objet pointu (couteau, clou, etc.).
- Si la plaie touche l'œil ou la main, quelle que soit sa profondeur.
- Si le blessé présente une pâleur du visage, des sueurs, une soif importante, des vertiges ou des petits malaises.

- Si la plaie est très souillée, ou s'il s'agit d'une morsure.
- Si la plaie se situe sur le visage, la tête ou entraîne une gêne pour mobiliser une articulation voisine.
- Si elle n'arrête pas de saigner faiblement.
- Si la personne a été vaccinée contre le tétanos depuis plus de dix ans ou s'il existe un doute sur cette vaccination.

- Si la plaie ne présente pas de caractère grave.

Causes

Les plaies peuvent être provoquées par tout objet tranchant (couteau, machine, débris de verre, etc.), par un choc (chute de vélo, coup de bâton, etc.), une morsure (humaine ou animale), etc.

Complications éventuelles

Une plaie ou une excoriation peut être suivie de complications infectieuses. L'infection, qui apparaît dans les jours qui suivent le traumatisme, se manifeste par une rougeur, une douleur et la présence éventuelle de pus. Elle est plus grave lorsqu'elle touche une articulation ou qu'elle s'accompagne d'autres signes (ganglions douloureux, fièvre). Elle survient le plus souvent à cause d'une désinfection initiale insuffisante ou de la présence d'un corps étranger dans la plaie. En cas de morsure profonde, le risque infectieux est important et justifie la prescription systématique d'antibiotiques par le médecin (voir p. 300). Toute plaie est susceptible de se compliquer et d'engendrer le tétanos chez une personne non vaccinée.
Les plaies peuvent aussi entraîner des problèmes moteurs en cas de lésions nerveuses, tendineuses ou articulaires négligées. Une plaie de la main, même d'aspect bénin, doit ainsi faire l'objet d'un examen médical minutieux.

Ce que fait le médecin

Il nettoie et explore la plaie à la recherche de corps étrangers (morceaux de verre, gravillons, etc.) et d'éventuelles lésions vasculaires, tendineuses ou nerveuses. Cette vérification est parfois réalisée sous anesthésie, notamment pour la main, au bloc opératoire. Lorsque la profondeur ou la localisation de la plaie le justifie, le médecin peut procéder à une suture à l'aide d'une colle, d'agrafes ou de fils. Il s'assure que le patient est bien vacciné contre le tétanos, sinon il procède à un rappel. Il prescrit un traitement approprié en cas d'infection.

Comment prévenir les plaies

– Ne laissez aucun objet tranchant à la portée des enfants.
– Portez un casque, des genouillères, des protège-coudes et des protège-poignets pour faire du vélo, du roller ou de la planche à roulettes.
– Respectez les consignes d'utilisation des outils dangereux (scies, râpes, tronçonneuses, etc.).
– Veillez à ce que les enfants ne courent pas avec un objet cassable, de type bouteille ou verre, à la main.

Ce que vous pouvez faire

– Si la blessure saigne par jet ou en nappes abondantes, comprimez la plaie avec une compresse stérile, ou à défaut avec un linge propre, de préférence repassé au fer. Ne faites pas de garrot. Attendez dix minutes et levez la compression doucement. Si la plaie saigne à nouveau, consultez un médecin.
– En cas d'hémorragie persistante, pratiquez une compression manuelle que vous relâchez de temps en temps en attendant les secours.
– N'appliquez rien sur une plaie (autre qu'un antiseptique incolore ou de l'eau) si elle comporte des berges éloignées nécessitant d'être rapprochée par suture ou colle biologique.
– Si la blessure ne présente pas un caractère grave, nettoyez-la à l'eau courante

avec du savon. Enlevez les souillures éventuelles avec une pincette propre. Ne désinfectez la plaie qu'après l'avoir nettoyée à l'eau et au savon et rincée soigneusement. Dans la mesure du possible, n'appliquez ni sparadrap ni pansement et laissez la plaie à l'air libre.
– Vérifiez que vous êtes à jour de vos vaccinations contre le tétanos (rappel tous les dix ans à l'âge adulte).

Les traitements antiseptique et hémostatique

L'utilisation d'un antiseptique local ne doit pas faire négliger la première étape indispensable au soin d'une plaie : le nettoyage au savon. Les antiseptiques sont très nombreux et appartiennent à des familles chimiques diverses. Ils se différencient par leur capacité à détruire un plus ou moins grand nombre de germes. Il faut toujours préférer les formes unidoses ou les petits flacons (une fois ouverts, les antiseptiques peuvent, paradoxalement, être contaminés). Il est important de respecter les modes d'emploi (pur ou dilué, rinçage, date de péremption, etc.).
Chez les personnes sans trouble connu de la coagulation, un médicament anti-saignement (hémostatique) par voie générale est inutile. La compression de la plaie pendant quelques minutes est souvent suffisante.
Les antiseptiques les plus couramment utilisés sont la chlorhexidine et l'hexamidine, ainsi que les dérivés du chlore et de l'iode.
– **La chlorhexidine** : en solution aqueuse, son application est sans douleur. Pour cette raison, elle est très utilisée chez les enfants, en particulier sous forme de spray.

Les pansements hydrocolloïdes

Il existe une nouvelle famille de pansements adhésifs, les pansements hydrocolloïdes. Ces pansements sont composés d'une couche de polyéthane sous laquelle se trouve une couche de carboxyméthylcellulose, une substance qui forme un gel au contact des liquides qui suintent d'une plaie. Ces pansements conservent l'humidité de la plaie tout en la protégeant des liquides, des germes, du froid, etc. Ils sont à laisser en place plusieurs jours de suite et accélèrent considérablement la cicatrisation. Ces produits existent depuis peu sous la forme d'un gel à appliquer sur la plaie et qui se transforme en pansement protecteur en séchant.

– **L'hexamidine** : cet antiseptique appartient à la même famille que la chlorhexidine, mais est actif sur un moins grand nombre de germes.
– **Les dérivés du chlore** : le représentant le plus connu est l'eau de Javel. Seuls les dérivés du chlore considérablement dilués (solution de Dakin) peuvent être utilisés sur des plaies. Une brûlure ou une irritation peut être ressentie lors de l'application sur des plaies étendues.
– **Les dérivés de l'iode** : ils ne doivent pas être appliqués sur des plaies étendues ou profondes afin d'éviter un passage important d'iode dans le sang, ce qui pourrait perturber le fonctionnement de la glande thyroïde. Ils donnent une coloration brune à la peau qui

s'élimine par un lavage à l'eau. Ils peuvent provoquer un eczéma de contact.

– **Les ammoniums quaternaires** : ils ne doivent pas être utilisés sur les muqueuses (bouche, vagin, gland) et peuvent donner lieu à de rares allergies.

– **L'alcool** : contrairement à une idée répandue, l'alcool à 90° est un moins bon antiseptique que l'alcool à 60° ou à 70°. Son usage, douloureux, devrait être évité sur les plaies. De plus, en provoquant la coagulation du sang, l'alcool crée une pellicule sous laquelle les germes qui n'ont pas besoin d'oxygène peuvent se développer.

– **L'eau oxygénée** (ou peroxyde d'hydrogène) est un antiseptique léger, le plus souvent utilisé pour son action anti-saignement, utile pour arrêter les hémorragies des petites plaies superficielles et pour faire sortir les petites souillures des anfractuosités de la plaie. En pharmacie, l'eau oxygénée est vendue à différents degrés de dilution (10, 20 ou 30 volumes). Seules les dilutions à 10 volumes peuvent être utilisées comme antiseptique, les solutions plus concentrées provoquant des irritations ou des brûlures en cas d'application sur des plaies. Il est normal que l'eau oxygénée mousse au contact du sang.

– **Les dérivés du mercure** (merbromine ou mercurochrome, thiomersal) font partie des antiseptiques les plus anciens. Ils sont parfois responsables de réactions allergiques et ne doivent pas être associés aux dérivés iodés.

– **Les dérivés anioniques** : ils ont une action détergente et doivent être utilisés avec prudence sur les muqueuses.

– **Le triclocarban** : ce produit ne doit pas être utilisé avec une eau trop chaude (risque de libération de substances toxiques).

– **Les colorants** : antiseptiques légers, ils ont surtout un pouvoir asséchant. Il vaut mieux ne pas les appliquer sur une plaie fraîche et récente car ils empêchent de surveiller l'apparition d'une surinfection éventuelle. Attention, ils provoquent des taches difficiles à enlever sur les vêtements.

– **Les sels de cuivre ou de zinc.**

Les fiches détaillées des médicaments ci-dessous sont consultables sur : www.automedication.fr

Chlorhexidine

- BIORGASEPT 0,5 % solution pour application cutanée
- CETAVLON ANTISEPTIE 0,5 % solution pour application cutanée
- CHLORHEXIDINE AQUEUSE GILBERT 0,05 % solution pour application cutanée
- DIASEPTYL 0,5 % gel ou solution pour application cutanée
- DOSISEPTINE 0,05 % solution pour application cutanée
- EXOSEPTOPLIX solution pour application cutanée
- HIBIDIL 0,05 % solution pour application cutanée
- HIBISCRUB 4 % solution moussante
- HIBITANE 5 % solution pour application locale à diluer
- MERFÈNE 0,05 % solution pour application cutanée
- PLUREXID 1,5 % solution pour application cutanée
- SEPTÉAL 0,5 % solution pour application cutanée
- SEPTIAPAISYL 0,05 % solution pour application cutanée
- SEPTIVON 1,5 % solution pour application cutanée

Hexamidine

- HEXAMIDINE GILBERT 0,1 % solution pour application cutanée
- HEXASEPTINE 0,1 % solution pour application cutanée
- HEXOMÉDINE 0,1 % gel ou solution pour application cutanée
- HEXOMÉDINE TRANSCUTANÉE 0,15 % solution pour application locale

Hexamidine + Chlorhexidine

- CYTÉAL ANTISEPTIQUE solution pour application cutanée

Dérivés du chlore

- AMUKINE solution pour application locale
- DAKIN COOPER STABILISÉ solution pour application locale

Dérivés de l'iode

- BÉTADINE 10 % gel pour application cutanée
- BÉTADINE 350 mg compresse imprégnée
- BÉTADINE DERMIQUE 10 % solution pour application cutanée
- BÉTADINE SCRUB 4 % solution pour application cutanée
- BÉTADINE TULLE 10 % pansement médicamenteux
- BÉTASEPTIC DERMIQUE 10 % solution pour application cutanée
- POLIODINE DERMIQUE 10 % solution pour application cutanée
- POVIDONE IODÉE MERCK 4 % solution pour application cutanée
- POVIDONE IODÉE MERCK 10 % solution pour application cutanée

Ammoniums quaternaires seuls

- CETAVLON ALCOOLIQUE 0,5 % solution pour application cutanée
- CETAVLON CONCENTRÉ 20 % solution pour application cutanée
- CETAVLON PLAIES SUPERFICIELLES 0,5 % crème
- SÉDAPLAIE solution pour application cutanée
- STERILÈNE 0,5 % solution pour application locale
- STERLANE solution pour application locale

Ammoniums quaternaires + Chlorhexidine

- BISEPTINE solution pour application locale
- DERMASPRAID ANTISEPTIQUE solution pour application cutanée
- DERMOBACTER solution pour application cutanée
- MERCRYL solution pour application cutanée
- MERCRYL SOLUTION MOUSSANTE solution pour application cutanée
- MERCRYLSPRAY solution pour application cutanée

Alcool

- ALCOOL MODIFIÉ COOPER solution pour application cutanée
- ALCOOL MODIFIÉ GIFRER solution pour application cutanée
- PHARMADOSE ALCOOL compresse imprégnée

Eau oxygénée

- DOSOXYGÉNÉE 10 volumes solution pour application cutanée
- EAU OXYGÉNÉE COOPER 10 volumes solution pour application cutanée
- EAU OXYGÉNÉE GIFRER 10 volumes solution pour application locale
- EAU OXYGÉNÉE GILBERT 10 volumes solution pour application cutanée

Dérivés du mercure

- MERCURESCÉINE GIFRER solution pour application locale
- SOLUCHROM 1,5 % solution pour application locale

Dérivés anioniques

- DERMACIDE solution pour application cutanée

Triclocarban

- SEPTIVON 0,5 % solution pour application cutanée
- SOLUBACTER 1 % solution pour application locale

Colorants

- CHROMARGON solution pour application locale
- ÉOSINE AQUEUSE GIFRER 2 % solution pour application locale
- ÉOSINE AQUEUSE GILBERT 2 % solution pour application locale
- ÉOSINE COOPER 2 % solution pour application cutanée

Sels de cuivre ou de zinc

- MÉTACUPROL comprimé effervescent pour solution pour application locale
- RAMET DALIBOUR ACIDE solution pour application locale

Parahydroxybenzoate

- NISASOL 1,5 % solution pour application cutanée

Sulfamides

- FLAMMAZINE 1 % crème
- SICAZINE 1 % crème

Autres

- ONGUENT KLC pommade
- CICATRYL pommade
- CONTRE-COUPS DE L'ABBÉ PERDRIGEON solution pour application cutanée

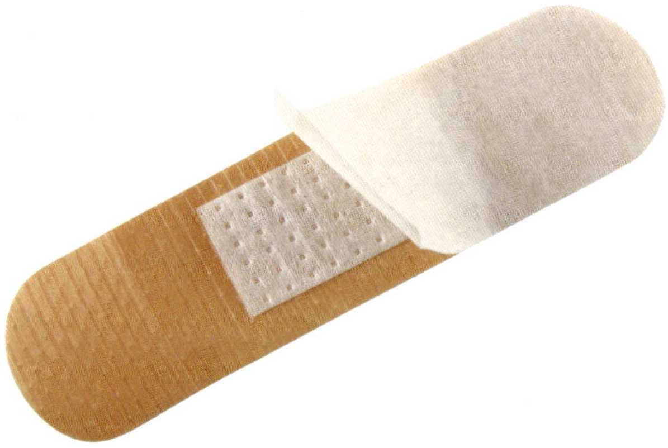

Les verrues

Fréquentes chez les enfants, les adolescents et les personnes âgées, les verrues s'avèrent généralement anodines. Elles sont toutefois contagieuses et peuvent devenir gênantes d'un point de vue esthétique. Très souvent, les verrues disparaissent spontanément au bout de quelques mois. Si ce n'est pas le cas, le médecin pourra les enlever.

Symptômes

Les verrues se présentent sous la forme de petites excroissances dures de la peau. Elles ne dépassent en général pas la taille d'une tête d'épingle, mais certaines d'entres elles peuvent atteindre celle d'un petit pois. Elles sont plates, renflées ou de forme conique ; elles se forment surtout sur les mains et les pieds.

Il existe différents types de verrues :

– Les plus courantes sont les **verrues vulgaires**, excroissances gris jaunâtre de surface irrégulière se formant surtout sur les doigts et le revers de la main. Elles poussent de façon isolée ou groupée.

– Les verrues planes, comme le ***molluscum contagiosum***, forment une excroissance plate ayant presque la couleur de la peau, d'un diamètre d'un à quatre millimètres, surtout sur les mains, sur le revers des doigts et sur le visage chez les personnes jeunes. La personne atteinte se recontamine fréquemment.

– Les **verrues plantaires** apparaissent sur la plante des pieds, pénètrent en profondeur et peuvent être très douloureuses.

Causes

Les verrues sont dues à des virus. Leur pénétration dans l'épiderme à travers des microfissures va provoquer la multiplication des cellules de la peau à un endroit donné : il se forme alors la petite excroissance caractéristique. Les virus responsables des verrues sont contagieux, ils se transmettent par contact direct avec une personne infectée ou par l'intermédiaire de squames (par exemple dans les salles de gymnastique ou les piscines). Il se passe quelques

Comment réagir en cas de verrues ?

- Si la personne n'est pas sûre que cette excroissance de la peau soit une verrue bénigne.
- Si les verrues rendent la marche difficile.
- Si les verrues ne disparaissent pas d'elles-mêmes au bout de quelques mois.

- S'il s'agit d'une verrue banale.

mois entre le moment de la contagion et l'apparition de la verrue. Les verrues se propagent aussi par auto-contagion d'une partie du corps à une autre.

Complications éventuelles

Les verrues n'entraînent en général pas de complications. Les verrues non traitées peuvent s'étendre ou contaminer d'autres parties du corps ou d'autres personnes.
Les verrues plantaires placées sur une zone d'appui peuvent entraîner des douleurs et rendre la marche difficile.

Ce que fait le médecin

Il détermine d'abord s'il s'agit vraiment de verrues, puis choisit la méthode de traitement. Il peut enlever la verrue avec une curette tranchante dans le cas du *molluscum contagiosum* ou un bistouri pour les verrues profondes, la cautériser à l'acide salycilique, la désincruster électriquement, la brûler par le froid avec de l'azote liquide (cryothérapie), la brûler à l'aide d'un laser ou la traiter avec des abrasifs et un médicament.

Les condylomes

Attention, même si elles ressemblent aux vraies verrues, les excroissances qui peuvent apparaître autour de la vulve, de l'anus ou de la verge ne sont pas des verrues comme les autres. Il s'agit de verrues génitales appelées aussi crêtes de coq, une maladie sexuellement transmissible. Vous devez consulter un dermatologue pour qu'il vous suive et vous prescrive le meilleur traitement. Évidemment, l'utilisation d'un préservatif est indispensable pour éviter la transmission à d'autres personnes.

Comment prévenir les verrues

Évitez de marcher pieds nus dans les lieux publics, piscines, saunas et salles de gymnastique. Portez des sandales et séchez-vous bien les pieds avant de vous rechausser. Cela permet également de prévenir les mycoses des pieds (voir p. 302).

Ce que vous pouvez faire

Les verrues disparaissent très souvent d'elles-mêmes, en particulier chez les enfants. Ce processus est cependant susceptible de durer des mois ou des années. De récentes études ont montré que le simple fait de maintenir une verrue sous un pansement étanche de type sparadrap suffit à les faire disparaître aussi efficacement qu'un traitement plus agressif.
Il existe en pharmacie des kits de cryothérapie à utiliser chez soi. Il s'agit de détruire la verrue en lui appliquant un embout froid (–50 °C) pendant 30 à 60 secondes.

Le traitement des verrues plantaires

Les verrues plantaires peuvent être traitées avec des verrucides locaux à base d'acide salicylique. Ces liquides agissent en brûlant les verrues. Il ne faut pas les mettre en contact avec la peau saine qui entoure la verrue. Ils ne devraient pas être appliqués sur les verrues des mains, du visage ou des organes génitaux. Chez les personnes souffrant de diabète et chez qui la cicatrisation est plus lente, un avis médical est absolument nécessaire avant d'utiliser ces médicaments. Ces médicaments ne doivent être utilisés que pour de courtes périodes. Une absence d'efficacité doit amener à consulter rapidement un médecin dermatologue ou un podologue.

Les fiches détaillées des médicaments ci-dessous sont consultables sur : www.automedication.fr

Traitements locaux : verrucides

- CORICIDE LE DIABLE solution pour application locale
- DUOFILM solution pour application locale
- FEUILLE DE SAULE CORICIDE VERRUCIDE LIQUIDE solution pour application locale
- KÉRAFILM solution pour application locale
- NITROL solution pour application cutanée
- POMMADE M.O. COCHON 50 % pommade
- SANITOS 11 % solution pour application locale
- TRANSVERCID 14,54 mg/12 mm dispositif pour application cutanée
- TRANSVERCID 3,62 mg/6 mm dispositif pour application cutanée
- VERRUFILM solution pour application locale
- VERRUPAN solution pour application locale

Homéopathie

- ABBÉ CHAUPITRE N° 79 solution buvable
- THUYA COMPLEXE N° 37 solution buvable
- VERRULIA comprimé à sucer

Méthionine

- VERRULYSE-MÉTHIONINE comprimé

Remèdes de grand-mère

Les verrues constituent un des sujets favoris des remèdes de grand-mère qui recommandent, par exemple, de les frotter tous les soirs avec une tranche de pomme de terre, de l'huile de clou de girofle, de l'ail, du jus d'aloès ou du latex de figue verte.

D'autres remèdes reposent sur un lien supposé entre le psychisme et la disparition des verrues. Les vertus de l'autosuggestion sont parfois mises en avant. Aux enfants, par exemple, on peut conseiller de faire tremper la verrue dans un verre d'eau, pendant cinq minutes tous les soirs, en affirmant que cela constitue un traitement efficace.

Les reins et les voies urinaires

Les infections de la vessie (cystites)

Les femmes sont les principales victimes des cystites, ces inflammations de la vessie le plus souvent dues à une infection bactérienne. Les cystites, qui provoquent de fréquentes envies d'aller aux toilettes et des douleurs en urinant, comptent parmi les maladies infectieuses les plus courantes.

Symptômes

Le besoin constant d'éliminer de très faibles quantités d'urine est l'un des symptômes majeur de la cystite. La miction (l'action d'uriner) s'accompagne souvent de sensations douloureuses de brûlure. L'urine peut être trouble, voire contenir un peu de sang, et sentir mauvais. La cystite peut parfois s'accompagner d'une fièvre légère (moins de 38 °C) et d'un sentiment de malaise. L'apparition de fièvre doit inciter à la vigilance.

Causes

Les femmes souffrent plus fréquemment que les hommes de cystites, souvent à répétition, car leur urètre (le canal qui relie la vessie à l'extérieur) est plus court. L'entrée de micro-organismes infectieux dans la vessie – généralement des bactéries *Escherichia coli* – s'en trouve facilitée. La grossesse, ainsi que certaines maladies, augmentent le risque de cystite : malformation des voies urinaires, calculs dans les reins ou la vessie, diabète, etc. Mais, le plus souvent, on ne trouve aucune cause précise à la cystite chez les femmes. En revanche, lorsqu'une cystite survient chez un homme, elle est souvent liée à une hyperplasie bénigne de la prostate (voir p. 326) et à une inflammation de celle-ci (prostatite).

Complications éventuelles

Dans la plupart des cas, les cystites n'entraînent pas de complications. Toutefois, en l'absence de traitement, l'infection peut remonter le long de l'uretère (le canal qui relie les reins à la vessie) et atteindre le rein : c'est la pyélonéphrite.

Comment réagir en cas de douleurs en urinant ?

- Si les symptômes s'accompagnent d'une forte fièvre, ou de vomissements, ou de douleurs dans un rein (voire dans les deux).
- Si les symptômes s'accompagnent de tremblements ou de frissons.
- Si l'urine contient du sang.
- Si les symptômes surviennent en cours de grossesse.

- Si les symptômes réapparaissent malgré le traitement prescrit par votre médecin.

- Si le problème a déjà été identifié et a fait l'objet d'une prescription en cas de récidive.

Ce que fait le médecin

Il réalise une rapide analyse d'urines à l'aide d'une bandelette et peut en prescrire une plus complète en laboratoire (ECBU, examen cytobactériologique urinaire) pour déterminer quel est le germe à l'origine de l'infection. En cas de cystite, il prescrit généralement un traitement antibiotique de courte durée (en une seule dose ou sur trois jours). Si les symptômes persistent malgré le traitement, il faut reprendre contact avec le médecin.

Comment prévenir la cystite

– Buvez plus d'un litre et demi d'eau par jour.
– Ne retenez pas un besoin d'uriner. Une vidange trop rare de la vessie favorise la prolifération des germes.
– Tenez propres les parties intimes de votre corps. Attention à l'usage excessif des produits de toilette qui irritent et facilitent la prolifération des germes. Utilisez un gel lavant doux, sans savon.
– Si vous êtes une femme et souffrez de cystites à répétition, urinez après les rapports sexuels.
– Pour les femmes, après avoir uriné ou être allée à la selle, essuyez-vous toujours d'avant en arrière, en direction de l'anus.
– Portez des sous-vêtements en coton.

Ce que vous pouvez faire

Buvez autant que possible lorsque vous êtes au tout début de la cystite. C'est la mesure la plus importante à prendre : uriner souvent empêche les germes de remonter vers les reins et de déclencher ainsi des complications.

Si l'infection s'installe (parfois en une demi-journée), réduisez les boissons en attendant que le traitement antibiotique prescrit par le médecin fasse effet.
En dehors des crises, surtout si vous avez des cystites à répétition, il faut boire au moins un litre et demi d'eau par jour en plus des boissons habituelles : c'est la meilleure prévention.

Le traitement de la cystite

La consultation d'un médecin est toujours préférable : un antibiotique urinaire adapté pourra vous être prescrit. Plusieurs familles d'antibiotiques peuvent être utilisées. De plus, si les épisodes de cystite se répètent, le médecin pourra, dans certains cas, vous apprendre à faire vous-même votre diagnostic à l'aide de bandelettes et vous prescrire un traitement antibiotique d'avance, à prendre dès les premiers symptômes ; cette forme d'automédication contrôlée est possible.

Les fiches détaillées des médicaments ci-dessous sont consultables sur : www.automedication.fr

Homéopathie

- KALIUM MURIATICUM COMPLEXE N° 41 solution buvable
- L 8 solution buvable
- POCONÉOL N° 19 solution buvable
- RUBIA COMPLEXE N° 3 solution buvable
- UVA URSI COMPLEXE N° 9 solution buvable

L'incontinence urinaire

L'incontinence urinaire est la perte involontaire d'urine. Elle touche les femmes plus que les hommes et se produit plus fréquemment après 50 ans. Il s'agit d'une affection handicapante qui est trop souvent passée sous silence. Pourtant, l'incontinence n'est pas un problème inéluctable et des solutions existent.

Symptômes

Chez les femmes, on distingue plusieurs types d'incontinence.

L'incontinence d'effort survient lors d'un effort avec augmentation de la pression abdominale (en toussant, en éternuant, en riant, en faisant du sport, etc.). Elle représente 75 % des cas d'incontinence urinaire.

L'incontinence par impériosité (ou vessie instable) se caractérise par des envies pressantes et incontrôlables et s'observe plutôt chez les femmes de plus de 65 ans.

L'incontinence mixte associe les deux formes précédentes.

Chez les hommes, l'incontinence urinaire est plus fréquente qu'on ne le pense. Elle est souvent la conséquence de difficultés à uriner (par exemple, lorsque la prostate est trop grosse, voir p. 326). La vessie ne se vide jamais complètement et ce phénomène détend le muscle chargé d'assurer sa fermeture : c'est **l'incontinence par regorgement**. L'urine s'écoule goutte à goutte, en permanence. L'incontinence d'effort se produit également chez les hommes.

Causes

L'incontinence d'effort est due à un relâchement du muscle qui ferme la vessie et des muscles du périnée. Les changements hormonaux de la ménopause contribuent à ce relâchement et expliquent la fréquence de cette forme d'incontinence chez les femmes de plus de 50 ans. Les accouchements répétés contribuent à l'apparition de ce désagrément. Pour éviter cette complication, une dizaine de séances de rééducation du périnée est systématiquement prescrite après chaque accouchement.

L'incontinence par impériosité est le résultat d'une trop grande sensibilité de la vessie qui se contracte alors qu'elle n'est pas pleine. Cette contraction déclenche l'envie d'uriner. Elle peut être liée à une autre maladie (infection urinaire ou vaginale, calcul ou polype dans la vessie, etc.). Certaines femmes sont, de par la morphologie de leur appareil urinaire, plus sujettes à l'incontinence.

Complications éventuelles

Parce qu'elle peut limiter les activités de la vie quotidienne, l'incontinence entraîne des complications d'ordre psychologique. Pour les éviter, il est préférable de consulter un médecin dès les premiers symptômes.

Ce que fait le médecin

Il recherche la cause de l'incontinence et prescrit un traitement adapté. Un travail de musculation du périnée par électrostimulation (similaire à celui proposé aux jeunes mamans) est prescrit systématiquement avant toute intervention chirurgicale. Si les muscles du périnée sont trop relâchés, une bandelette de polymère peut être posée à travers le vagin et la peau de l'abdomen lors d'une intervention chirurgicale d'une demi-heure, sous anesthésie locale ou péridurale. Cette intervention, qui doit être réalisée par un chirurgien entraîné, permet de soutenir le canal de l'urètre et de faciliter la continence.

Dans le cas d'une incontinence par impériosité, des médicaments peuvent être prescrits. Ils luttent contre la réactivité excessive de la vessie. Il existe également des appareils placés sous la peau qui envoient des petites impulsions électriques destinées à réduire l'activité de la vessie.

Dans les cas difficiles, il est conseillé de consulter un médecin urologue qui fera peut-être pratiquer un examen urodynamique (qui mesure les flux d'urine).

Comment prévenir l'incontinence urinaire

– Musclez votre périnée. Faire travailler les muscles du périnée permet de renforcer leur tonus et donc de mieux contrôler l'émission d'urine. Les exercices dits de Kegel sont faciles à réaliser (voir encadré). Ils sont très efficaces contre l'incontinence d'effort.

– Réduisez votre consommation d'alcool, de thé, de café et les colas. Ces boissons stimulent l'envie d'uriner. Évitez d'en boire plus d'une ou deux fois par jour ou supprimez-les.

– Ne buvez pas trop le soir. Cela évite à la vessie d'être trop tendue pendant la nuit. Boire suffisamment étant primordial pour la santé, mieux vaut vous désaltérer le matin et pendant l'après-midi.

– Évitez les sports qui forcent sur le périnée, tels que la course à pied, les sauts, l'aérobic, le volley-ball ou la musculation intensive.

Le traitement de l'incontinence

Le traitement médicamenteux de l'incontinence urinaire ne relève pas de l'automédication. Cependant, on trouve en pharmacie et en grande surface diverses solutions de substitution tels que des protège-slips ou des sous-vêtements étanches qui permettent de se sentir à l'aise et au sec. Mais, à long terme, ils ne peuvent remplacer un avis spécialisé.

Les exercices de Kegel

Contractez fortement les muscles de votre périnée comme si vous désiriez arrêter brusquement d'uriner. Gardez la position deux ou trois secondes avant de les relâcher. Il est recommandé de faire trois séries de quinze contractions réparties sur la journée et ce, trois fois par semaine. Réalisé régulièrement, il semble que cet exercice permette de prévenir l'incontinence.

L'hyperplasie bénigne de la prostate

La prostate est une petite glande de la taille d'une noix située sous la vessie. Chez l'homme âgé, elle devient parfois volumineuse et gêne l'émission d'urine. Cette croissance excessive est appelée hyperplasie bénigne de la prostate (HBP) ou adénome de la prostate.

Symptômes

L'HBP n'occasionne aucun symptôme pour les deux tiers des hommes de plus de 50 ans, mais les risques de voir se développer une HBP symptomatique augmentent avec l'âge : après 60 ans, 60 % des hommes souffrent de troubles de la prostate et ce chiffre passe à 90 % après 85 ans.

Le trop grand volume de la prostate gêne la vidange de la vessie : uriner devient difficile. Après avoir uriné, la sensation que la vessie n'est pas vraiment vide persiste, même en l'absence d'urine. La prostate et les parois de la vessie et de l'urètre, irritées, donnent l'impression d'avoir envie d'uriner plus fréquemment, ce qui s'avère particulièrement gênant la nuit.

Causes

Des modifications de la production d'hormones mâles, liées à l'âge, pourraient être à l'origine de l'HBP, mais cette hypothèse n'a pas encore été confirmée. Certains médicaments sont susceptibles d'aggraver ces troubles et peuvent même déclencher une rétention d'urine : n'oubliez pas de signaler à votre médecin ou à votre pharmacien les problèmes urinaires que vous rencontrez.

Complications éventuelles

Une vessie qui ne se vide pas correctement augmente le risque d'infection urinaire et de problèmes rénaux. Certains hommes qui souffrent d'HBP sont victimes de calculs urinaires dans la vessie ou d'infections à répétition. On observe parfois des problèmes de rétention urinaire et, de manière très occasionnelle, une obturation complète de l'urètre qui constitue alors une urgence médicale : c'est la rétention d'urines aiguë. Chez certains hommes, les problèmes urinaires liés à l'HBP ont des conséquences psychologiques négatives sur leur sexualité.

En général, les symptômes de l'HBP sont suffisamment mineurs pour ne pas justifier de traitement autre que les conseils mentionnés ci-dessous et ils ne s'aggravent pas avec le temps. Seuls 15 % des cas d'HBP nécessitent une prise en charge médicale pour éviter les complications.

Comment réagir en cas de difficultés à uriner chez un homme ?

- Lorsque des difficultés à uriner ou des envies pressantes interfèrent avec la vie quotidienne.

Ce que fait le médecin

Le toucher rectal permet de dépister des anomalies de la prostate. Le médecin met un gant en latex et insère un doigt dans le rectum pour palper la prostate à travers la paroi de l'intestin. Il peut ainsi repérer des modifications de sa taille et de sa consistance. Dans le cas d'une HBP, la prostate est plus volumineuse mais elle reste souple et sa forme reste inchangée. Si le médecin sent des bosses ou un durcissement, il procède à d'autres examens pour en déterminer les causes : échographie, radiographie, dosage sanguin, etc. Le toucher rectal n'est habituellement pas douloureux mais beaucoup d'hommes le redoutent.
Des médicaments sont utilisés pour tenter d'éviter ou de retarder le traitement chirurgical. Toutefois, l'intervention chirurgicale demeure le seul moyen à terme d'éliminer définitivement le problème. La technique la plus utilisée de nos jours est appelée résection transurétrale de la prostate. Un tube équipé d'une caméra et d'un scalpel est inséré dans l'urètre par le pénis et une partie de la prostate est enlevée pour libérer le passage de l'urine.

Ce que vous pouvez faire

Il n'est guère possible d'empêcher une HBP de survenir. Néanmoins, vous pouvez essayer de prévenir l'inconfort et les complications qu'elle provoque.
– Urinez quand vous en avez envie. Se retenir longtemps d'uriner peut irriter la vessie.
– Après 19 heures, buvez modérément pour éviter de devoir vous lever la nuit.
– Évitez de consommer certains aliments : les plats épicés et salés, l'alcool, les boissons riches en caféine (café, thé, colas) et le chocolat aggravent les symptômes de l'HBP.
– Faites de l'exercice. Un bon tonus musculaire permet de mieux contrôler son envie d'uriner. Évitez les sports qui « bousculent » la vessie (VTT, équitation, tennis, volley-ball, etc.).

Le traitement de l'HBP

Certains extraits de plantes peuvent contribuer à soulager les troubles liés à l'hyperplasie de la prostate. Pendant longtemps, ils ont été les seuls médicaments proposés aux patients. Le traitement médicamenteux doit être pris uniquement lorsque le médecin a diagnostiqué une hyperplasie prostatique bénigne.
Par ailleurs, des complexes homéopathiques sont traditionnellement utilisés en cas de difficultés à uriner chez les hommes.

Les fiches détaillées des médicaments ci-dessous sont consultables sur : www.automedication.fr

Extraits de plantes

- PERMIXON 160 mg gélule
- TADENAN 50 mg capsule

Homéopathie

- ABBÉ CHAUPITRE N° 82 solution buvable
- JUNIPERUS COMPLEXE N° 6 solution buvable
- POCONÉOL N° 35 solution buvable
- SABAL SERRULATA COMPOSÉ BOIRON comprimé ou granules ou solution buvable
- SABAL SERRULATA COMPOSÉ DOLISOS solution buvable
- SANTALUM COMPLEXE N° 30 solution buvable

Les voies respiratoires

La bronchite aiguë

Affection classique de l'hiver, la bronchite aiguë s'avère généralement bénigne et ne provoque qu'une toux, parfois gênante. Elle doit toutefois être surveillée et traitée, notamment chez les personnes souffrant de maladies pulmonaires chroniques. Des mesures simples et des médicaments permettent d'en atténuer les symptômes.

Symptômes

La bronchite aiguë commence souvent avec une petite toux sèche. Ensuite apparaissent des glaires, d'abord limpides ou blanchâtres. En cas de surinfection bactérienne, les sécrétions deviennent jaunâtres et purulentes. Une bronchite aiguë s'accompagne souvent d'autres symptômes, tels que fièvre, maux de tête, courbatures, rhume et maux de gorge. Elle peut aussi être associée à une trachéite, une inflammation infectieuse de la muqueuse qui tapisse la trachée. La bronchite aiguë provoque des crises de toux douloureuses qui disparaissent normalement en quelques jours. Elle peut toutefois être à l'origine d'une toux résiduelle persistante.

La bronchite touche les grosses bronches. Chez les enfants de moins de deux ans, l'inflammation touche les bronches les plus petites (les bronchioles). Cette maladie due à un virus est appelée bronchiolite (voir p. 134). Même si elle reste souvent bénigne, cette inflammation nécessite un traitement particulier.

Causes

Les bronches forment un système tubulaire ramifié conduisant l'air inspiré vers les alvéoles pulmonaires. La muqueuse qui tapisse les bronches humidifie l'air inspiré et sécrète un liquide visqueux (mucus) retenant les particules étrangères. Lorsque la muqueuse est irritée par des fumées, des gaz corrosifs ou

Comment réagir en cas de bronchite aiguë ?

- Si la toux est associée à une fièvre, ou des sueurs froides ou une gêne respiratoire.
- Si la toux est accompagnée d'un sifflement ou de douleurs en respirant.
- Si les glaires contiennent du sang.

- Si la toux et les glaires ne s'arrêtent pas après quelques jours.
- Si la personne souffre de bronchite chronique ou d'asthme.
- Si la personne est diabétique ou immunodéprimée (traitement corticoïde ou immunosuppresseur au long cours, séropositivité pour le VIH, etc.).

- Si les signes font penser à une bronchite aiguë et que la personne n'est ni âgée, ni affaiblie.

des agents infectieux, une inflammation survient. Les sécrétions augmentent et encombrent les bronches, ce qui provoque la toux (voir p. 337), nécessaire à l'évacuation de ces sécrétions.

La bronchite aiguë est à distinguer de la bronchite chronique. La bronchite aiguë est plus fréquente en hiver. Elle est généralement causée par des virus attaquant de préférence les voies respiratoires. La muqueuse irritée devient alors plus vulnérable et d'autres germes tels que des bactéries peuvent s'installer, provoquant une surinfection.

La bronchite chronique se manifeste plusieurs mois par an par une toux grasse tenace et des poussées de surinfection. Elle affecte notamment les fumeurs (toux du fumeur).

Complications éventuelles

La bronchite aiguë peut évoluer vers la pneumonie (une infection, non plus des bronches seules, mais du tissu pulmonaire), surtout chez les personnes âgées ou chez celles dont le système de défense immunitaire est affaibli. Si la toux est accompagnée d'une forte fièvre durant plus de 48 heures, on peut suspecter une pneumonie.

Ce que fait le médecin

Il pratique un examen approfondi et recherche les signes d'une maladie plus sérieuse (principalement une pneumonie). Il a parfois recours pour cela à une radiographie des poumons. Il prescrit divers médicaments permettant de traiter la gêne respiratoire et les éventuels signes associés (par exemple la fièvre). Dans le cas d'une infection bactérienne, il prescrit un traitement antibiotique.

Comment prévenir la bronchite

– Lavez-vous les mains avant de manger afin d'éviter d'avaler les germes qu'elles peuvent porter. Mettez votre main devant la bouche avant de tousser pour éviter de contaminer les autres.
– Aérez régulièrement l'appartement ou la maison, même en hiver.
– En hiver, l'humidité de l'air des locaux chauffés est insuffisante, ce qui dessèche les muqueuses bronchiques et les rend plus vulnérables à une infection. Placez des humidificateurs chez vous et dans votre local de travail durant toute la période de chauffage.
– Mouchez-vous régulièrement si votre nez est pris.
– Évitez si possible les endroits où l'air est pollué.
– Prenez des mesures pour arrêter de fumer (voir p. 22) et évitez les lieux enfumés.

Ce que vous pouvez faire

– Les mesures de prévention citées plus haut sont également utiles lorsque la bronchite aiguë est déclarée.
– Buvez suffisamment, de préférence des boissons chaudes. L'hydratation permet aux muqueuses de fabriquer un mucus plus fluide, plus facilement éliminé. De même, les fumigations avec de la vapeur d'eau sont un bon moyen de faciliter l'élimination des sécrétions.
– Au tout début de la bronchite, surtout s'il y a une trachéite associée, la toux peut être sèche et troubler votre sommeil. Dans ce cas, et seulement dans ce cas, prenez un antitussif durant un court laps de temps. Lorsque la toux devient grasse et produit des glaires, les antitussifs sont fortement

déconseillés car c'est la toux qui nettoie les bronches.

– Les fluidifiants bronchiques permettraient de liquéfier les mucosités et de les éliminer plus aisément.

Le traitement des bronchites aiguës

La pratique de l'automédication lors de bronchite aiguë repose sur l'utilisation de divers médicaments.

– **Les médicaments de la toux** qui sont répertoriés p. 339 (pour les adultes) et p. 188 (pour les enfants).

– **Les inhalations** : elles permettent de décongestionner les voies aériennes supérieures et peuvent avoir un effet bénéfique comme dans le traitement du rhume.

– **Des médicaments expectorants** : ils facilitent l'élimination des sécrétions bronchiques.

– **Les traitements adjuvants** : ce sont des médicaments composés de dérivés des terpènes, des substances aromatiques d'origine végétale (essences de pin, de serpolet, de niaouli, d'eucalyptus, etc.) qui ont des propriétés antiseptiques des voies respiratoires. Les terpènes sont parfois associés à d'autres substances telles que la belladone ou la diprophylline dont les effets indésirables doivent être pris en compte.

– **Les révulsifs** : appliqués sur la poitrine ou sur le cou, ils provoquent un afflux de sang dans les vaisseaux sanguins superficiels, ce qui procure une sensation de chaleur locale. Les révulsifs contenant du camphre ou du menthol ne doivent pas être utilisés chez l'enfant de moins de sept ans sans avis médical. Leur usage est moins fréquent qu'autrefois.

– **Des médicaments de phytothérapie et d'homéopathie** sont également proposés en traitement d'appoint des affections bronchiques.

Remèdes de grand-mère

La tradition populaire recommande les inhalations de vapeur d'eau contenant de la camomille, du thym ou des huiles essentielles pour dégager les voies respiratoires supérieures.

Les fiches détaillées des médicaments ci-dessous sont consultables sur : www.automedication.fr

Révulsifs

- ACTIVOX pommade
- AUTOPLASME VAILLANT cataplasme
- BRONCHODERMINE pommade
- DINACODE crème
- PECTODERME pommade
- SINAPISME RIGOLLOT cataplasme
- VASELINE CAMPHRÉE MONOT 10 % pommade
- VICKS VAPORUB pommade

Inhalations par fumigation

- AROMASOL solution pour inhalation
- BALSOFUMINE MENTHOLÉE 1 % et 4 % solution pour inhalation
- BALSOFUMINE SIMPLE solution pour inhalation
- BALSOLÈNE solution pour inhalation
- CALYPTOL INHALANT émulsion pour inhalation
- ESSENCE ALGÉRIENNE solution pour inhalation
- GOMENOL liquide pour inhalation

- HUMEX FOURNIER tampon imprégné pour inhalation
- MÉDIFLOR N° 16 RHUME solution pour inhalation
- MYRTINE INHALANTE solution pour inhalation
- PÉRUBORE INHALATION comprimé pour inhalation
- SULFURYL INHALANT comprimé effervescent pour inhalation
- VICKS INHALER tampon imprégné pour inhalation

Traitements adjuvants

- BRONCHODERMINE suppositoire Adulte
- BRONCHORECTINE AU CITRAL suppositoire Adulte
- COQUELUSÉDAL suppositoire Adulte
- EUCALYPTINE suppositoire Adulte
- GOMENOL RECTAL 600 mg suppositoire Adulte
- GOUTTES AUX ESSENCES solution buvable
- OZOTHINE sirop
- OZOTHINE 60 mg suppositoire Adulte
- OZOTHINE À LA DIPROPHYLLINE comprimé
- OZOTHINE À LA DIPROPHYLLINE suppositoire Adulte
- PHYTOTUX sirop
- TROPHIRÈS suppositoire Adulte

Expectorants

- ALMA 2 mg pâte à mâcher
- DAZEN comprimé
- FLUISÉDAL SANS PROMÉTHAZINE sirop
- GUÉTHURAL 300 comprimé
- PÂTES PECTORALES OBERLIN 2 mg pâte orale
- PNEUMASEPTIC sirop
- PULMOFLUIDE SIMPLE solution buvable
- TERPINE GONNON 0,5 % solution buvable
- TERPONE sirop
- TERPONE suppositoire Adulte

Homéopathie

- ABBÉ CHAUPITRE N° 90 solution buvable
- BORIPHARM N° 12 granules
- CETRARIA COMPLEXE N° 61 solution buvable
- KREOSOTUM COMPLEXE N° 62 solution buvable
- POCONÉOL N° 16 solution buvable
- POCONÉOL N° 53 solution buvable I
- POCONÉOL N° 9 solution buvable

Phytothérapie

- ACTIVOX LIERRE sirop
- ARKOGÉLULES EUCALYPTUS gélule
- ARKOGÉLULES MARRUBE BLANC gélule
- BORIBEL N° 2 PECTORALE tisane
- PECTOFLORINE tisane
- PROSPAN sirop

Le refroidissement et la grippe

Il convient de distinguer un « refroidissement » banal provoquant éventuellement « un état grippal » de la vraie grippe, nettement plus agressive et plus grave. Il n'existe pas de traitement sans ordonnance pour se débarrasser des virus responsables de la grippe, mais la vaccination, recommandée chez les sujets âgés et fragiles, permet d'éviter l'infection.

Symptômes

Un refroidissement commence le plus souvent avec un sentiment de malaise, de la fatigue et des petits frissons. Puis apparaissent des maux de gorge, une toux ou un rhume, éventuellement des courbatures ou des maux de tête. Parfois, ces symptômes s'accompagnent de fièvre et nécessitent de garder le lit quelques jours. Lors d'une vraie grippe, les mêmes symptômes se manifestent d'une manière plus intense, et la guérison est plus lente. La personne se sent beaucoup plus fatiguée, la fièvre est nettement plus forte et les courbatures très marquées.

Causes

Les simples refroidissements, tout comme la grippe, sont causés par des virus qui se transmettent aisément d'une personne à l'autre par les minuscules gouttelettes projetées dans l'air en éternuant ou en toussant. C'est notamment pour cela qu'ils se manifestent plus fréquemment à la mauvaise saison où les locaux sont moins aérés et où nous vivons plus les uns près des autres dans des milieux confinés.

Complications éventuelles

Un refroidissement constitue certes un désagrément, mais il guérit dans la

Comment réagir en cas de refroidissement ou de grippe ?

15 ou 112	Si les signes du refroidissement ou de la grippe s'accompagnent d'une forte fièvre, ou d'une raideur de la nuque, ou de vomissements, ou d'une diminution de la force musculaire, ou d'une sensation de malaise, de troubles de la marche ou de l'élocution.
	Si les signes du refroidissement ou de la grippe s'accompagnent d'une fièvre qui ne descend pas en dessous de 39 °C.
	Si les signes du refroidissement ou de la grippe ne s'atténuent pas après quelques jours d'automédication.
	Si les signes font penser à un refroidissement et si la personne n'est ni âgée, ni affaiblie.

plupart des cas sans complication et en l'espace de huit à dix jours. La fatigue et l'altération de l'état général peuvent parfois favoriser une surinfection bactérienne, une sinusite ou une pneumonie. Une grippe sévère peut représenter une maladie très sérieuse, notamment chez des personnes âgées ou chez celles dont les défenses immunitaires sont affaiblies.

Ce que fait le médecin

Il procède à un examen approfondi afin de s'assurer de l'absence d'éventuelles complications. En cas de surinfection bactérienne, le médecin peut envisager un traitement antibiotique. Dans certains cas, il peut prescrire un traitement contre le virus de la grippe.

Comment les prévenir

– En hiver, l'humidité de l'air des locaux chauffés est insuffisante, ce qui dessèche les muqueuses bronchiques et les rend plus vulnérables à une infection. Placez des humidificateurs chez vous ou sur votre lieu de travail durant toute la période de chauffage.
– Habillez-vous chaudement durant la saison froide, le froid humide pouvant diminuer la résistance du corps aux agents infectieux. Pour la même raison, changez-vous immédiatement après avoir fourni un effort qui vous a fait transpirer. En effet, l'évaporation de la sueur refroidit la surface du corps.
– Adoptez une alimentation équilibrée pour soutenir vos défenses naturelles.
– Vous pouvez surtout vous faire vacciner contre la grippe. La vaccination antigrippale est recommandée chez les personnes âgées de plus de 65 ans, chez les personnes fragiles atteintes de maladies chroniques, chez les professionnels de santé et les personnes travaillant sur des bateaux de croisière ou des avions.

Pourquoi se faire vacciner tous les ans ?

Les virus qui causent la grippe ne sont pas stables. Ils mutent régulièrement, ce qui explique qu'ils soient légèrement différents d'une année sur l'autre. Grâce au suivi mondial de ces agents infectieux, on peut prévoir quel type de virus provoquera l'épidémie annuelle de grippe et préparer le vaccin adéquat.

Ce que vous pouvez faire

– En cas de refroidissement ou de grippe, il est habituellement recommandé de se reposer et de se réhydrater en absorbant des boissons chaudes et sucrées.
– La prise d'un médicament contre la fièvre soulagera également les courbatures et les éventuels maux de tête (voir la liste des médicaments p. 125).
– En cas de toux sèche gênante, il est possible de prendre pendant quelques jours un antitussif (voir la liste des médicaments p. 339).

Le traitement et la prévention de la grippe

La vaccination annuelle est le meilleur moyen de se protéger contre la grippe. Le vaccin est remboursé aux personnes de plus de 65 ans et à celles qui souffrent de certaines maladies chroniques.

Le traitement de la grippe repose essentiellement sur celui des symptômes et consiste à prendre des médicaments contre la fièvre (paracétamol, aspirine ou ibuprofène, voir p. 124) et des antitussifs le cas échéant (voir p. 339).

Des médicaments homéopathiques, ou à base de plantes et d'oligoéléments sont proposés pour les états grippaux.

Les fiches détaillées des médicaments ci-dessous sont consultables sur : www.automedication.fr

Vaccins contre la grippe

- AGRIPPAL suspension injectable
- FLUARIX suspension injectable
- FLUVIRINE suspension injectable
- GRIPGUARD suspension injectable
- IMMUGRIP suspension injectable
- INFLUVAC suspension injectable
- MUTAGRIP suspension injectable
- PRÉVIGRIP suspension injectable
- TÉTAGRIP suspension injectable
- VAXIGRIP suspension injectable

Homéopathie

- ACONITUM COMPOSE BOIRON comprimé ou granules ou solution buvable
- ACONITUM COMPOSE DOLISOS solution buvable
- BORIPHARM N° 1 granules
- DOLIFÉBRIL comprimé sublingual
- HIVERNUM solution buvable
- HOMÉOGRIPPE comprimé
- HOMÉOMUNIL granules
- INFLUDO solution buvable
- L 52 solution buvable
- OSCILLOCOCCINUM globules
- PARAGRIPPE comprimé ou globules
- POCONÉOL N° 44 solution buvable
- POCONÉOL N° 48 solution buvable

Phytothérapie

- ARKOGÉLULES SAULE gélule
- ÉLUSANES QUINQUINA gélule
- ÉLUSANES SAULE gélule
- FITOFÉBRIL solution buvable
- GRIPPONYL poudre pour suspension buvable

Oligoéléments

- GRANIONS D'ARGENT solution buvable
- GRANIONS DE BISMUTH solution buvable
- GRANIONS DE CUIVRE solution buvable
- MICROSOL CUIVRE solution buvable
- OLIGO-ESSENTIELS CUIVRE solution buvable
- OLIGOGRANUL CUIVRE comprimé
- OLIGOSOL BISMUTH solution buvable
- OLIGOSOL CUIVRE solution buvable
- OLIGOSTIM CUIVRE comprimé sublingual

La toux de l'adulte

La toux est la réaction normale à une irritation des voies respiratoires, en particulier au niveau des bronches, le plus souvent en lien avec une infection ou une allergie. Elle permet d'éliminer les sécrétions des bronches et facilite ainsi la respiration. Les médicaments contre la toux doivent être utilisés avec précaution.

Symptômes

Il existe de nombreuses formes de toux qui peuvent être regroupées en deux familles : les **toux sèches** (sans production de glaires) et les **toux grasses** (avec production de glaires). Ces dernières sont utiles car elles dégagent les voies respiratoires et contribuent à la guérison. Cependant, toux sèches et toux grasses peuvent devenir épuisantes, surtout lorsque des quintes se déclenchent la nuit et perturbent le sommeil.

Causes

La toux n'est pas une maladie mais un symptôme provoqué par une irritation de la gorge, de la trachée, des bronches ou, parfois, des oreilles. De nombreuses maladies peuvent déclencher une toux :

– Un refroidissement ou une grippe (voir p. 334) ; la toux s'accompagne alors souvent de fièvre, de maux de tête ou de courbatures.

– Un rhume (voir p. 273), une bronchite (voir p. 330), une pneumonie, une coqueluche, etc.

– L'asthme, pour lequel la toux, généralement sifflante, peut être le premier signe d'une crise qui se traduit alors par des difficultés respiratoires potentiellement graves.

– Les bronchites chroniques. La toux qui accompagne les bronchites chroniques

Que faire en cas de toux chez un adulte ?

- Si la toux s'accompagne de difficultés pour respirer ou pour avaler (15 ou 112).
- Si la toux est apparue très brutalement sans cause évidente ou dans un contexte évoquant une possible fausse route (passage d'aliments dans les voies respiratoires).

- Si la toux s'avère pénible ou empêche de dormir.
- Si la toux persiste après quelques jours d'automédication.
- Lorsqu'on observe une petite toux sèche et répétitive chez une personne âgée.
- Si les crachats contiennent du sang.

- Si la toux survient au cours d'un refroidissement et vient de débuter.

est très grasse. La production de glaires persiste plusieurs mois dans l'année jusqu'à devenir quasi-permanente.
– Une allergie.
– Des problèmes cardiaques (en particulier chez les personnes âgées).
– Lorsqu'un corps étranger est inhalé, il provoque également des accès répétés de toux (voir p. 162).
– Le froid ou des substances irritantes pour les voies respiratoires (fumée, poussière, par exemple) sont aussi à l'origine de toux.
– La nervosité, une timidité excessive ou un tic nerveux.
– Certains médicaments (par exemple contre l'hypertension artérielle) peuvent être à l'origine de toux.

Complications éventuelles

Quand la toux est importante, elle peut provoquer une irritation de la gorge et une insomnie. Une toux qui se manifeste dans le cadre d'une infection courante n'entraîne généralement pas d'autres complications. Celles qui peuvent survenir sont liées non pas à la toux elle-même mais à sa cause et varient selon les cas.

Ce que fait le médecin

Il examine le patient, inspecte sa gorge et ausculte ses poumons. Dans de rares cas, il peut être amené à demander une analyse de sang et une radiographie des poumons (s'il suspecte une pneumonie).
La toux, en particulier lorsqu'elle est grasse et bien supportée, est utile. Pour faciliter l'élimination des glaires, le médecin peut prescrire des fluidifiants bronchiques (voir ci-dessous). La prescription de médicaments destinés à diminuer ou supprimer la toux (antitussifs) ne se fait que lorsque celle-ci est sèche. Leur usage n'est pas conseillé en cas de toux grasse.

Comment prévenir la toux

La prévention de la toux passe par la prévention de sa cause. On peut néanmoins insister sur le fait que certaines affections des voies respiratoires associées à une toux sont dues à la fumée de tabac. Prenez les mesures nécessaires pour arrêter de fumer (voir p. 22).

Ce que vous pouvez faire

– Le miel a un effet adoucissant : une tisane préparée avec du jus de citron et de l'eau chaude à parts égales et sucrée au miel peut soulager une toux légère d'irritation.
– Si vous souffrez d'accès de toux nocturne, surélevez la tête de votre lit ou redressez votre buste avec des oreillers.
– Humidifiez votre logement et votre lieu de travail avec un humidificateur ou un linge mouillé posé sur un radiateur.
– En cas de toux sèche, prenez un antitussif, mais ne prolongez pas ce traitement plus de quelques jours.
– En cas de toux grasse, un médicament qui fluidifie les glaires et facilite ainsi l'expectoration des sécrétions peut éventuellement être utile.
– Ne prenez pas de médicaments si la cause de la toux est inconnue.

Les traitements de la toux

Les médicaments utilisés pour traiter **la toux sèche** sont des antitussifs. Ils diminuent le réflexe de la toux en agissant sur ses centres situés dans le cerveau.

Aucun antitussif ne doit être utilisé plus de quelques jours sans avis médical.
Ils se divisent en plusieurs catégories :
– Les **antitussifs opiacés** qui contiennent de la codéine, du dextrométorphane, de l'éthylmorphine, de la noscapine ou de la pholcodine ; ils ne doivent pas être utilisés en cas d'insuffisance respiratoire ou de toux liée à l'asthme. Ils entraînent parfois une somnolence, gênante en cas de conduite automobile ou d'utilisation de machines. Les sirops contenant du dextrométorphane peuvent être privilégiés dans cette catégorie, car leur substance présente moins d'effets indésirables.
– Les **antitussifs antihistaminiques** qui, en raison de leur effet sédatif, sont plutôt recommandés en cas de toux sèche et irritante survenant la nuit. Ils ont des effets dits atropiniques (sécheresse des muqueuses, constipation, risque de blocage des urines, troubles visuels, par exemple) qui expliquent certaines contre-indications (glaucome à angle fermé, adénome de la prostate).
– Les **antitussifs non opiacés non antihistaminiques** ; ils présentent généralement moins d'effets indésirables. On en trouve certains qui associent la substance antitussive à un fluidifiant bronchique. Cette association n'est pourtant pas logique.
En cas de **toux grasse**, les sirops contenant des fluidifiants bronchiques peuvent être utilisés. Ils sont destinés à diminuer la viscosité des sécrétions et à faciliter leur expectoration. Leur usage est rarement indispensable.
Pour le traitement de la toux de l'enfant, voir p. 187.

Les fiches détaillées des médicaments ci-dessous sont consultables sur : www.automedication.fr

Antitussifs opiacés : codéine

- CAMPHODIONYL sirop
- CODEDRILL SANS SUCRE 0,1 % solution buvable
- DINACODE AVEC CODÉINE sirop Adulte ou suppositoire
- EUCALYPTINE LE BRUN sirop
- EUPHON gélule ou sirop
- NÉO-CODION comprimé ou sirop Adulte
- PADÉRYL comprimé ou sirop
- PNEUMOPAN sirop
- POLÉRY sirop Adulte
- PULMOBAILLY solution buvable
- PULMOSÉRUM solution buvable
- THIOPECTOL sirop
- TUSSIPAX comprimé ou sirop

Antitussifs opiacés : dextrométorphane

- ACTIVOX TOUX SÈCHE 15 mg/5 ml sirop
- ATUXANE sirop
- CAPSYL 15 mg capsule
- DEXIR sirop Adulte
- DEXTROCIDINE 0,3 % sirop
- DEXTROMETHORPHANE ARROW 0,2 % sirop Adulte
- DRILL TOUX SÈCHE sans sucre 15 mg/5 ml sirop Adulte
- ERGIX TOUX SÈCHE gélule ou sirop Adulte
- FLUDITEC TOUX SÈCHE 0,15 % solution buvable
- HUMEX TOUX SÈCHE DEXTROMÉTHORPHANE sirop Adulte
- NODEX sirop
- NORTUSSINE sirop Adulte
- PULMODEXANE TOUX SÈCHE sans sucre solution buvable
- TUSSIDANE 1,5 mg/ml sirop
- TUSSIDANE sans sucre 3 mg/ml solution buvable
- TUXIUM 30 mg capsule
- VICKS TOUX SÈCHE 0,133 % sirop

Antitussifs opiacés : éthylmorphine

- ÉPHYDION comprimé ou sirop ou solution buvable
- SIROP PETER'S 0,049 % sirop
- VÉGÉTOSÉRUM sirop Adulte

Antitussifs opiacés : pholcodine

- ATOUXX capsule molle Adulte
- ATOUXX TOUX SÈCHE sirop Adulte
- BIOCALYPTOL sirop
- CLARIX sirop
- CLARIX sans sucre sirop
- CODOTUSSYL TOUX SÈCHE sirop
- DIMÉTANE sans sucre sirop
- HEXAPNEUMINE sirop Adulte
- HUMEX TOUX SÈCHE PHOLCODINE sirop Adulte
- PHARMAKOD TOUX SÈCHE 0,12 % sirop Adulte
- PHOLCODINE IREX 0,12 % sirop
- PHOLCODINE WINTHROP 0,12 % sirop
- PHOLCODYL sirop
- PULMOSODYL sirop
- RESPILÈNE sirop Adulte
- RHINATHIOL TOUX SÈCHE PHOLCODINE 0,12 % sirop Adulte
- SIROP DES VOSGES TOUX SÈCHE sans sucre sirop
- TROPHIRÈS sirop Adulte

Antitussifs opiacés avec antihistaminiques

- BRONCALÈNE sirop Adulte
- BRONCALÈNE sans sucre sirop Adulte
- HEXAPNEUMINE sirop Adulte
- PNEUMOPAN sirop
- RHINATUX gélule
- TUSSISÉDAL sirop

Antitussifs antihistaminiques

- FLUISÉDAL sirop
- RHINATHIOL PROMÉTHAZINE sirop
- SIROP TEYSSEDRE sirop
- THÉRALÈNE 0,05 % sirop
- TOPLEXIL 0,33 mg/ml sirop

Antitussifs non antihistaminiques non opiacés

- PAXÉLADINE sirop ou gélule
- PECTOSAN TOUX SÈCHE sirop Adulte
- TOCLASE TOUX SÈCHE solution buvable
- VICKS pectoral sirop

Autres antitussifs : homéopathie et phytothérapie

- ABBÉ CHAUPITRE N° 35 solution buvable
- ACTIVOX LIERRE sirop
- ARKOGÉLULES BOUILLON BLANC gélule
- ARKOGÉLULES BOURGEONS DE PIN gélule
- ARKOGÉLULES MAUVE gélule
- ARKOGÉLULES THYM gélule
- BAUDRY PÂTE PECTORALE pâte à sucer
- BORIBEL N° 2 PECTORALE tisane
- DROSERA COMPLEXE N° 64 solution buvable
- DROSERA COMPOSÉ BOIRON comprimé ou granules ou solution buvable
- DROSERA COMPOSÉ DOLISOS solution buvable
- DROSETUX sirop
- HÉLICIDINE sirop
- HOMÉOGÈNE 14 comprimé
- IPECA COMPLEXE N° 65 solution buvable
- IPECA COMPOSÉ BOIRON comprimé ou granules ou solution buvable
- IPECA COMPOSÉ DOLISOS solution buvable
- MYOSOTIS COMPLEXE N° 63 solution buvable
- PÂTES PECTORALES BOIRON pâte à sucer (mandarine ou réglisse)
- PECTOFLORINE tisane
- PERTUDORON solution buvable
- PHYTOTUX solution buvable
- POCONÉOL N° 20 solution buvable
- PROSPAN sirop
- PULMO-DRAINOL solution buvable
- RÉGLISSE SAMBUCUS BOIRON pâte à sucer
- STODAL granules ou sirop
- TUSSIDORON sirop

Fluidifiants bronchiques

- ACÉTYLCYSTÉINE ARROW 200 mg comprimé effervescent

- ACÉTYLCYSTÉINE BIOGARAN 200 mg comprimé effervescent ou poudre pour solution buvable
- ACÉTYLCYSTÉINE EG 200 mg poudre pour solution buvable
- ACÉTYLCYSTÉINE G GAM 100 mg ou 200 mg granulé pour solution buvable
- ACÉTYLCYSTÉINE HEXAL SANTÉ 200 mg granulé pour solution buvable
- ACÉTYLCYSTÉINE MERCK 200 mg comprimé effervescent sécable ou poudre pour solution buvable
- ACÉTYLCYSTÉINE RATIOPHARM 200 mg poudre pour solution buvable
- ACÉTYLCYSTÉINE SANDOZ 200 mg comprimé effervescent ou granulé pour solution buvable
- ACÉTYLCYSTÉINE TÉVA 200 mg granulé pour solution buvable
- ACTIVOX EXPECTORANT sirop Adulte
- AMBROXOL 0,6 % solution buvable Génériques
- AMBROXOL 30 mg comprimé Génériques
- AMBROXOL BIOGARAN sans sucre 0,3 % solution buvable
- AMBROXOL EG sans sucre 0,3 % solution buvable
- AMBROXOL TEVA 0,3 % solution buvable
- BISOLVON 8 mg comprimé
- BRONCATHIOL EXPECTORANT solution buvable
- BRONCHOKOD 5 % solution buvable Adulte
- BRONCHOKOD sirop Adulte
- BRONCOCLAR 200 mg granulé pour suspension buvable
- BRONCOCLAR sirop Adulte
- BRONKIREX sans sucre 5 % sirop Adulte
- CARBOCISTÉINE 5 % sirop Génériques
- CARBOCISTÉINE 5 % sans sucre solution buvable Génériques
- CODOTUSSYL EXPECTORANT 5 % sirop Adulte
- DIMOTAPP EXPECTORANT 5 % sirop Adulte
- DRILL EXPECTORANT 5 % sirop Adulte
- DRILL EXPECTORANT sans sucre 5 % solution buvable Adulte
- ERGIX EXPECTORANT sans sucre 5 % solution buvable Adulte
- EXOMUC 200 mg comprimé effervescent ou granulé pour solution buvable
- EXOTOUX solution buvable
- FLUDITEC EXPECTORANT 5 % sirop
- FLUIMUCIL 2 % solution buvable Adulte
- FLUIMUCIL 200 mg comprimé effervescent ou granulé pour solution buvable
- HUMEX EXPECTORANT sans sucre 100 mg comprimé à sucer
- HUMEX EXPECTORANT sirop Adulte
- MÉDIBRONC sirop Adulte
- MUCICLAR 5 % sirop Adulte
- MUCICLAR sans sucre 5 % solution buvable
- MUCITUX 50 mg comprimé
- MUCOLATOR 200 mg poudre pour solution buvable
- MUCOMYST 100 mg/5 ml poudre pour solution buvable
- MUCOMYST 200 mg comprimé effervescent ou poudre pour solution buvable
- MUCOSPIRE 200 mg granulé pour solution buvable
- MUCOTHIOL 150 mg poudre orale
- MUCOTHIOL 200 mg comprimé
- MUXOL 0,3 % solution buvable
- MUXOL 30 mg comprimé
- PECTOSAN EXPECTORANT 5 % sirop Adulte
- PECTOSAN EXPECTORANT sans sucre 5 % solution buvable Adulte
- PHARMAKOD EXPECTORANT 5 % sirop Adulte
- RHINATHIOL EXPECTORANT 375 mg gélule
- RHINATHIOL EXPECTORANT 5 % sirop Adulte
- RHINATHIOL EXPECTORANT sans sucre 5 % sirop Adulte
- SOLMUCOL 100 mg granulé pour solution buvable
- SOLMUCOL 2,5 % poudre et sirop pour solution buvable
- SOLMUCOL 200 mg granulé pour solution buvable
- SURBRONC 30 mg comprimé sécable
- SURBRONC 60 mg granulé pour solution buvable
- SURBRONC solution buvable
- TIXAIR 200 mg comprimé
- TUSSILÈNE sirop Adulte
- TUSSILÈNE sans sucre 5 % solution buvable Adulte
- VECTRINE 300 mg gélule ou poudre pour suspension buvable
- VICKS expectorant sirop Adulte

Les yeux

Les yeux rouges ou collés

Protégé par les paupières, l'œil est néanmoins un organe fragile, sensible aux infections, aux allergies et à d'autres maladies. Il peut être le siège d'une inflammation déclenchant une rougeur, un écoulement de larmes ou de pus. Dans tous les cas, une consultation médicale s'impose.

Symptômes

L'œil rouge est un symptôme que l'on rencontre dans un grand nombre de maladies des yeux, des plus bénignes aux plus graves. La rougeur est généralement due à la dilatation des vaisseaux sanguins de la conjonctive, fine membrane recouvrant la partie antérieure de l'œil. On parle alors de conjonctivite. Elle se caractérise par une rougeur qui peut être associée ou non à des picotements, à des démangeaisons, à un gonflement des paupières, à une douleur, à un écoulement de larmes ou de pus jaunâtre pouvant souder transitoirement les paupières, voire à une baisse de la vue. L'œil peut également devenir rouge vif du fait d'une hémorragie localisée plus ou moins profondément. Dans ce cas, la coloration est le plus souvent brutale.

Causes

Les conjonctivites peuvent être provoquées par des virus, des bactéries, des pollens ou des poussières, ainsi que par une exposition excessive au vent, au soleil ou à la fumée. La **conjonctivite allergique** associe une rougeur, des picotements, un larmoiement et d'autres signes allergiques comme un écoulement du nez ou des éternuements.

Comment réagir face à des yeux rouges ou collés ?

- Si la rougeur de l'œil s'accompagne de douleur, ou d'une diminution de la vision, ou d'une sensation d'éclairs ou de halo.
- Si la rougeur s'accompagne d'une vision trouble, ou d'une gêne à la lumière, ou de maux de tête ou de vomissements (15 ou 112).

- Si les yeux sont collés le matin ou si les sécrétions persistent dans la journée.
- Si les yeux sont rouges et si la personne ressent une fatigue oculaire.
- Si une conjonctivite allergique ne cède pas au bout de 48 heures d'automédication.
- Si la paupière est gonflée, rouge et douloureuse.

- Si le problème a déjà été identifié par le médecin comme une conjonctivite allergique.

La **conjonctivite virale** peut être associée à une rhinopharyngite ou à une autre maladie virale. Contagieuse, elle peut se transmettre par contact entre les yeux et les mains ou en piscine, lieu où l'on peut également développer des irritations dues aux produits chlorés de désinfection de l'eau.

La **conjonctivite bactérienne** peut être due à de nombreuses bactéries. Elle se caractérise, en plus de la rougeur et de la démangeaison, par un écoulement purulent pouvant souder transitoirement les paupières en se collant dans les cils pendant la nuit.

Enfin, la persistance d'yeux rouges liée à une fatigue oculaire, associée parfois à des maux de tête, peut être la conséquence d'un défaut de vision ou d'une simple sécheresse des yeux (voir p. 349). Dans tous les cas, un diagnostic par le médecin s'impose.

Par ailleurs, certaines maladies, limitées ou non aux yeux, peuvent entraîner une rougeur, une douleur ou une baisse de la vue. Seul le médecin pourra déterminer réellement quelle est la cause de vos troubles.

Complications éventuelles

Les conjonctivites provoquées par des influences climatiques, telles que le vent ou le soleil, ainsi que les conjonctivites allergiques n'entraînent en général pas de complications. En revanche, une conjonctivite infectieuse, qu'elle soit d'origine bactérienne ou virale, doit être traitée rapidement pour éviter des complications.

L'orgelet

Si votre paupière présente un gonflement rouge et douloureux, il peut s'agir d'un orgelet. D'origine bactérienne, l'orgelet est sans gravité et disparaît généralement de lui-même au bout d'une semaine ou deux. Mais il récidive souvent en l'absence de traitement antibiotique approprié. N'essayez jamais de percer un orgelet vous-même. En attendant de consulter le médecin, vous pouvez appliquer des compresses d'eau bouillie tiède pour vous soulager ou une pommade ophtalmique (voir p. 348).

Ce que fait le médecin

Il interroge le patient sur ses antécédents d'affections oculaires et non oculaires, sur les circonstances de survenue des troubles, sur les signes associés. Il peut examiner l'œil avec des appareils spécialisés (ophtalmoscope, lampe à fente) et procède, si nécessaire, à des tests diagnostiques à l'aide de différents collyres. Il prélève parfois du pus qui sera mis en culture pour identifier l'antibiotique le plus adapté.

Ce que vous pouvez faire

– Lavez-vous les mains avant et après avoir touché à un œil infecté.

– Pour nettoyer les yeux collés atteints de conjonctivite, vous pouvez utiliser des compresses imbibées d'eau bouillie ou de soluté physiologique. Après avoir nettoyé l'extérieur des paupières, pensez à laver doucement l'intérieur de la paupière inférieure.

Comment les prévenir ?

– Lavez-vous soigneusement les mains avant tout contact avec vos yeux.
– Portez des lunettes de soleil. Elles protègent non seulement des rayons ultraviolets, mais aussi du vent et des poussières.
– À la piscine, protégez vos yeux avec un masque ou des lunettes de natation.
– Respectez rigoureusement les règles d'hygiène lorsque vous manipulez vos lentilles de contact.

Mouches volantes et éclairs

Diverses affections peuvent donner la sensation de voir des points noirs passer rapidement devant ses yeux (mouches volantes) ou des éclairs lumineux, perçus notamment sur le pourtour des yeux même lorsque ceux-ci sont fermés. Parmi les problèmes qui causent ces troubles, on peut citer :
– le décollement du corps vitré, fréquent et sans conséquence à partir de 50 ans ;
– un déchirement ou un décollement de la rétine ;
– une inflammation de l'intérieur de l'œil pouvant être causée par une infection ;
– des migraines ophtalmiques.
Sauf dans le cas de migraines ophtalmiques ayant déjà fait l'objet d'un diagnostic, la perception de mouches volantes ou d'éclairs lumineux doit amener à consulter un médecin.

Que faire en cas de traumatisme d'un œil ?

Toute plaie oculaire, même minime, peut avoir des conséquences graves et doit faire l'objet d'un examen spécialisé. En cas de doute, la recherche d'un corps étranger (sable, poussière, etc.) doit être systématique. De même, un coup reçu sur l'œil ne doit pas être négligé si la douleur persiste, car il peut laisser des séquelles ; il nécessite un examen approfondi.
– Si le corps étranger est visible, vous pouvez l'enlever ou vous le faire enlever en utilisant le coin d'un mouchoir plié en triangle. S'il n'est pas visible, essayez de recouvrir doucement la paupière inférieure avec la paupière supérieure. Les cils pourront alors piéger le corps étranger dissimulé sous la paupière supérieure. Regardez le bout de votre nez pendant quelques minutes en gardant l'autre œil fermé.
– Lors de choc grave de l'œil (pierre, balle de tennis ou autre), protégez l'œil atteint avec une compresse ou, mieux, un gobelet propre renversé. Pour limiter les mouvements des globes oculaires, gardez vos yeux fermés jusqu'à ce que vous arriviez au service d'urgences médicales le plus proche.
– Lors de projection de produit chimique dans les yeux, rincez-les le plus rapidement possible sous un mince filet d'eau du robinet pendant cinq à dix minutes, avant d'aller consulter en urgence.
– Toute plaie ou brûlure à proximité des yeux justifie une consultation médicale.

Le traitement des yeux rouges ou collés

Seules les récidives d'affections oculaires déjà diagnostiquées et bien connues, telles que les conjonctivites allergiques, sont susceptibles d'être traitées dans le cadre de l'automédication. Des **collyres antiallergiques** sont disponibles sans ordonnance. En cas de signes associés importants tels que des picotements du nez, un nez bouché ou des éternuements, la prise d'un médicament antihistaminique antiallergique peut également être utile. Les **antihistaminiques anticholinergiques** par voie orale peuvent être responsables d'une forte somnolence. L'effet est moindre avec les **antihistaminiques non anticholinergiques**, plus récents. Dans tous les cas, la persistance ou l'aggravation des signes au-delà de deux jours doit conduire à consulter le médecin.

Hormis ce cas particulier des conjonctivites allergiques récidivantes, seules les **solutions de lavage** des yeux les plus neutres (de type soluté physiologique), sans conservateur ni excipient susceptibles de déclencher des allergies, ont leur place dans la pharmacie familiale. Pour des raisons d'hygiène et de prévention des infections, les conditionnements en dosettes unitaires sont préférables aux flacons qui doivent être systématiquement jetés après quelques jours d'utilisation.

Les **collyres antiseptiques**, censés prévenir les surinfections bactériennes, n'ont pas fait la preuve de leur efficacité. Si les signes persistent ou en cas d'écoulement purulent, fortement évocateur d'une conjonctivite bactérienne, seul un médecin est en mesure de prescrire le traitement adéquat. Les **pommades antiseptiques** sont réservées aux traitements des affections des paupières.

Les **collyres décongestionnants** contenant un vasoconstricteur sont indiqués dans le traitement de l'œil rouge. Bien que vendus sans ordonnance, ils ne devraient être utilisés qu'après avis médical spécialisé. Les ophtalmologues en déconseillent l'usage en automédication. Vérifiez toujours la date de péremption et la durée maximale de conservation une fois le flacon ouvert.

Les fiches détaillées des médicaments ci-dessous sont consultables sur : www.automedication.fr

Collyres antiallergiques

- ALLERGOCOMOD collyre
- ALLOPTREX 2 % collyre
- ALMIDE 0,1 % collyre
- CROMABAK 20 mg/ml collyre
- CROMADOSES 2 % collyre
- CROMEDIL 2 % collyre
- CROMOPTIC 2 % collyre
- CROMOSOFT 2 % collyre
- LODOXAL 0,1 % collyre
- MULTICROM 2 % collyre
- NAABAK 4,9 % collyre
- NAAXIA 4,9 % collyre
- NAAXIAFREE 4,9 % collyre
- OPHTACALM 2 % collyre
- OPTICRON 2 % collyre

Antihistaminiques anticholinergiques

- ALLERGEFON 2 mg comprimé
- APAISYL 12 mg comprimé
- APAISYL 4 mg comprimé Enfant
- APHILAN 25 mg comprimé sécable
- DIMÉGAN 12 mg gélule
- DIMÉGAN sirop
- PÈRIACTINE 4 mg comprimé

- PHÉNERGAN 0,1 % sirop
- PHÉNERGAN 25 mg comprimé
- POLARAMINE 0,01 % sirop
- POLARAMINE 2 mg comprimé sécable
- POLARAMINE REPETABS 6 mg comprimé
- PRIMALAN 5 mg comprimé sécable
- PRIMALAN 10 mg comprimé sécable
- PRIMALAN sirop
- QUITADRILL 5 mg comprimé sécable
- SIROP TEYSSEDRE sirop
- THÉRALÈNE 0,05 % sirop

Antihistaminiques non anticholinergiques

- ALAIRGIX 10 mg comprimé à sucer
- CÉTIRIZINE 10 mg comprimé sécable Génériques
- HUMEX RHINITE ALLERGIQUE comprimé sécable
- RÉACTINE 10 mg comprimé sécable
- ZYRTECSET 10 mg comprimé sécable

Solutions de lavage oculaire

- CALENDULÈNE solution pour lavage oculaire
- CIELLA 0,1 % solution pour lavage oculaire
- DACRYOSÉRUM solution pour lavage ophtalmique
- DACRYUM solution pour lavage ophtalmique
- DACUDOSES solution pour lavage ophtalmique
- OPTREX solution pour lavage oculaire
- SOPHTAL solution pour lavage oculaire
- STERIDOSE solution pour lavage ophtalmique

Collyres antiseptiques

- ANTALYRE collyre
- BACTYL 0,025 % collyre
- BENZODODÉCINIUM CHIBRET 0,025 % collyre
- BIOCIDAN collyre
- DÉSOMÉDINE 0,1 % collyre
- MONOSEPT 0,025 % collyre
- NOVOPTINE 0,025 % collyre
- SOPHTAL 0,1 % collyre
- STILLARGOL 1 % collyre
- STILLARGOL 5 % collyre
- VITABACT collyre
- VITASEPTOL 0,012 % collyre

Pommades antiseptiques

- OPHTERGINE 1 % pommade ophtalmique
- OXYDE DE MERCURE CHAUVIN 1 % pommade ophtalmique
- POMMADE MAURICE 2,5 % pommade ophtalmique

Collyres avec vasoconstricteurs

- BOROCLARINE collyre
- DACRYNE collyre
- DACRYOBORALINE Collyre
- ISODRIL collyre
- SÉDACOLLYRE collyre
- SOPHTALINE collyre
- UVICOL collyre
- VISIODOSE collyre

Collyres à visée anti-inflammatoire

- AZULÈNE collyre
- SEPTISOL collyre

Phytothérapie

- OPHTALMINE collyre
- SENSIVISION AU PLANTAIN collyre

Homéopathie

- ABBE CHAUPITRE N° 66 solution buvable
- BORIPHARM N° 5 granule
- EUPHRASIA COMPLEXE N° 115 solution buvable
- HOMÉOPTIC collyre
- POCONÉOL N° 77 solution buvable

Les yeux secs

Même s'il touche plus particulièrement les personnes âgées, le problème des yeux secs peut survenir chez de nombreuses autres personnes, notamment suite à la prise de certains médicaments. Des larmes artificielles existent pour remédier à ce problème.

Symptômes

Les personnes qui ont les yeux secs ressentent une gêne, l'impression d'avoir des poussières dans les yeux, une sensation de grattement. Les yeux peuvent rougir, ils sont en général fatigués et se révèlent sensibles aux changements de températures et d'humidité. Parfois, la vision devient floue.

Causes

Une quantité insuffisante de sécrétions lacrymales (larmes), ou l'absence de certains éléments dans leur composition, peut provoquer une sécheresse des yeux. D'autres facteurs peuvent provoquer une sécheresse oculaire : l'âge et la ménopause, l'utilisation intense de l'ordinateur (on cligne moins des yeux en fixant un écran), une affection des articulations ou la prise de certains médicaments.

Complications éventuelles

Les larmes forment un film protecteur physique et antiseptique pour les yeux. En leur absence, la surface de l'œil se dessèche, se craquelle et devient vulnérable, notamment aux infections. En l'absence de traitement, la sécheresse des yeux peut entraîner une irritation chronique de l'œil et être à l'origine de lésions de la cornée, appelées kératites.

Ce que fait le médecin

Il interroge le patient sur ses antécédents d'affections oculaires, sur les circonstances de survenue des troubles (par exemple, la prise d'un nouveau traitement), sur les signes associés. Il évalue le volume des sécrétions lacrymales avec une petite bandelette de papier. Il s'informe sur une possible sécheresse de la bouche.

Comment réagir en cas de sécheresse des yeux ?

- Si la personne ressent les symptômes liés aux yeux secs pour la première fois.
- Si les symptômes s'accentuent.
- Si la prise d'un médicament coïncide avec l'apparition des problèmes.

- Si ce problème a déjà été diagnostiqué.

Œil sec, bouche sèche

Certains médicaments provoquent une sécheresse des yeux et de la bouche. Si vous ressentez ce type de symptômes après la prise d'un nouveau traitement, parlez-en à votre médecin qui pourra vous prescrire des médicaments destinés à lutter contre ces effets indésirables. Il peut également décider de modifier votre traitement.

Comment les prévenir

– Si vous avez l'impression d'avoir les yeux secs, évitez les situations qui provoquent l'accentuation des symptômes : une atmosphère trop sèche ou enfumée ou de longues stations devant l'ordinateur, par exemple.
– Placez un humidificateur chez vous ou sur votre lieu de travail si l'air est trop sec.

Ce que vous pouvez faire

– Lisez attentivement la notice des médicaments que l'on vous prescrit pour vérifier que la sécheresse des yeux ne fait pas partie des effets indésirables. Ne changez toutefois pas un traitement sans en parler à votre médecin.

Remède de grand-mère

Massez délicatement deux fois par jour l'os au-dessus de la paupière supérieure et celui situé au-dessous de la paupière inférieure. Cela stimulerait la production des glandes lacrymales.

– Si vous travaillez sur un ordinateur, pensez à cligner volontairement des yeux plusieurs fois par heure pour compléter vos clignements naturels insuffisants.

Le traitement des yeux secs

En cas de problèmes d'yeux secs diagnostiqués, l'utilisation de collyres ou de gels de suppléance lacrymale (larmes artificielles) est bénéfique. Mais toute aggravation ou modification des symptômes nécessite un avis médical.

Les fiches détaillées des médicaments ci-dessous sont consultables sur : www.automedication.fr

Collyres et gels de suppléance lacrymale

- ARTELAC 1,6 mg/0,5 ml collyre
- CELLUVISC 4 mg/0,4 ml collyre
- CIVIGEL 0,2 % gel ophtalmique
- DULCILARMES 1,5 % collyre
- FLUIDABAK 1,5 % collyre
- GEL-LARMES 0,3 % gel ophtalmique
- LACRIFLUID 0,13 % solution ophtalmique
- LACRIGEL 0, 2 % gel ophtalmique
- LACRINORM 0,2 % gel ophtalmique
- LACRYPOS 3 % collyre
- LACRYVISC 0,3 % gel ophtalmique
- LARMABAK 0,9 % Collyre : Fl/10 ml
- LARMES ARTIFICIELLES MARTINET 1,4 % collyre
- LIPOSIC gel ophtalmique
- NUTRIVISC 5 % collyre
- REFRESH collyre
- SICCAFLUID gel ophtalmique
- UNIFLUID 6 mg/0,4 ml collyre
- UNILARM 0,9 % collyre

Stimulant de la sécrétion lacrymale

- SULFARLEM S 25 mg comprimé

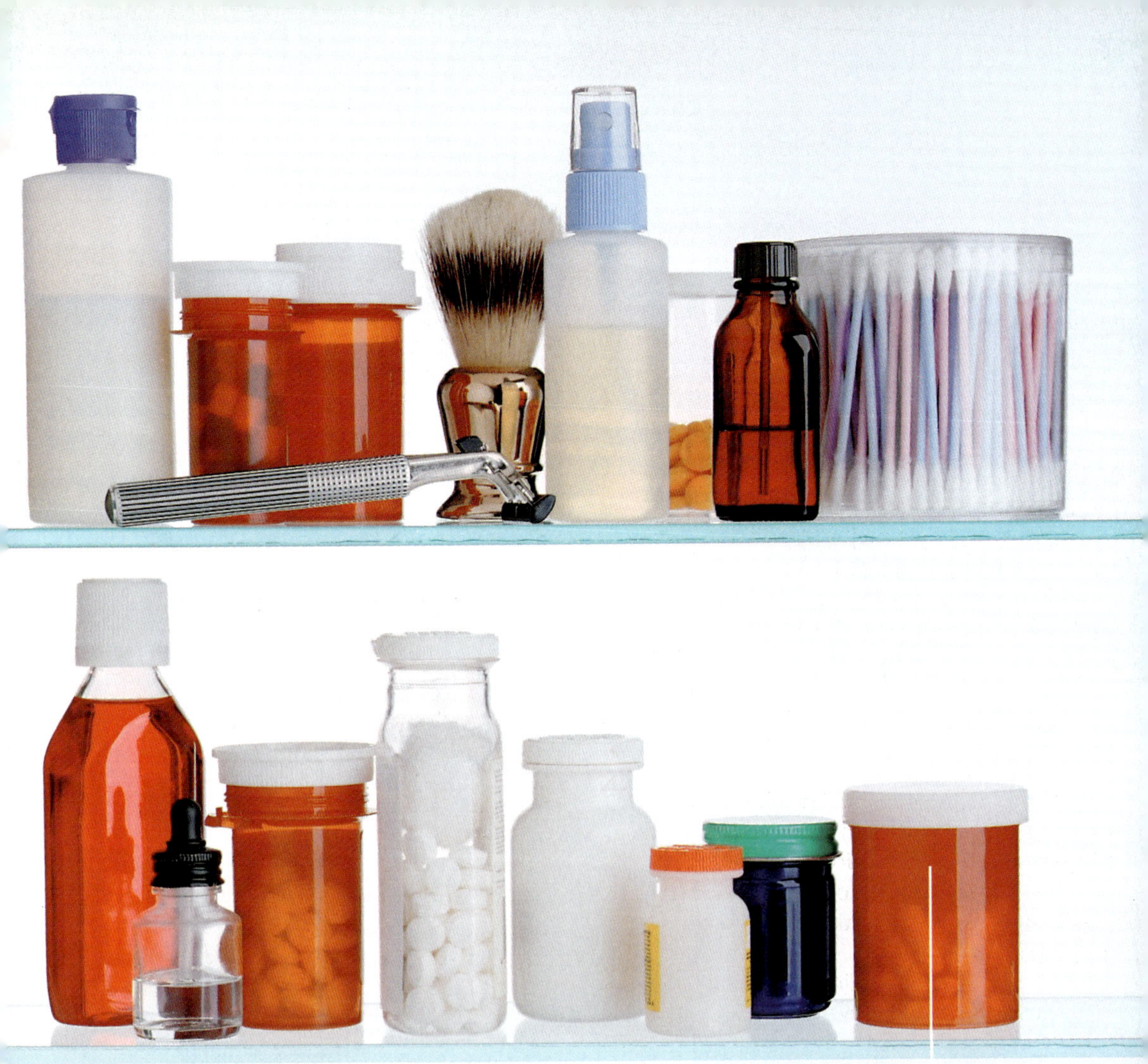

Index

Que faire si mon enfant... ?

Vous trouverez ci-dessous une liste de maladies et de symptômes exprimés avec les mots de tous les jours. Cette liste est destinée à vous aider à trouver l'information que vous cherchez au moment où vous en avez besoin.

J'ai mal à...

Vous trouverez ci-dessous une liste de maladies et de symptômes exprimés avec les mots de tous les jours. Cette liste est destinée à vous aider à trouver l'information que vous cherchez au moment où vous en avez besoin.

Index alphabétique

Cet index alphabétique vous permettra de trouver plus facilement une information. Les numéros de page en orange renvoient aux fiches consacrées aux enfants.

A

B

C

D

E

F

G

H

I

N

O

P

R

S

T

U

V

Y

Z

HYALUGEL® est un dispositif médical à base de hyaluronate de sodium. Sa formulation est spécialement conçue pour ressembler à l'acide hyaluronique physiologique présent dans la muqueuse gingivale normale. **Composition :** eau, xylitol, alcool, huile de ricin hydrogénée PEG40, alcool polyvinylique, arôme (menthe, citron), alcool 2,4 dichlorobenzylique, acide hyaluronique. **Propriétés : HYALUGEL®** a une action prolongée sur l'équilibre des liquides tissulaires et accélère la cicatrisation et la réparation du desmodonte (ligament alvéolo-dentaire), en prévenant le déficit en acide hyaluronique naturel et en renforçant ses effets. Il n'est pas adsorbé par la muqueuse, et n'induit aucun effet délétère pharmacologique local ou systémique. **HYALUGEL®** par une adhésion maximale, permet à l'acide hyaluronique (qui serait sinon éliminé par le drainage salivaire permanent) d'être maintenu in situ. **HYALUGEL®** ne présente ni contre-indication ni effets indésirables ; il peut être utilisé chez les enfants à partir de 30 mois, les femmes enceintes ou les personnes âgées. En raison des propriétés du Xylitol (édulcorant naturel non cariogène et n'induisant pas de variations significatives de la glycémie), **HYALUGEL®** convient aussi aux diabétiques. Il ne présente aucune interaction médicamenteuse, et peut donc être aussi utilisé sans danger durant des thérapeutiques spécifiques, notamment les antibiotiques. **Indications :** états inflammatoires (gingivites, saignements, récessions gingivales, poches gingivales), ou états traumatiques (par nettoyage, abrasion, extractions dentaires, séquelles post-chirurgicales), états où la muqueuse gingivale requiert une augmentation des concentrations en acide hyaluronique. **Mode d'emploi :** Après une hygiène buccale correcte, appliquer **HYALUGEL®** 3 à 5 fois par jour (après les principaux repas) pendant 3-4 semaines, jusqu'à disparition complète des symptômes. Chaque pulvérisation garantit une distribution homogène et constante du liquide sur la surface buccale. 1 à 2 pulvérisations sur les tissus enflammés ou traumatisés. Maintenir le flacon en position verticale. **Mise en garde :** hypersensibilité individuelle avérée aux composants de la formulation. Pour une information plus complète, se référer à la notice **HYALUGEL®**. Flacon de 50 ml Marquage CE 0546 Code ACL : 7681457. Fabriqué par RICERFARMA srl. Distribué par Les Laboratoires EXPANSCIENCE 10, avenue de l'Arche 92400 Courbevoie Tél : 01 43 34 60 00 www.expanscience.com

HYALUGEL® Spray

Acide Hyaluronique

Le pansement de la bouche

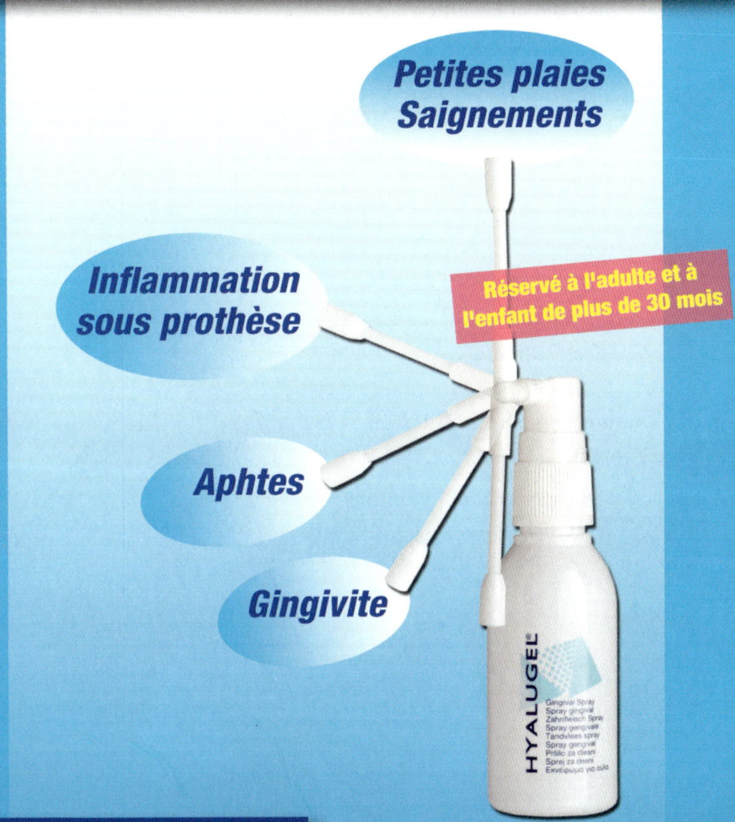

Dispositif médical de classe IIa CE 0546

PROTÉGEZ... ...CICATRISEZ !

Demandez conseil à votre pharmacien

Lire attentivement la notice avant toute utilisation

EXPANSCIENCE®
LABORATOIRES

8403520 - Mars 2007 - VILLA MEDICA

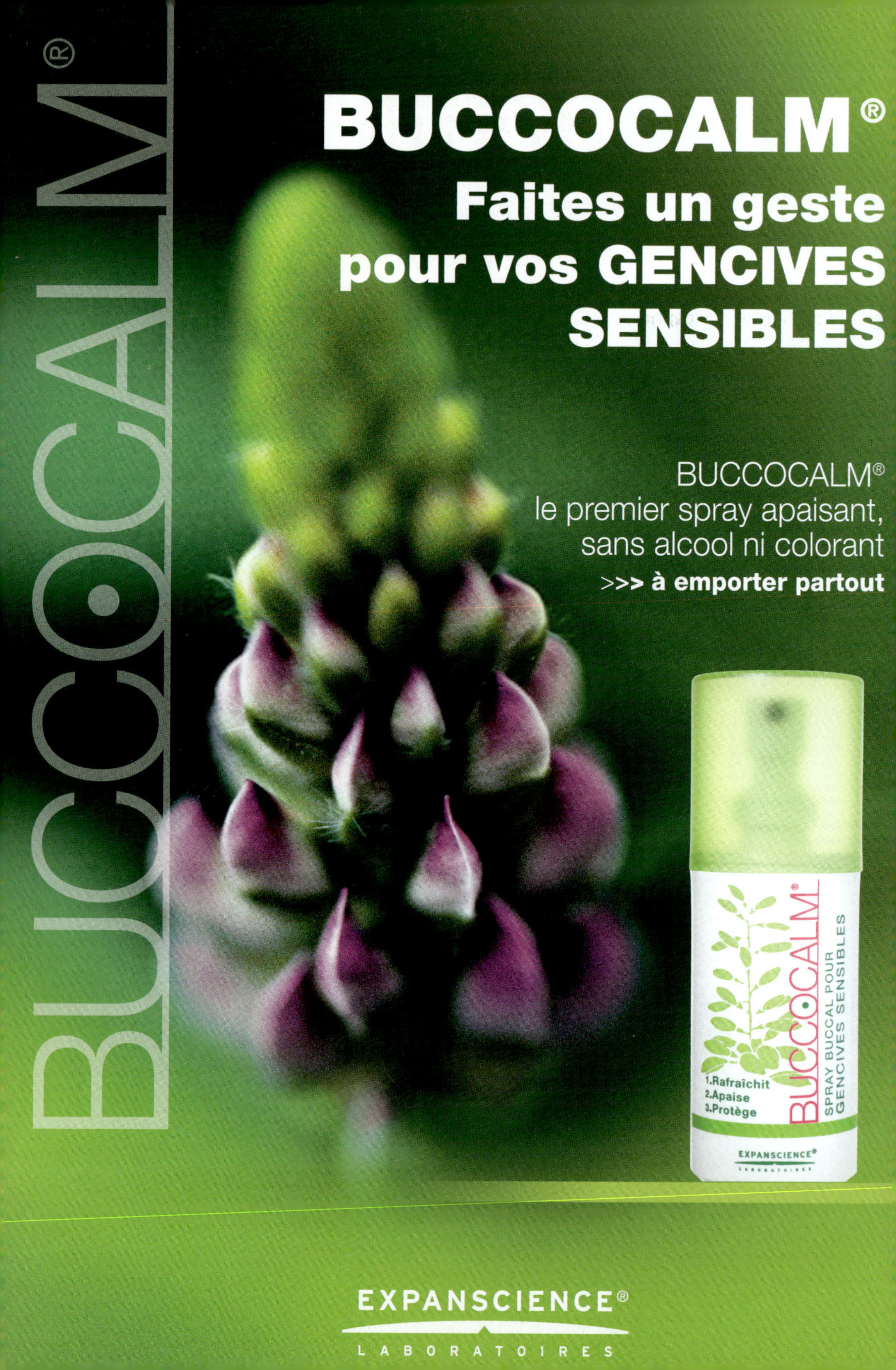
BUCCOCALM®
BUCCOCALM®
Faites un geste pour vos GENCIVES SENSIBLES
BUCCOCALM®
le premier spray apaisant,
sans alcool ni colorant
>>> à emporter partout
BUCCOCALM®
SPRAY BUCCAL POUR GENCIVES SENSIBLES
1.Rafraîchit
2.Apaise
3.Protège
EXPANSCIENCE®
LABORATOIRES
EXPANSCIENCE®
LABORATOIRES

Imprimé en France par CHIRAT
Dépôt légal : mars 2007 - N° 4019

ISBN : 978-2-85091-153-8